民国医学教育家李宗恩

A Medical Educator in Nationalist China
Lee Chung-Un

李维华 ◎ 编著

Asian American Publishing

纪念李宗恩先生诞辰 125 周年

《民国医学教育家李宗恩》 李维华编著

《李宗恩先生编年事辑》 虞云国 李维华编著

《李宗恩先生文存》 李宗恩著 李维华编

目录

序 .... 曹雪涛 1

民国医学教育家李宗恩小传 .... 李维华 5

  常州李氏家谱 6

第一章 书香门第与西学启蒙（1894——1923 年）............. 7

  1.1 出生与家世 7

  1.2 留学英国 18

第二章 在协和工作的前 14 年（1923——1937 年）......... 37

  2.1 结缘协和内科 37

  2.2 在协和医学院潜心学术研究 49

  2.3 走出协和象牙塔 62

第三章 创建贵阳医学院（1937——1946 年）................. 80

  3.1 离开协和，奔赴贵阳 80

  3.2 创建贵阳医学院 92

  3.3 坚守贵州十年 106

第四章 重建协和医学院（1947——1948 年）............... 136

  4.1 战后的中国医学教育 136

  4.2 协和医学院第一次被关闭 150

  4.3 协和复校 166

第五章 特殊的年代与未竟的事业（1949——1962 年）....... 188

5.1 协和医学院第二次被关闭 188
　　5.2 灰暗年代 202
　　5.3 客逝他乡 228

附录一　李宗恩编年 251

附录二　回忆李宗恩 254
　　1、回忆李宗恩　　　　　　　　　　　　李宗瀛 255
　　2、李宗恩的最后四年　　　　　　　　　李宗藇 283

附录三　国立贵阳医学院毕业生名单 294

参考文献 302

中文人名索引 309

外文人名索引 318

后记　　　　　　　　　　　　　　　　　　　李维华 323

鸣谢　　　　　　　　　　　　　　　　　　　李维华 328

序

今年是协和百年华诞，也是热带病学家、医学教育家李宗恩校长去世五十五周年。在协和的百年历史中，李宗恩不仅任校长十年，而且作为第一位握有实权的中国校长，完成了因战争停办六年的协和医学院第一次复校，为今天协和的辉煌打下了坚实的基础。让我们怀着崇敬的心情，回顾这位"诚于己、忠于群"的老校长，缅怀他为中国医学教育事业做出的不朽贡献。

1894年中秋，李宗恩出生在江苏常州青果古巷的一户书香人家。他在山东度过了童年，在父亲亲自创办的新式小学受业，同时上家塾。17岁时，母亲去世，李宗恩远赴英国留学，于1920年获格拉斯哥大学医学院医学博士，又于两年后获伦敦热带病学院公共卫生证书，并参加了英国皇家丝虫病考察团赴西印度群岛考察。1923年，李宗恩受聘北京协和医学院，成为一名内科助理。在此后的14年中，他潜心临床教学，研究热带病特别是黑热病。他和他的学生钟惠澜、王季午一起，经多年实验室研究和无数次田野调查，确定了黑热病的传播途径，为上世纪50年代黑热病的根除奠定了基础。此外，他以广深的内科学识、丰富的临床经验和诲人不倦的育人责任感，赢得了师生们敬佩。

李宗恩是一位有着强烈家国情怀的爱国者和杰出的医学教育管理者。1937年抗战爆发，李宗恩谢绝了胡恒德院长的挽留，只身奔赴大后方，白手起家，创建国立贵阳医学院，接纳失学的医学生，与数十名协和教师和毕业生一起，为国家、为民族、为抗日战争的胜利，坚持高标准医学教育，在极端艰苦困境中，培养了几百名优秀的医生，化育人才，弦歌不辍，打造了一个大西南的"小协和"。

抗战胜利时，北京协和医学院已被日军强占4年，几近废墟，人去楼空。尽管政局不稳、内战在即、恶性通货膨胀，中华医学基

序

金会经实地考察，决定恢复北京协和医学院。1947年3月12日，董事会在十一位候选人中一致任命李宗恩为北京协和医学院第一位真正掌握实权的华人校长。他不负众望，在5个月中修复校舍、招考学生，并往返多地召回原协和医学院教授、医师，以他对协和的热爱和对精英医学教育的执著，重新构建了协和，使协和医学院很快步入了第二个高速发展时期。1948年3月，李宗恩当选为第一届中央研究院院士。

五十年代，协和经历了一个困难的政治过渡时期，李宗恩和他的家人同样经历了很多磨难，为了坚持协和医学教育的高标准，他被错划为右派，奉命举家迁至昆明医学院，从事资料整理工作，直到1962年病逝。1979年党中央为李宗恩错划右派予以改正，恢复政治名誉。

李宗恩有非凡的人格魅力，一生中无论求学，治学，无论做事、做人，执著地坚守着科学的态度和严谨的工作作风。在协和，以其卓越的管理能力和精准的专业素养受到大家的爱戴，当年受业于他的学子今日已近九十高龄，每每谈起总是眼含热泪深深怀念。李宗恩他用一生的品行实践着他"诚于己、忠于群"的人生信仰。

本书作者李维华教授是李宗恩校长的长孙女，现为美国印第安纳大学医学院教授，他们的相处时间虽仅有短暂的两年，但李宗恩的教育思想和人生态度始终影响着她，她沿着祖父的理想选择医学、医学教育和医学研究。从亲友的言谈中，与协和师生接触时，以及前辈的回忆文章里，李维华感受到祖父坎坷的一生，决定去追寻祖父的人生轨迹。历时十年，她往返于美国、英国、中国，走访祖父的同事、友人及学生、采集文献、查阅档案，终成此书。该书不仅记录了一位民国教育家为国家、为民族奋斗百折不挠，大起大落的一生，更为我们展现了西方医学在中国传播、发展的波澜壮阔的历史，其中有奋斗的艰辛与韧性、有成功的欣喜与兴奋、有被冤枉的委屈与无奈。饮水思源，前辈人在顺境或逆境中对协和高标准医学教育的坚持，就是今日百年协和辉煌的起点。让我们沿着先辈的足迹，砥砺前行。

我们永远怀念他。李宗恩老校长在一生中服务人类，从容入世，清淡出尘、宽仁恭俭、缜密精致的人格魅力。他在荣耀和耻辱中穿行六十八载，让我们看到一个高贵的灵魂：至死保持着爱的能力和出尘入世的平静。

我们永远敬仰他。让我们以殚精竭虑、夙夜在公的心志和砥砺前进的作为，"传"大医之德，弘扬医学人文文化；"承"大师之范，发展一流医学教育；"行"大学之道，成就人民健康梦想，为世纪协和的下一个百年辉煌续写新的篇章，与协和一起走进更加卓越的明天。这也是我们对一代医学大师最好的纪念！

是为序！

曹雪涛

北京协和医学院院长

写于2017年9月，协和医学院百年校庆

民国医学教育家李宗恩小传

李维华

常州李氏家谱（部分）

- 李翼清（念仔）
  妻管氏
  妾龚氏
  妾秦氏
  - 长子宝翰
  - 次子宝章
    妻程氏
    妻汪氏
    - 长子祖年
      媳林氏
      媳施润之
      - 长子宗恩
        妻何晋
        - 长子寿复
          妻欧阳宗仁
          - 李苏
          - 李维华
        - 次子寿晋
          妻张文琴
          - 李平
          - 李兰
        - 三子寿白
          妻黄秀清
          - 李珍
          - 李翔
        - 次子宗登
          妻冯繁衍
        - 三子（幼殇）
        - 四子宗瀛
          妻林月琼
        - 五子宗津
          妻周珊凤
        - 长女宛曹
          婿曹某
        - 次女宗京
          婿纽叔安
        - 三女宗萱（幼殇）
        - 四女宗藻
          婿程应鏐
    - 次子祖杰
    - 三子祖佑（幼殇）
    - 四子祖康
    - 五子祖颐
    - 六子祖虞
    - 七子祖鸿
    - 八子祖植
    - 九子祖培（早殇）
    - 十子祖佺
    - 长女适祝鉴
    - 次女适何炜
    - 三女适张某
  - 三子景晟
  - 四子宝箴
  - 五子宝潜（宝淦）
  - 六子宝骥
  - 七子宝猷
  - 八子宝孚（早殇）
  - 长女适王熙
  - 次女适谢祖荫
  - 三女适庄钟瀞
  - 四女适陶泗（未婚夫卒）
  - 五女适陈冕
  - 六女适陶琪
  - 七女适费庆椿

第一章 书香门第与西学启蒙（1894—1923年）

1.1 出生与家世

李宗恩出生于公元 1894 年，即中国旧历的甲午年。这一年中国遭遇了大灾大难，而李家则有喜有悲。

一、青果古巷李家

甲午年是中国历史上最后一个封建王朝崩溃的临界点。8月1日，清政府被迫对日宣战，甲午战争全面爆发。在三个月的甲午海战中，曾经落后而贫弱的蕞尔小邻国日本，只用了二十四天就在威海卫把曾经显赫一时的北洋水师打得落花流水。北洋舰队是自强洋务运动的结晶，甲午一战的惨败意味着只靠手里世界一等的坚船利炮是不足以保护腐朽没落的清王朝的。1895 年，洋务运动的领导者李鸿章，到日本签订屈辱的《马关条约》，割让辽东半岛、台湾、澎湖给日本，赔偿日本军费二亿两，给摇摇欲坠的清王朝致命的一击。此时的清王朝已经气息奄奄，弥漫官场的贪污腐败耗尽了庞大帝国最后的一丝元气。为了转移视线，此时垂帘听政的慈禧皇太后，只字不提她挪用海军军费给自己大造颐和园而导致北洋舰队船旧失修、弹药不足的罪责，却在北京大肆庆祝她的六十岁生日，在并非科举考试的光绪二十年举办了甲午恩科考试。

甲午恩科考试的消息也传到了坐落在太湖之滨的小城常州，这一消息改变了古运河边青果巷李家的命运。当年初，一家之长祖父李念仔过世，全家人沉浸在悲哀之中。五叔李宝洤和长孙李祖年都在 1893 年秋闱的会试中举，[1] 但李宝洤需守制"丁忧"三年，而李祖年

第一章 书香门第与西学启蒙（1894—1923）

可不受限制，他只身进京赴考。

据史料记载，常州罗武坝李氏家声远长，其先祖可追溯到唐太宗李世民第十一世孙宣宗李忱之子（昭王李汭）。[2] 明末清初，其后代李遇龙游学于常州，定居青山门外罗武坝芷园，故称李遇龙为李家始祖（一世祖）。[3] 在修家谱前，李家人都把自己的"起源"从念仔公（八世祖）算起。念仔公就是李祖年的祖父李翼清（字念仔）。好像在他之前，李家还没有踏入士族的圈子，念仔公中进士，这个家族才开始了她的鼎盛时期。据李宗蕖回忆：

> 传说念仔公早年丧父，祖父因为常为乡邻排解纷争，在乡间被称为李善人。念仔公小时很喜爱读书，相貌也不错。有一年清明，城里的一户大姓下乡来扫墓，在李善人家休息，看到孩子很聪明，又肯念书，就和老人商量，把他带进城，在自己家的私塾中念书。这家人姓朱，有三个女儿，两个姐姐都已经订了亲。念仔公常常受到朱家兄弟的轻蔑。但朱太公特别喜欢他，还把自己的小女儿订给了他。
>
> 这一年开科取士，念仔公和朱家的两个儿子一起去应试。中秋，快要发榜了，朱家的一棵桂花树开了两色的桂花：金桂、银桂。家里纷纷议论一定是儿子中了进士，才会开出金桂。只有朱太公说："金桂都开向墙外，无疑是女婿中了。"果真念仔公在这一年中了进士。
>
> 念仔公当了官，第一件事当然是得买些产业，特别是安葬先人的墓地。他看好了两块地，让风水先生来决定一下。风水先生说，一块官可至极品，财可达十万贯，但最多三世；另一块官不过三品，财不过万贯，但世世代代绵延不断。念仔公选了后者。[4]

念仔公的决定的确福佑了李家后代，不多久，李家就出了第二位进士——他的孙子李祖年。李祖年，字撎臣，号纪堂，别字思谭，清同治八年（1868）生。李祖年的青少年时期都是在山东和这位进士祖父一起度过的。他儿时与祖伯叔和弟弟们一起在家塾读书，同窗中不乏后来有作为的俊杰之士，如长李祖年两岁的族叔李伯元。李伯元是李念仔的堂侄，名宝嘉，字伯元，号南亭亭长。他祖父早逝，父亲也在他六岁时去世了，三世单传，身世凄凉。李念仔怜其孤，爱其慧，早年挈入塾中读书，抚育视同己出；光绪十八年辞官后又携之归里。李伯元擅长诗话词曲，书画篆刻，多才多艺。在1893年秋的院试中秀才第一名，但从此放弃仕途科举之路。1896年李伯元告别青果巷赴上海谋生，创办《指南报》、《游戏报》等，以嬉笑怒骂之笔，大声疾呼，抨击时弊。继又撰讽世小说《官场现形记》，为晚清"四大谴责小说"之首。[5] 与这位学问出众的族叔同窗的李祖年也毫不逊色，他自幼"秉性宁静，好学不倦"[6]，很有抱负。

光绪十八年(1892)，李念仔辞官后带领全家返回常州，因青山桥罗武坝的祖宅毁于太平天国洪杨之役，购青果巷155号，堂名留余堂。光绪十九年，李祖年在祖籍江苏武进参加甲午恩科考试，通过了1893年秋的乡试(第247名)、1894年春的会试(第174名)后，赴京赶考。五月保和殿复试(一等第二十名)、殿试(第二甲第八名)、朝考第一等第十名，榜名李祖绅。[7] 关于榜名的变更，李宗瀛[8]曾考证：

> 他参加乡试时，有人发现考生中有两个李祖年，而且都是江苏武进县人。为避免后日可能发生的纠纷，只有要两人中年事较轻的让名字给较长者，而李祖年就被改名为李祖绅。出于好奇心，我遍阅了《光绪二十年进士题名碑录》(甲午 恩科)，从一甲三名、二甲一百三十二名、三甲一百七十九名，共中式进士三百十四名，其中没有一个李祖年。由此可见，这位李祖年在此届并未中式，名落孙山；而年轻的李祖年(28岁)就以他自己的二甲第八名进士恢复了他的本名李祖年。

第一章 书香门第与西学启蒙（1894-1923）

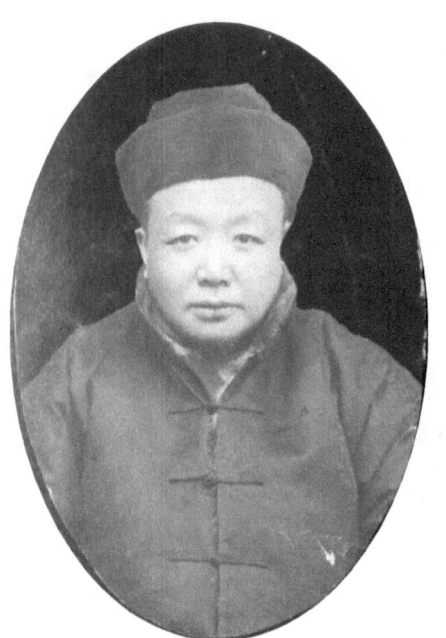

李祖年，李宗恩之父
1868-1927

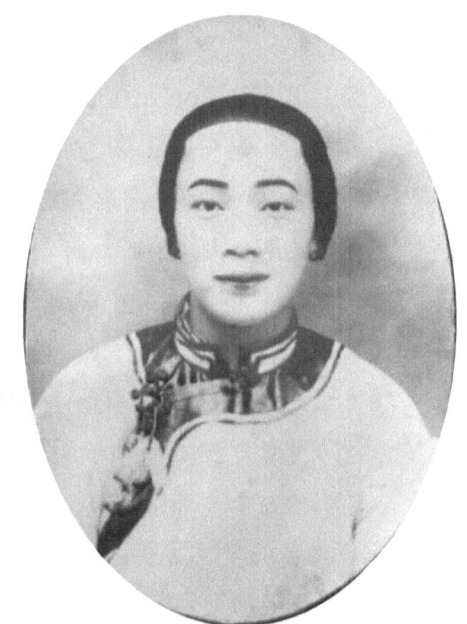

李宗恩母亲林氏
-1911

考官们对李祖年几张考卷的评价甚高，夸赞他颇有眼光和胸襟，"电眸虎齿，瞻视不凡，开拓万古之心胸，推倒一时之豪杰"；同时赞他的文笔和文理，"析义必精，述词必显，沉着痛快，比于皇象书法"；褒奖他的气度和风范，"崇论宏议，史事纷纶，有王景略扪虱而谈旁若无人之概"。[9]

关于李祖年恩科考试的名次，有从一甲探花与同科中试的张謇调换，贬为二甲八名的传说。张謇是中国近代闻名的政治家、实业家和教育家。甲午恩科前，张謇虽有"南元"[10]之称，入仕之途却十分坎坷，此时已是第五次进京应试，年四十一岁。据李宗瀛考证：

> 为了保证张謇能升入三鼎甲，试卷名次在排定之后未拆封之前，由考官请得皇帝的同意，把最前三名试卷摆在一起，卜告天地之后，抽出一卷，排到第十一名（为了不影响其他中式前十名的名次），把张謇的名字补上去。张謇的名字就被列为探花，而原来的探花就排到第十一名，即二甲八名进士。但是，当时的主考官之一李鸿章则坚决要求升张謇为状元，得到光绪皇帝的同意。这次调动只限于在三鼎甲中，已经退出的李祖年并未受到影响。

为掩人耳目，考官在李祖年的家谱上指出长子名字里的"宗"字犯了忌讳，就当作降名次的理由，把考卷上的李宗恩改成李钟恩[11]（后未沿用）。李宗恩是李祖年的长子，是李祖年的父亲李宝章按李念仔为后代排行的"宝、祖、宗、之、德"给这个长孙取的名字，却没想到竟犯了忌讳。后来，李祖年听说了这件事情，并不以为然，告诉子女："张謇这个人很了不起，要真是把探花让给他，值了。"[12]

二、李祖年在文登初入仕途

科举高中以后，李祖年被钦点翰林院庶吉士。[13]按惯例，翰林庶

第一章 书香门第与西学启蒙（1894–1923）

吉士须在翰林院三年，才被"散馆"外放，而李祖年只两年就在光绪二十一年（1896年）四月由翰林院散馆,[14] 出任山东文登县县令。接旨后，他喜出望外，说，"这下我可以真的做一点实事了。"[15]

甲午海战失败后，倭寇占领威海、文登、荣城等地，烧杀抢掠，拆毁庙宇，致使无赖横行、民不聊生。荣城知县陈毓崧在《军记》中记述了李祖年上任时文登地区的混乱状态：

> 寇乱后，（文登）一月无官，人心惶惶，如失父母。……公来时倭在威海，去邑城不及百里，时尚未知，事实危险。

当时县老爷上任，都要带一班人马，以扩充自己在地方的势力。但是，李祖年只身一人来到文登，上任后一切幕僚都在本地人中选用，并说："我李祖年决不带文登的钱走，要文登的人管文登的事。"[16] 新官上任三把火，28岁的李祖年立志把文登县治理好。

李祖年到任后，励精图治，亲历亲为。陈毓崧在《军记》中又及：

> 寇盛时，各乡无赖肆意抢劫，被民团殴杀者不少。事平，反题词呈控。非公明断，几成大狱。……公治兵听讼，早晚繁忙，而尤加意于学校，激励人们求学奋争，故当大乱之后，境内学生仍苦学不辍。……以往发放孤贫救济粮，分四季令发，数量少又多冒领。公到任加多其数，每月当堂按月发给，鳏寡者均得实惠……

李祖年在山东文登、益都任知县时期在民间留下了很多佳话,[17] 以下有关李县令戒赌的故事被流传最广。[18]

文登当时赌风很盛，李祖年一到文登就下令禁赌，但屡禁不能。主要原因是，以赌钱为生的赌棍都与县衙役有勾结，抓赌的衙役一到，他们早已逃之夭夭。文登每年春天有赶山会的习俗。这年春，李祖年仔细向师爷毕华序打听赶山会时聚赌的情况。毕华序说，回龙山会赌风最盛，每年三月初二起，开山三天，很多农民都在"宝棚"里输光家产。听罢，李祖年就把轿夫头刘多子叫来，问去回龙山多少里路，刘说三十里，李祖年问要多少时间可以走到，刘说要 三个钟头。李祖年问能不能快一点儿，刘说再快也得两个小时。李祖年又问"我加赏，能不能再快？"刘说要是加赏，最快一个钟点可到。李祖年说："好，加赏每人一吊钱，不要声张，到时听调。"又命木工制作三孔枷。

三月初一，天刚蒙蒙亮，李祖年召集三班六役提前吃饭，备好小轿，然后在大堂上集合，升堂下令要到回龙山抓赌棍，都要应差，说罢上轿就走。三班差役大惊，赌棍和他们都有联系，但分身不得，如何通知赌棍快散？有一个衙役赶快找了一个人，叫他快到回龙山去给赌徒报信，县太爷要来抓赌。此时，李祖年已经上路，轿夫疾走如飞，不到一个钟点就到了回龙山。这时山上赌棚还未及落，众赌徒便大叫大喊，要砸李祖年的轿。只见李祖年不慌不忙，到庙前下轿给众人作了一个罗圈揖，道："乡亲父老，今天我李祖年是来抓赌棍的，轿子在此，请砸吧！"接着下令抓赌。立时，山上大乱，谁还敢打轿。两周内，共捕到赌棍十七名。李祖年升堂发落，他既不罚钱，也不判刑，只命令赌徒们按高矮站成一排。然后将三孔枷抬出，令最高的和最矮的一枷，剩下每枷三人，两高一矮，或两矮一高，高矮不齐，犯人立蹲不能，来观者无不大笑。赌棍们这样被关了半月之后，就都被放走了。此后，李祖年再接再厉，一年内惩处赌徒近百名[19]，文登赌风被刹住。

在文登的时候，李祖年家里除了宗恩和比他长五岁的大姐（宛曹）和小一岁的妹妹（宗京），又添了一个弟弟（宗登）。大姐回忆当年父

第一章 书香门第与西学启蒙（1894-1923）

亲在任上时他们的童年生活时说，他们看到父亲把当地的土豪劣绅抓起来治罪，得到百姓的拥护，也学着在大堂上玩"官打捉贼"，捉到了就学父亲，象模象样地判案。善恶、是非的观念就在游戏中逐渐形成。[20]

三、为官一方，造福一方

自从大清王朝在甲午海战被日本击败之后，各国列强看清了清政府的虚弱本质，加快了瓜分中国的步伐。在十九世纪末短短的五年内，列强们竞相在中国各大城市、港口划定租界，而中国在租界内丧失主权，从此国内有国。清政府此时已经被几十年日益加剧的内忧外患拖得苟延残喘，武力抗衡又力所不能及，只得一再割地赔款。

被瓜分的危机，惊醒了中国的数万青年知识分子。1895年，在北京参加科举的几千名考生(举人)，上书光绪皇帝，要求变法维新，政治改革。虽然，戊戌政变因缺乏政治经验和控制局势的能力最终失败，这一中国历史上第二次知识青年自发的救亡运动，却强烈地冲击了清朝腐朽的官府阶层。维新变法运动发生时，李祖年正在北京翰林院做事。他而后在山东的所作所为可以说是受到了维新救亡运动的影响。

李祖年在文登任上政绩十分出色。在任两年，他禁赌缉盗，倡垦滩涂，积谷备荒，成效显著。[21]他还从南方运进大叶桑苗，分村培植，又从江南请来很多优秀技术工人到各村传授技术，促进养蚕缫丝业。[22]李祖年离开后，文登的桑蚕业继续发展，民国初期还成立了几所蚕丝职业学校。[23]

1897年，由李祖年督修、于霖逢主编的《文登县志》完稿。在清代六次编修的文登县志中，以此光绪本最为翔实，共十四卷，正文20万字，附记30万字。李祖年在序中记载了他编修县志的初衷："一县之血气脉络，即视乎县官一人之身。……谓其于一县之事无不知也。知之而后可以治之，不知则麻木不仁，血气脉络皆病，吾不知其何以治也。"在编辑过程中，李祖年重视方志的翔实和实用价值，"不悖于古，亦不谬于今，颇称完善。"24

这段时期，义和拳在山东得到巡抚毓贤的默许，不断扩大，形成与外国教会对抗的局面。1896年秋至1897年，文登发生了波及几省的教案。李祖年抵制英国传教士在威海卫赁屋传教，英国驻华公使窦纳乐(Sir Claude Maxwell MacDonald, 1852-1915)照会清政府总理衙门，要求参撤李祖年。不久，"巨野教案"发生，德国占领胶州湾。清廷焦头烂额，不得不把毓贤召回北京，又饬令接任的山东巡抚李秉衡屈服英方要求，将李祖年调任历城知县。离任时，文登人为了表达对李县令的敬意，为他"挂靴"，也就是把他的靴子脱下来，挂在城头。李宗瀛、李宗津后来在北京育英中学时听他们一位山东老师说，他年幼时祖父常常领他到城门口，叫他学挂在那儿的靴子的主人：为官清正，爱民如子。25

1900年八国联军用洋枪洋炮将义和团运动镇压了下去，1901年9月，清王朝被迫签订了屈辱的《辛丑条约》。戊戌政变失败后，实业家詹天佑、张謇、张之洞等寄希望于通过实业来挽救中国的危亡。当时清廷鉴于国势衰微，支持洋务新政，以图补救清王朝的衰败。李祖年非常赞成"自强新政"，借机大显身手。离开文登后，李祖年历任历城、泰安、益都(现青州)等县知县。李祖年任益都县令时，根据在文登种桑养蚕的经验，在1903年(光绪二十九年)六月创办了山东省第一所中等农业教育学校，开办青州蚕桑学堂。学堂聘

第一章 书香门第与西学启蒙（1894–1923）

朱钟琪为总办，李祖年为监督。

> 治益都，则相土地之宜，创办蚕桑学堂，购置湖州桑苗，特辟试验场，仿造烘茧灶，又设立东益绸布工艺局，改善原有黄丝（榨蚕丝，作者注），采选白茧种子，分给民间试育，聘请江浙教师，分门教授，一时风气大开，出产丝绸日富，运沪转口出洋，年销巨额，为青州利。[26]

在泰安县和青州任知县时，李祖年提倡设学堂，"创中小各级学校，造就甚众"[27]。为号召当地的士绅把儿子送进新式小学，他带头把长子李宗恩放在那里受业。同时，李宗恩还继续在家里和兄弟姐妹一起上私塾，学习传统的四书五经。因此，少年李宗恩在学习中国传统文化和西方科学基础知识的过程中被启蒙。

李祖年办教育并不限于教授士绅和乡民的子弟，他"复设罪犯习艺所，感化囚徒，为谋职业，经费不继，捐廉助之"[28]。就这样，李祖年在处理案件，明断是非，定罪囚禁之后，让囚徒有机会在监狱的习艺所学习各种技能，将来若有机会出狱，他们便有了养活自己和家人的能力。

> 仕鲁十余年，治行卓异，先后保荐卓异者十次。叙劳擢升山西武宁府知府，嗣调泽州、汾州、太原等知府。值国体变更，地方不靖，祖年表率，群僚实心保卫，虽时局沧桑，未受影响。民初，管山西财政厅长，整理税收，事必亲裁，任事两载，积劳遘疾，请假南旋就医。[29]

关于李祖年"请假南旋就医"，李宗藁回忆道：

1915 年，袁世凯称帝，阎锡山是他的羽翼，欲拉李祖年出来充当笔杆子。一次国民军向山西财政厅借了一笔二十万的款子，还回来后应该上缴当时的中央。阎锡山听说后一心想把此款拿到手。当时李祖年在太原出生的四子宗瀛刚好过满月，阎锡山于是送来了厚礼：十样金器，一堂丝绸桌披和一座大象牙塔。与此同时，阎锡山用兵包围了衙门，软硬兼施。李祖年意识到阎锡山的歹意，只取了那块桌披，将其余礼物全部退回。然后借身体不好之由请假南下就医，带着太太和初生的儿子匆匆弃官而去，行前把款子全部汇寄中央政府。虽然李祖年当了两年的财政厅长和全国烟酒事务局长，他离开时只带走了大堂坐椅上的一块坐垫和一枚放在案头自警的自刻银制图章，上刻"多尽一分心，少作一分孽。"[30]

李宗恩的童年时期是和父亲一起在山东度过的，青少年时期因为求学，和父亲时聚时散。在父亲身边的时候，父亲敬业爱民、清廉无私的作为、干练的做事风格和出色的管理能力对李宗恩后来的人生产生了深远的影响。

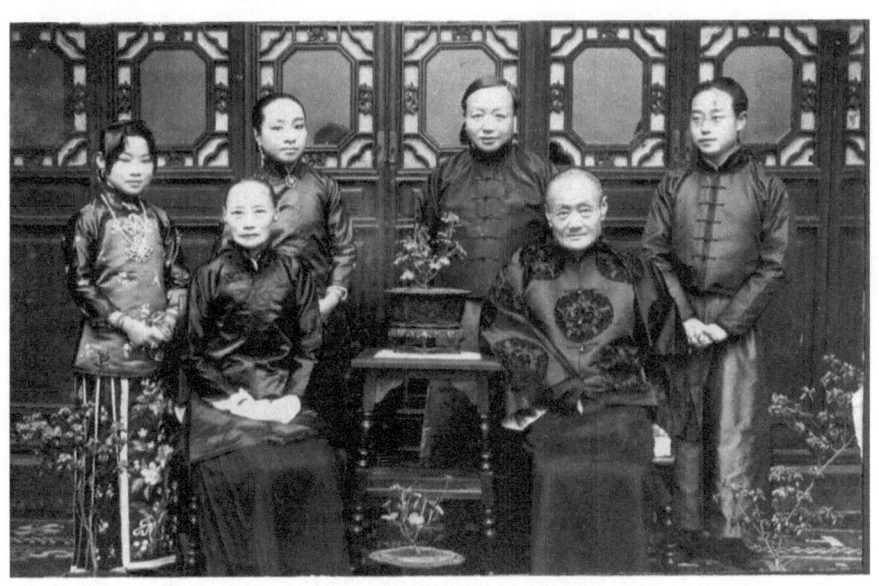

前排左：李宗恩祖母、祖父李宝章
后排左：二弟媳、李宗恩继母施润之、父亲李祖年、二弟李宗登

1.2 留学英国

因为一个偶然的机会，李宗恩飘洋过海到英国留学，走上了医学研究之路。

一、留学英国

1900 年，世纪之交。古老的中国在经济、思想和社会结构等各方面都正在经受巨大的冲击，可谓"山雨欲来风满楼"。自鸦片战争以来，西方思想由传教士和留学生通过越来越多的翻译著作传到中国，对清王朝不满的知识精英们开始接受这些新兴思想，传统的以家庭和宗族为中心的社会结构开始动摇。买办和军阀作为两个新兴的社会阶层渐渐得势，对士人出身的官僚阶层造成严重威胁。沿海大城市迅速形成，人口和资金加速流动和聚集，标志着中国近代资本主义的崛起。面对内忧外患、国库空虚和连年的自然灾害，束手无策的清政府危在旦夕。无奈之中，慈禧太后孤投一掷，借助民间的排外情绪，从庇护到公开支持以"扶清灭洋"为旗帜的义和团运动。6 月 21 日，朝廷向外国列强宣战。

义和团用长矛、大刀和巫术来对抗洋枪洋炮，其结果可想而知。8 月 14 日，两万八国联军攻进北京城；次日，太后、光绪皇帝和少数侍从乔装而逃。义和团运动的失败和《辛丑条约》的签订，又给了气息奄奄的清王朝致命的一击。之后的几年，为了应付内外交困的局面，慈禧太后被迫实行新政，宣布改革现存的政府体制、行政秩序、人民生活、教育方法和军事建制。但实际上，她对改革并没有丝毫诚意，所谓改革计划也没有任何实际内容和具体的实施方案。最后，只有三项举措得以实现: 废除科举考试、建立现代学校、派送学生出国。

1905年8月，清廷宣布废除科举考试，两千多年以来读书人踏入官场的一隙之径从此不复存在。痛定思痛，中国无数年轻的读书人绝处逢生。他们放下儒书，如饥似渴地学习外语、汲取新思想、研习自然科学知识，有的甚至走出国门，东渡日本、远航欧美。

李家的晚辈们也在其中。李祖年的三个弟弟：李祖虞(六弟)、李祖鸿(七弟)、李祖植(八弟)，于1903年到日本留学。李祖鸿[31]到日本后，结交了丁文江[32]，并成为好友。[33] 不久，日俄战争发生，在日本的中国留学生们再也无心读书。此时，二人听说英国爱丁堡(Edinburgh)的学费便宜，就和庄文亚[34]商量结伴同行，三个年轻人凑好钱，一起坐船去了英国。补习好英文后，李祖鸿和丁文江一起进入位于苏格兰的格拉斯哥大学，李祖鸿学习美术，丁文江学习动物学和地质学。1911年，二人同时毕业。碰巧，丁文江得知，他通过中国驻英大使馆申请的全官费奖学金终于被批准。因为他已决定回国，就请求把官费让给李祖鸿。而李祖鸿不但补了全官费，还领得1911年1月到5月追补的官费一百多英镑。留英七年，两人亲如兄弟，有无相通。李祖鸿把补领的一百多英镑送给丁文江，作为其在中国内地旅行的游资。之后，李祖鸿根据官费的要求，进入格拉斯哥大学物理系学习。他又写信给父亲李宝章，告知不再需要家里寄钱了，而且自己的钱还可以省出一部分，供小弟弟来留学用。

收到李祖鸿的来信后，李宝章犹豫不决。十个儿子中有两个早逝，[35] 适龄的儿子里面，已经有三个出国，身边只留下刚刚十七岁的小儿子祖佺，自己已年迈，心里很有些舍不得。于是他推说，祖佺已经过继给没有子嗣的李伯元，[36] 不宜出国。而后，李宝章就和李祖年商议，把留学的机会让给长孙李宗恩。他们觉得，宗恩的母亲刚刚去世，出国留学能让他换换环境，也许会减轻他的悲痛。

第一章 书香门第与西学启蒙（1894-1923）

此时，李宗恩正在上海震旦大学学法语。震旦大学(Aurora University)于1903年由法国天主教会在徐家汇天文台旧址创办，著名的教育改革家马相伯是首任校长。[37] 1904 年，因不满法国教会的干涉，马相伯率众中国教员辞职，别办复旦公学。1909 年，李祖年从山东益都升任山西武宁知府，李宗恩从苏州赴上海震旦大学学法语。李宗恩在校时(1909-1911)，学校已经迁到卢家湾吕班路(今鲁班路)。至于他为何决定去震旦大学，是不是他自己做的主，学成后有什么打算，现已无从考证。去上海之前，李宗恩到苏州居住了一段时间，与弟弟和表妹一起在濂溪坊的祖宅念家塾。

对到遥远的英语国家学习，李宗恩显然没有一点儿准备。四十年后，李宗恩回忆到："十八岁时，我偶然地出了国。当时我并未想到我为何出洋。"[38] 而且，还有一事让他割舍不得。在苏州上家塾时，李宗恩和比他小一岁的表妹何晋[39]同窗，两人青梅竹马，十分要好。后来，他们常常相约同去倒茶水，单独在一起说话，久而久之，两人成为知己，渐渐相爱相恋。李宗恩十分珍爱这份真切的感情。但是，做为长子长孙，他懂得父命难违。无奈中，他在临行前要求长辈为自己订下了这份亲事。

1911 年的春夏之交，十七岁的李宗恩，剪了辫子，告别了家人和未婚妻何晋，远航英国留学。

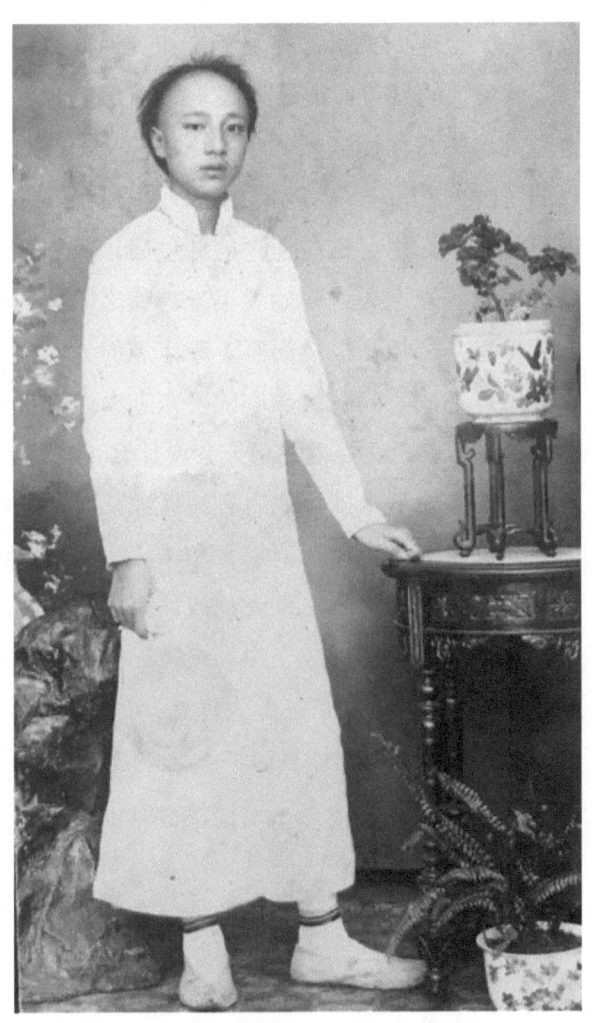

李宗恩,17岁

第一章 书香门第与西学启蒙（1894–1923）

二、格拉斯哥大学的七年

经过海上三个月的颠簸，李宗恩到达了英国。一开始，七叔李祖鸿安排他住在一位老妇人家，补习英文和其他自然科学课程。格拉斯哥是苏格兰最大的城市，地处英国北部的克德河(River Clyde)河口，属于典型的温带海洋性气候，冬暖夏凉。从美丽的江南水乡来到这个新兴的工业大都市，除了水土不服、生活不习惯之外，最难熬的就是这里的冬天。由于格拉斯哥的纬度高，冬季日短夜长，早晨九点才日出，下午三点天就开始黑下来，加之阴霾多雨，身处幽黑的石头城内，思乡之情，凄然而至。李宗恩的另一个苦恼是语言不通，连衣食住行都成了问题。热心的房东老太太，十分理解这个沉默的东方青年的苦衷，就告诉他，你会说什么，我就给你吃什么。[40] 但是，只满足温饱并不能排解他内心的孤独。对一个年仅十七岁的年轻人来说，母亲刚去世、远离家乡和亲人、在异国他乡开始独立生活，这无疑是人生的第一次重大挑战。李宗恩此时心智尚未成熟，世界观、人生观都正在形成之中，亲密无间的好友和刚刚订婚的未婚妻都远在天涯，苦闷之情，无人诉说。

多年后，弟弟李宗瀛回忆道：

> 后来大哥告诉我，他刚去英国的时候很不习惯，想家，语言不通，曾经多次写信要求回家，父亲很严格，一定要他学有所成才能回国。辛亥革命爆发，他迫切想知道国内的情况，就带着字典去图书馆找报纸看，好不容易才找到几条有关中国革命的消息，却语焉不详。乡思苦人，但他还是遵从父亲的叮嘱，安下心来读书了。[41]

在两年的时间里，李宗恩不但熟练地掌握了英语，适应了生活环境，还补习了自然科学的各门课程。1913年，他考入格拉斯哥大学医学院。不过，根据他后来的自述，学医的选择也属偶然。

>到了英国，因为官费是指定给学医的人，我就学了医。及至学了医也就安心读书，安心做事……[42]

第一次世界大战(1914-1918)前的欧洲，正处在资本主义发展的巅峰时期。发生在英国而后波及欧美的工业革命(1760-1840)，在80年左右的时间里，把欧洲急速地从中世纪推进到工业化时代：机器代替了手工生产、煤炭代替了木头作为燃料、蒸汽机可以发动机器甚至带动火车，各种新奇的发明层出不穷，从方方面面彻底改变了西方人的思维方式和日常生活。而格拉斯哥就是工业革命的中心之一。特殊的地理位置使这里在1750年以后成为英国最大的商港，也是欧洲和全世界通商的重要交通枢纽，从美国运回来的烟草，有90%都从格拉斯哥港出口到全世界。格拉斯哥的船舶制造工业尤负盛名，三分之一的英国轮船都是在这里制造、启航的。此外，格拉斯哥在化工、纺织和工程技术等诸方面也都处于当时世界领先地位，全城1896年就有了环城地铁(Glasgow Subway)，至今仍然良好运行，只是由缆车变为电动。到十九世纪初，格拉斯哥已经成为英国的第二大城市，也是世界第六大城市。

苏格兰曾是欧洲最小的国家，但它对中国近代发展的影响远超过欧洲的任何一国。苏格兰人性格坚毅，富有冒险精神，他们勤劳勇敢、团结互助，为达到目的可以不惜一切代价。可以说，远方的中国对苏格兰人有着巨大的诱惑力。从18世纪开始，苏格兰的传教士和商人就来到中国，经营茶叶、鸦片、丝绸等各种贸易，也因此逐渐地影响到中国早期的金融业、经济建制和教育体系。随之而来的，还有西方的思想、宗教、和各种理念。而对于中国的年轻人，苏格兰也有着一种神秘而强大的吸引力。第一个到苏格兰的中国人名叫沈福宗(音译)，一位虔诚的基督教徒，1686年从伦敦来到苏格兰，他的画像至今悬挂在国王的卧室内(Chinese Convert)，可惜，他在回国的途中去世。

苏格兰人像中国人一样，也非常重视教育。苏格兰在 18 世纪初已有了五所大学，而英格兰当时只有两所。苏格兰的学府历来对中国留学生十分友好。比如，格拉斯哥大学和爱丁堡大学规定，中国学生可以在入学考试时用中文代替拉丁文和希腊文。[43] 在沈福宗之后，苏格兰友好的氛围、先进的科学技术、独特的思维和文化艺术，渐渐地吸引了很多知名的中国学者，除上面提到的丁文江，还有辜鸿铭、杨昌济、章士钊、朱光潜等。早期的留学生中，还有第一位从中国来欧美学习医学的留学生黄宽(1828-1878)[44]。他于 1855 年在爱丁堡大学以第三名的优异成绩毕业，获医学士学位及金牌等奖状。[45]

李宗恩考入格拉斯哥大学医学院后，在七年的时间里，打下了良好的医学知识的基础。他一年级和二年级的基础医学课程包括植物学、动物学、物理、化学、解剖学、生理学、药理学；三年级开始学习临床医学，如外科学、病理学、内科学、耳科疾病；五年级后，他进入三年的临床实习，包括内科、外科和结核病。实习中，李宗恩的成绩优异，获得内科二等荣誉奖和外科第二名(1918-1919 年冬)。[46] 格拉斯哥医学院教授卡斯卡特(Edward P. Cathcart, 1877-1954)[47] 后来对李宗恩评价到，"李宗恩是我的学生，…… 他的成绩令人十分满意，在临床医学方面尤为突出……。"[48] 1920 年 4 月 20 日，格拉斯哥大学医学院授予李宗恩内科和外科医学学士学位(M.B., Ch.B)。[49]

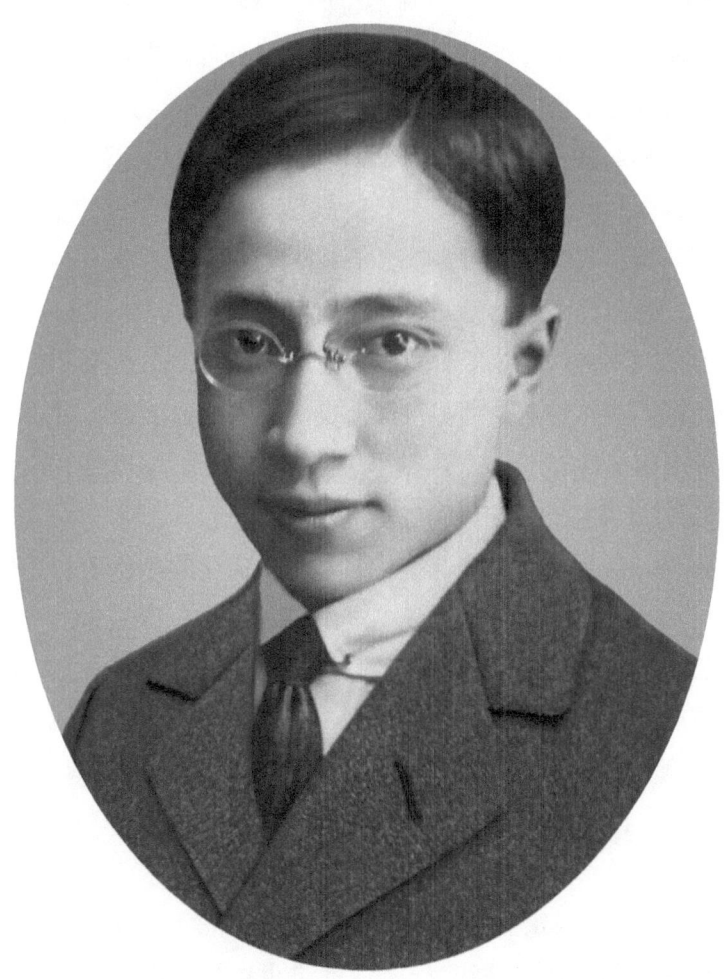

李宗恩,格拉斯哥大学医学院

第一章 书香门第与西学启蒙（1894-1923）

三、西印度群岛考察

毕业前六个月，李宗恩到格拉斯哥皇家萨玛瑞坦妇科医院(the Royal Samaritan Hospital for Women)做见习外科住院医师，[50]他可以在毕业后继续做下去，将来成为一名外科医生，不论是在英国还是在中国，这都会是一个体面且收入颇丰的职业。其实，他还有其它的选择：回国和亲人团聚或留在学校做医学研究工作。但是毕业后，他做了一个出人意料的决定，去伦敦热带病学院进修。是什么原因促使李宗恩放弃了前途无量的外科医生和其他的选择，去学习在发达国家已经不多见的热带病呢？原因只有一个，他决意回到贫穷落后的祖国，而热带病是危害祖国人民健康的主要疾患。"中体西用"是当时中国向西方学习科学技术的主导思想，而"学以致用"却是"格拉斯哥学派"笃信的医学研究之途。

苏格兰自从 18 世纪初并入英国以后，文化的融合促发了苏格兰启蒙运动(Scottish Enlightenment)，在人文科学、工业技术、交通运输、医学和教育等各方面开始了突飞猛进的发展。而成立于 1451 年的格拉斯哥大学就是这一启蒙运动的发祥地，几位工业革命中著名的思想家和科学家都在这里工作过，如提出剩余价值理论和撰写《富国论》的经济学家亚当·史密斯(Adam Smith, 1723-1790)[51]和发明蒸汽机的詹姆·瓦特(James Watt, 1736-1819)[52]。苏格兰启蒙运动的成果之一，就是沿用至今的科学研究与临床医学相结合的模式——医学科学(Scientific Medicine)。从十九世纪初开始，格拉斯哥大学校长麦卡利斯特(Sir Donald MacAlister, 1954-1934)[53]和医学院的革新派一起，将基础医学研究和临床实践相结合，把在实验室工作的科学家和有丰富实践经验的临床医生组成团队，将最先进的诊断技术和治疗手段直接应用于临床，并同时从临床的观察中提出研究课题和方向，这一模式被称为"格拉斯哥学派"[54]。以磷酸酶作为佝偻病的诊断方法就是他们合作成功的范例之一。[55]

伦敦热带病学院于1899年由苏格兰的万巴德(Sir Patrick Manson，1844-1922)[56]创立，而他对热带病的研究是在中国开始的。1866年，从医学院刚毕业的万巴德到台湾海关任职，后来又在厦门一带工作了十来年，有机会观察到很多种在中国南方流行的热带病。工作之余，他采集蚊虫标本，在显微镜下探究寄生在蚊虫体内的微生物的生长发育过程。通过大胆的推论和缜密的检验，他证明丝虫病是由蚊子传染给人而引起的，于1878年在"中国海关医学报告"上发表了这一发现。[57]之后，他又首次提出，蚊子也是疟疾传播的中间宿主，[58]并因此被誉为"热带病学之父"。万巴德医生也是西医教育在中国发展奠基人，是香港华人西医书院(Hong Kong College of Medicine for Chinese)[59]的创始人之一，孙中山就是该书院的早期毕业生。万巴德医生回英国之后，创立了伦敦热带病学院，继续研究热带病。1922年，在洛克菲勒基金会的资助下，学院正式更名为伦敦卫生和热带病学院，[60]旨在通过热带病的研究，提高全人类的卫生和健康水平。

李宗恩的导师是也曾到过中国多次的利珀(Robert T. Leiper，1881-1969)教授[61]。李宗恩在他的实验室经过六个月的学习，熟练地掌握了各种寄生虫病的检测技术。就在这时，一个演练的机会悄然而至。很久以前，丝虫病由奴隶从西非带到了英属殖民地圭亚那和西印度群岛。四次早期初步考察的结果表明，近四十年来，丝虫病的患病率有明显上升的趋势，[62]西印度英属殖民地政府向伦敦热带病学院求助。[63]经慎重考虑，利珀教授认为，首先要确定，这一上升趋势是不是因为早期简单的检测技术而造成的假阳性。如果不是的话，是什么原因引起丝虫病的传播？丝虫病有哪些治疗方法？这些问题，必须用最先进的检测手段的验证结果，和实地考察的资料来回答。在洛氏基金会的赞助下，伦敦热带病学院决定派出一个考察团，赴西印度群岛考察。经过利珀教授的推荐，李宗恩成为考察团有史以来的第一位中国医生。

1921年4月，由利珀教授带领的5人丝虫考察团来到英属圭亚那的首都乔治敦(Georgetown)。[64] 大家不久发现，虽然当地丝虫病人逐年增多，但中国移民的患病率始终很低，过去认为，这是种族因素造成的，但这一假说因语言不通、无法交流而得不到证实。于是，李宗恩找到了当地的华人协会主席，David Ewing-Chow 医生，和他联合向该地所有中国移民发布了一个通知，告诉他们，中国人不患丝虫病的想法是不可靠的，因为被感染不一定发病。保护中国人不发病的因素也许可以保护其他人。为了查明中国人的这种防御丝虫病的能力，考察团将于每天晚上七点到九点半之间挨户家访。另外十三位中国长者也在通知上签了字，并号召大家，这个考察团是为了全人类的健康而来，中国热带地区人口众多，恳请大家积极协助考察团完成他们有意义的工作。[65]

在三个月的时间里，李宗恩访问了近50%的居住在乔治敦的中国移民(全部华人 2,722)，经过血液化验和对生活习性的调查，他得出结论，中国人患丝虫病率低，不是种族原因，而是因为他们有日落而息和使用蚊帐的习惯。[66] 1921年7月2日，李宗恩代表考察团，在乔治敦举行的西印度医学研讨会(West Indian Medical Conference)上，报告了他的这一发现，提出中国人并没有对丝虫病的种族免疫性，他们患病率低是因为他们的卫生习惯和文化传统。[67]

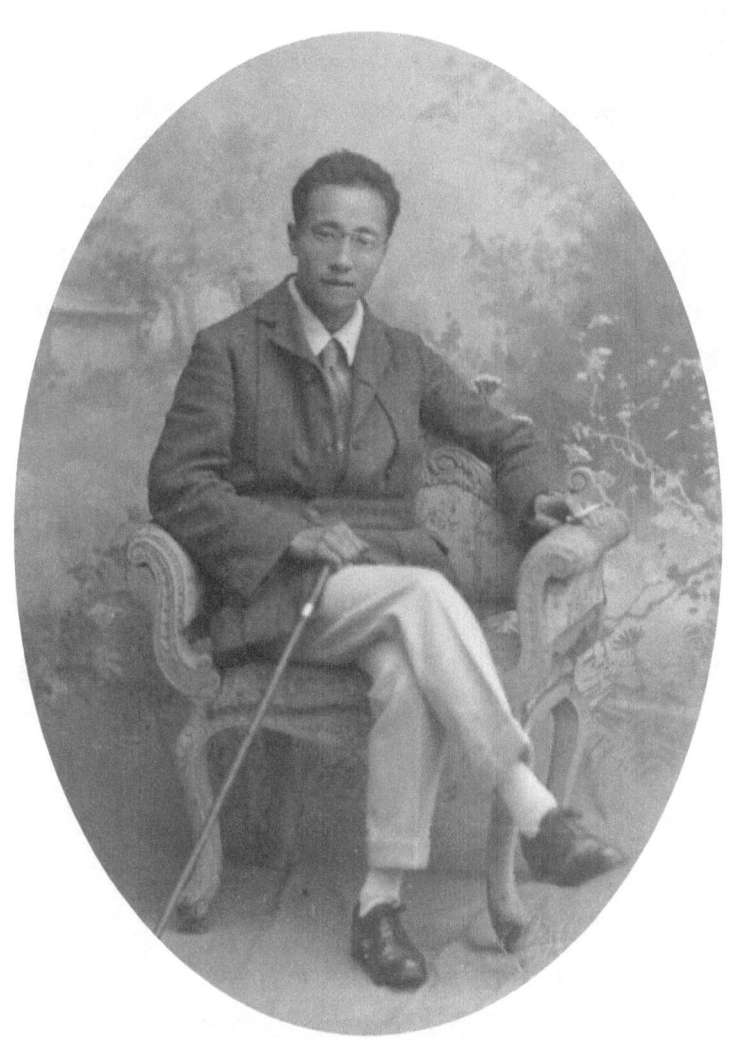

李宗恩,伦敦热带病学院

第一章 书香门第与西学启蒙（1894-1923）

四、学成回国

从西印度群岛归来之后，李宗恩到附属于格拉斯哥大学的西部医院内科做住院医，为回国工作做最后的准备。这时，一个意想不到的机会出现了。1923 年初，洛氏基金会医学教育部主任皮尔斯(Richard M. Pearce)[68] 到伦敦调查一战后的医学教育情况。[69] 在伦敦热带病学院，他见到了一年多前在北京一起参加协和医学院开幕式[70]的利珀教授。从交谈中他得知，一位名叫李宗恩的年轻中国医生正在西部医院实习，他有着良好的寄生虫病研究的训练，正准备回国。皮尔斯的记录被协和医学院副院长顾临(Roger S. Greene II, 1881-1947)留意到了，他请皮尔斯访问格拉斯哥时和李宗恩谈谈，问问他在中国的住址，要是有机会，可以为他提供研究寄生虫学的条件。[71] 虽然皮尔斯在格拉斯哥期间错过了李宗恩，却得到了卡斯卡特教授对他的评价："李宗恩……计划六月二日从马赛(Marseilles)启程回国，七月上旬到上海。他现在已经完全具有独立工作的能力，希望能继续与临床结合的研究工作。我个人认为，李宗恩富有人格魅力，到处都很受欢迎。他工作努力、认真负责，我对他十分看好。"[72]

在英国的十三年，李宗恩已经从一个十七岁的青少年成长为一位年近三十岁、富有医学研究经验和独立工作能力的医生。他的性格也在英国的思想独立、学术自由、人人平等的环境中渐趋形成。李宗恩做事沉稳而认真，待人热忱又充满幽默，广结良缘，林可胜、施正信、孙邦藻、经历斌等，都是他经常来往的好友，他们的友谊在回国后的坎坷岁月中持续了多年。在格拉斯哥大学医学院时，他曾被选为中国苏格兰协会会长(1919-1920),[73] 熟识很多英国同学和老师。其中一位美丽的英国姑娘与他情投意合，形影不离。此时，李宗恩离开家已经好几年了，二十几岁的年轻人，需要感情的滋养。于是，李宗恩写信回家，要求解除他和表妹何晋的婚约，在一个医学生看来，这当然是一件不太合适的婚事。祖父李宝章接信后，扔进了抽屉，仿佛这件事没有发生过。可是，李宗恩却以为婚约已解除，就对这位姑娘表达了爱慕之心。不幸的是，就在李宗恩学业完成时，这位年轻的姑娘突然患肺炎去世。这件事对他的打击很大，也促成他做出了回国的决定。妹妹李宗蕖回忆到：

> 一九三八年，我患肺炎痊愈后在贵阳修养。有一天，我去大哥住的南方旅社（那时家还在天津，他在旅社租了一个房间）看望他。他抚着我的头说："一个医生是不该对某种疾病特别忧惧的，但我摆脱不了对肺炎的忧惧。我有一个朋友死于肺炎，他（她）若在，我的生活将会是另一个样子。"大哥在我眼中是一个严肃的人，这样深情的陷在回忆中，我感到震动。[73]

1923年7月7日，李宗恩回到了阔别十三年的上海。他离开时，中国还是宣统三年；回来却已是民国12年了。而上海也已经从一个临海的县城，发展成为一个有两百五十万人口的大都市。李宗恩坐火车去苏州看望父亲、继母和弟妹们。到车站去接他的李宗瀛回忆道：

> 我们只是端详那副眼镜，它没有脚，没有框，两片镜片果然是靠夹子夹在鼻梁上的。他的口音很古怪，家里人都不懂，后来才知道在英国和他用中文交谈的人，都是些重庆籍的留学生。六叔把贺知章的诗改了几个字来调侃大哥："十八离家三十回，乡音已改顶毛摧，儿童相见不相识，笑问洋人何处来？"八岁的我和七岁的弟弟宗津马上记住了六叔的调侃，我们当然不会知道这个在异国生活了 13 个年头的人正在想些什么……[74]

李宗恩回国的消息也传到了表妹何晋的耳中。李宗恩去英国后，家里为她做了这样的安排：一是放足，一是到教会办的上海圣玛利亚女中学习。放足是成功的，而上学却因为不习惯住校生活，只上了一年。[75]此后，她一直苦苦地等待着未婚夫的归来，浑然不知李宝章抽屉里有一封解除婚约的书信。偶尔传来表兄在英国的"风流韵事"，她也不愿相信，只是默默地遵守着和表兄许下的诺言。这一年，她已经二十九岁了。

听说李宗恩回来了，她很高兴。但是，李宗恩却没有先来看她，这使她不由想起风传的表兄的恋爱史。一气之下，何晋跑到了天津。李宗恩听到后，明白了表妹的苦心，也深感在这个社会中，她为自己做出的巨大的牺牲，同时意识到自己的责任，于是赶到了天津。两人就在那一年的中秋结了婚。

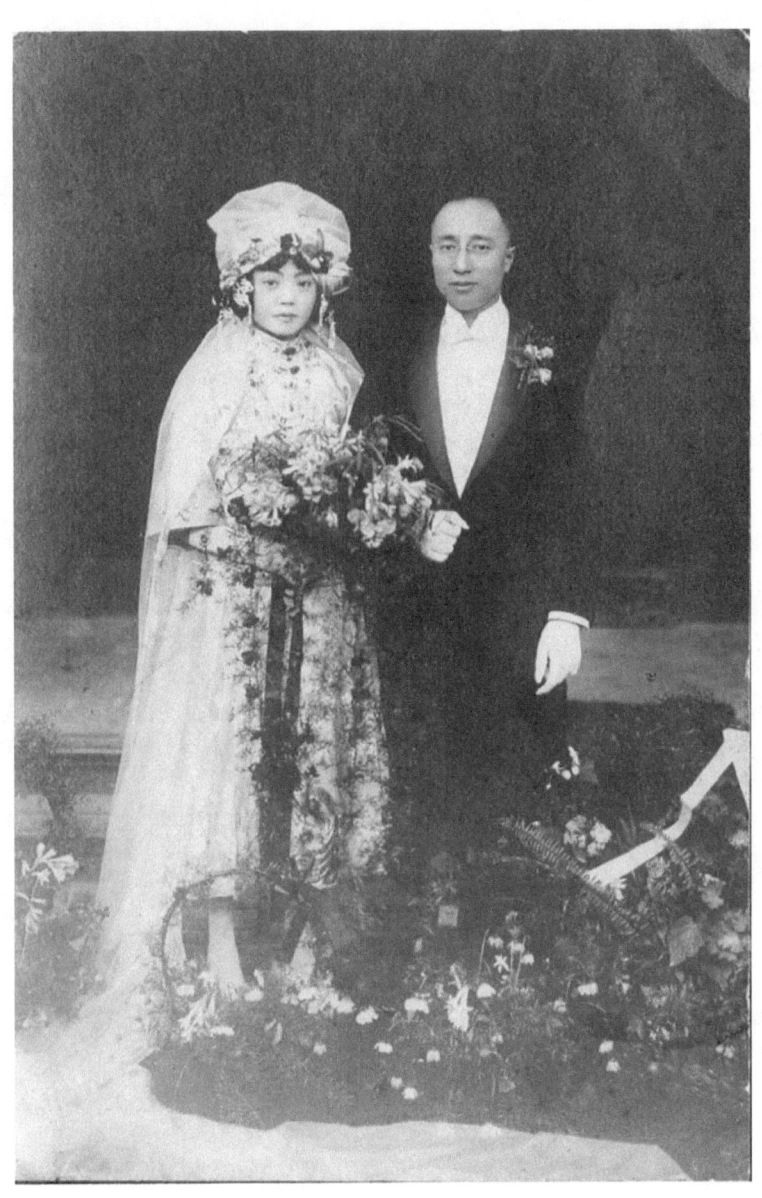

李宗恩、何晋结婚照，1923年中秋

第一章 书香门第与西学启蒙（1894-1923）

---

1 《武进阳湖县志》，孙琬、王德茂、李兆洛、周仪暐，清光绪12年，学识斋出版。
2 李氏迁常支谱八卷，(清)李新畬等修，清咸丰四年(公元 1854 年)，木刻活字印本。
3 李祖年光绪甲午恩科朱卷《钦命四书诗题》。
4 李宗蕖，李宗恩同父异母的妹妹。此段文字为其 1998 年访美时为作者留下的回忆（以下列为"李宗蕖1998年记述"）。
5 参见戴博元：《"李氏三堂"记——李伯元家世丛谈》，《名人记闻》1998年。
6 《清代毗陵名人小传》卷十 329-331。
7 李祖年光绪甲午恩科朱卷《钦命四书诗题》。
8 李宗瀛，李祖年四子。以下考证来自李宗瀛与李宗蕖通信，~1970年。
9 李祖年光绪甲午恩科朱卷《钦命四书诗题》。
10 南人列北榜名次最先者。
11 李祖年光绪甲午恩科朱卷《钦命四书诗题》。
12 李宗蕖1998年记述。
13 《大清德宗同天崇运大中至正经文纬武仁孝睿智端俭宽勤景皇帝实录》(卷三百四十)。
14 《大清德宗同天崇运大中至正经文纬武仁孝睿智端俭宽勤景皇帝实录》(卷三百六十六)。
15 李宗蕖1998年记述。
16 毕西田：《李知县祖年在文登的轶事》1999年2月13日，文登县志办公室。
17 《文登进士》，第 204-210 页；《益都知县李祖年爱民故事四则》，今日青州网2012年4月12日。
18 毕西田：《李知县祖年在文登的轶事》文登县志办公室提供。
19 《文登市志》，第 621 页。
20 《回忆李宗恩》（未删节版），58页。
21 《益都县图志》，李祖年光绪三十三年督修。
22 《文登进士》第 204-205 页。
23 《文登市志》第 226 页。
24 光绪本《文登县志》点注，第三页。
25 李宗蕖1998年记述。
26 《毗陵清代人物传记》卷十 329-331。
27 同上
28 同上
29 同上
30 李宗蕖1998年记述。
31 李祖鸿，号毅士(1886—1942，宝章七子)，我国最早的西画家、美术教育家。

[32] 丁文江(1887-1936)，字在君，中国地质科学的奠基人。
[33] 李祖鸿《留学时代的丁在君》《独立评论》第二〇八期，12-19 页。
[34] 庄文亚，字愤亚(1886-？)。伦敦大学土木工程学毕业生，历任法国巴黎世界画报总编辑，上海永年人寿保险公司华经理，长茂洋行伦敦分行总经理，英国博德运厂广告部主任，英国沙威斯行驻华总经理，上海纶昌漂染印花公司华经理。
[35] 李宝章的三子李祖佑幼殇，九子李祖培早殇。
[36] 李宝嘉于 1906 年去世之后，13 岁的李祖佺过继给李宝嘉。
[37] 《剑桥中华民国史(1912-1949)》下卷，p426。
[38] 《我和协和医学院》，《人民日报》1952 年 1 月 9 日第三版。
[39] 何晋的母亲是李祖年的二妹，即李宗恩的二姑，嫁给常州的何炜，字子萧。
[40] Allen Gregg Diary, July 5, 1946, RAC.
[41] 《回忆李宗恩》，附录二。
[42] 《我和协和医学院》，《人民日报》1952 年 1 月 9 日第三版。
[43] University of Edinburgh, University Calendar, 1913-14 (James Thin, 1913), p. 84.
[44] 黄宽(1828-1878)，中国第一位留学欧美的医学生。毕业后继续留英学习两年，获得博士学位。1857 年回国后，曾代理博济医院院长，擅长外科。曾任李鸿章的幕府医官，广州海关医务处医官。
[45] 陈小卡《中国到西方学习西医与留学欧洲的第一人—黄宽》，《传记文学》2009 年第一期。
[46] 格拉斯哥大学档案记录。
[47] Edward Provan Cathcart，格拉斯哥大学医学院生理化学教授(1919-1929)。
[48] Memo Pearce to Greene, 1923 年 2 月 23 日, RCA, CMB Inc, 1R2B9, Box 635.
[49] 格拉斯哥大学档案记录, Degree and Prize List。
[50] 李宗恩履历，1947 年 5 月，PUMC Archive(协和医学院档案馆)。
[51] Adam Smith(1723-1790)，现代经济学之父。他的两部成名之作：The Theory of Moral Sentiments(1759), and *An Inquiry into the Nature and Causes of the Wealth of Nations* (1776)（后被简称为 The Wealth of Nations,《富国论》）。
[52] James Watt (1736-1819)，著名的发明家和机械工程师，他发明的 Newcomen 蒸汽机是工业革命的主要动力之一。
[53] Sir Donald MacAlister (1854-1934)，格拉斯哥大学校长(1907-1929 年)。
[54] Hull A, Bull His Med, 81(3), Fall 2007. (Journal abbreviation see page 196)
[55] Morris N, Peden OD, Quart J Med, n.s., 1937, 6:211-30.
[56] Sir Patrick Manson (1844-1922)，苏格兰内科医生，寄生虫学家，热带病学创始人。
[57] Jay V, *Arch Pathol Lab Med* **124** (11): 1594-5. (2000).
[58] Manson P. *BMJ*. 1894 Vol 2 (1991) p1306-8.

第一章 书香门第与西学启蒙（1894-1923）

59 香港华人西医书院，香港大学的前身，是香港第一所传授西医的学校，于1987 年由伦敦传教士协会(London Missionary Society)创立，被认为是远东西医研究和发展的重大突破。

60 Wilkinson and Hardy, *Prevention and Cure – The London School of Hygiene & Tropical Medicine, A 20th Century Quest for Global Public Health*. pp. 71-73.

61 Robert T. Leiper (1881-1969), 寄生虫病学创始人。

62 *British Guiana Medical Annual* for 1896, p.62, p 42; 1897, p.28. p.24; for 1902, p.1; for 1907, p. 134. For 1908, p. 35; for 1915, p. 7.

63 Scientists' hunt for a parasite – British Expedition about to Go To the Tropics, *Daily Chronicle*, Feb. 18th, 1921.

64 考察团的五名成员为：R.T. Leiper, M.D., C.Sc., J. Anderson, M.A., B.Sc., M.D., D.T.M., M.K. Khalik, M.D. D.P.H., D.T.M., C.U. Lee, M.B., Ch.B., W. McDonald.

65 Filaria Commission to British Guiana and the West Indies. June, 1921, London School of Tropical Medicine, Archive.

66 Anderson J, Khalil M, Lee CU and Leiper RT. *J Helminthol*, Vol. 1, 1923. pp. 215-226.

67 Report of Proceeding of the West Indian Medical Conference, Held in Georgetown, British Guiana. From June 28th to July 13th, 1921. pp. 28-30.

68 Richard M. Pearce, 洛氏基金会教育部主任，协和医学院代理院长(1920-1)。

69 Schneider WH, *NEJM*, 350(6): 627-629. 2004.

70 *Addresses & Papers, Dedication Ceremonies and Medical Conference*, *PUMC* pp31-32.

71 Greene to Pearce, Feb 23, 1923. RAC. CMB collection, Box 89, Folder 635.

72 Pearce to Greene, March 2, 1923. RAC. CMB collection, Box 89, Folder 635.

73 格拉斯哥大学杂志 *Glasgow University Magazine*, 1920, p. 110.

74 李宗瀛《回忆李宗恩》未删节版。

75 李宗蕖1998 年回忆文字。

第二章 在协和工作的前 14 年（1923 — 1937 年）

2.1 结缘协和内科

回国后到了上海，我不愿依附家庭，希望脱离家庭而独立。北京的协和是当时全国设备最充实的一个医学校，我认为它适合我个人的志愿和兴趣，就在这个小天地内一过又是十几年。

李宗恩，1952 年[1]

一、协和医学院溯源

1923 年 10 月 15 日。清早，李宗恩到北京协和医学院报到。他穿过长安街，步入东单三条九号的大门，上了几级台阶，眼前是一个宽阔的四方庭院，平整的白色大理石连接着两个同心圆，方和圆之间的四个角落，相间种着苍翠的松柏和各色花草。庭院由三座别致的灰色砖楼合围而成，宽宽的中式回廊又把楼房连接在一起。给他印象最深的，是小楼和回廊顶上绿色的琉璃瓦和装饰庭院地面及回廊的洁白的大理石。和旁边喧闹的王府井相比，这个院落俨然是另一个世界，静谧而古朴，单纯且厚重，偶尔看到几个学生和教师，目光专注，行走匆匆。

这就是协和医学院，李宗恩即将开始他的医学研究事业的地方。

协和医学院，是美国洛克菲勒基金会在二十世纪前半叶(1917-1951)馈赠给中国西医教育事业的杰作，总投入近四千五百万美金，为其慈善事业的投资项目之最。[2] 十九世纪下半叶，洛克菲勒(John D. Rockefeller, Sr, 1839-1937)在美国中部的小镇克里夫兰发迹，他以敏

第二章 在协和工作的前14年（1923-1937）

锐的洞察力和超人的睿智，在仅仅二十几年的时间里，从一个高中没毕业的16岁会计助手开始，白手起家，勤奋致富。他和几个合伙人一起，纵向地垄断了美国从原油开采、提炼、运输到销售的石油产业，成为地地道道的"石油大王"。[3] 尽管洛克菲勒富可敌国，却有着一颗慈善之心。他说："我相信上帝给了我赚钱的能力，并让我尽最大的努力，用之于人类的福祉。"1913年，他投入一亿美元（相当于现在的23亿）成立了洛克菲勒基金会，[4] 旨在"促进全人类的健康"，如他的顾问盖茨(Frederick T. Gates, 1853-1929)所说："疾病是人类万恶之源。"洛克菲勒的独生子，小洛克菲勒(John D. Rockefeller, Jr, 1874-1960)，成为洛氏基金会的首任主席。

在二十世纪初的中国，洛克菲勒的慈善事业鲜为人知，但"美孚"的名字却无人不晓。1890年，洛克菲勒的标准石油公司(Standard Oil)所生产的燃油在美国已经供过于求，为寻求市场，就在上海成立了美孚石油公司，并开始在中国销售煤油（也被称为"洋油"）。当时，每买一公斤"洋油"，美孚就赠送一盏"洋油灯"。一年的时间，美孚赔了八十七万盏洋油灯，却把光明带到了千家万户。[5] 实际上，他们带来的，远不止如此。继1909年的中国教育考察之后，洛氏基金会于1914年第二次派考察团实地考察，研究中国的医疗卫生现状，探讨建立医学院的可行性。

他们看到的中国，是一个拥有四亿人口却极贫极弱的国家。1921年，英国每1,100人有一位医生，美国每720人中就有一位医生，而中国每30万人中才有一位合格的医生。[6] 各种传染病、瘟疫、流行病在中国频频发生，加上军阀混战、自然灾害，人均寿命只有35岁，婴幼儿死亡率高达25%，而其中的70%原本是可以预防和医治的。如考察团1914年的报告所述，[7] 当时对中国人危害最大的疾病是：结核病、钩虫病和梅毒，麻风病在一些地区也很常见。这些疾病的高发，除缺医少药的因素之外，主要是因为没有隔离措施和疗养机构，使传播不能被控制，患者得不到有效的治疗。另外，从外国引进的工厂和学校，造成人口聚集，而铁路的建设和长江蒸汽机船的航行，又给传染病制造了更广泛传播的机会。例如，在人口密度较大的长江和珠江三角洲，可传染黄热病的蚊虫十分猖獗，一旦黄热病从南美洲流传过来，后果将不堪设想。

1915 年，洛氏基金会以 20 万美元的价格，买下了靠近长安街的协和医学堂。这是当时中国最好的医学院之一，由英美几个教会[8]在 1906 年联合创办，其首任院长是格拉斯哥医学院毕业的托马斯·科克仁医生(Thomas Cochrane, 1866-1955)。[9] 随后，基金会又买下了附近的豫王府，使其总占地面积达到 25 英亩(150 市亩)。在之后的六年里，洛氏基金会陆续投入了八百万美金，精心策划，严格施工，在和紫禁城翘首相望的北京闹市中心，修建了一所把医学教学、基础科研和临床实践融合为一体、别具匠心的医学院。错落有致的 59 座建筑，以 14 座中西合璧的新楼最为夺目，它们分别是解剖、生理、药理、化学、病理教学楼，有 225 张教学床位和 30 间私人病房的附属医院、护校、大型门诊部、礼堂、动物实验室、供住院医和实习医师休息及学生老师居住的宿舍区。[10] 在整体设计上，楼与楼之间用走廊和地下通道连接为一体，充分地考虑了基础研究和临床医疗的有机结合。洛氏基金会将这所当时世界一流的高等学府，命名为"北京协和医学院"。

1921 年 9 月 15 日，金秋时节，小洛克菲勒和多位中国及全世界知名的医学专家相聚在北京，出席协和医学院开幕典礼，李宗恩的导师利珀教授也应邀前往。之后的几天时间里，协和医学院举行了

第二章 在协和工作的前 14 年（1923-1937）

一个医学研讨会，协和的教授们与各国专家分享几年来在协和医学院从事研究的成果，讨论中国医学教育的现状和前景。小洛克菲勒在他的发言中说：

> 显而易见，无论西方医学能为中国提供什么帮助，对中国人来说并不一定实用，除非它被中国人接管，并成为中国国民生活的一部分。因此，我们必须企盼，在未来的一天，这所学校的大部分职务，即使不是所有……都由中国人担任；学校的董事会……将由知名的中方人士担任；除学杂费收入外，目前这所学校所需的资助和外国捐款…… 正如世界其他国家类似级别的医学院校一样，将由来自中国的捐款和中国政府的补贴所取代。让我们携手朝这一目标迈进，这将使西方所能提供的最佳医学科学永远扎根于中国的土壤。[11]

在小洛克菲勒说完这番话的两年之后，李宗恩成为协和医学院的一名内科助理。

二、霍普金斯模式

在协和医学院成立以前，西方医学传入中国已经有了几百年的历史。据史料记载，早在十六世纪，马可波罗和天主教的传教士们就开始把西方医术带到中国；[12] 1692 年，法国传教士洪约翰用金鸡纳树树皮(cinchona bark)治愈了康熙皇帝的疟疾；[13] 19 世纪上半叶，英国东印度公司的皮尔森(Alexander Pearson)医生和他的学徒邱浩川等，在广东为近百万人接种了牛痘，[14] 1827 年，英国的哥利支(Thomas Richardson Colledge，1797-1879)医生自费创立了澳门眼科医院，[15] 5 年里医治了六千名眼疾患者。不过，中国人几千年来闭关自守，习惯于中医中药，在第一次鸦片战争之前，对西医大多抱着怀疑和抵制的态度，西医的应用只限于北京和沿海的几个城市。

西方医学真正大规模地进入中国，被中国人广泛接受，发生在1840年的鸦片战争之后。1844年的中美《望厦条约》和中法《黄埔条约》，规定外国人可以在通商口岸租赁房屋、建造医院。而此时，西方医学也因工业革命而推动的自然科学的发展，成为一门以科学研究为基础、以临床应用为目的的医学科学。很多传教士在"拯救中国人灵魂"的同时，也运用西医"拯救中国人的肉体"，而且发现后者可达到神奇的效果。根据哥利支医生的提议，[16] 传教士来华之前普遍学习医学知识，医生传教士也开始来到中国。而对中国人来讲，第一次鸦片战争的失利，让他们认识到，一味地排斥西学，实际上等于坐井观天、夜郎自大，不如"师夷长技以制夷"，掌握西方的科学技术，以图强国救民。在这一特殊的历史时期，传教士的宗教热情迎合了中国人理性的需要，为西医在中国的传播和发展打开了缺口，铺平了道路。正所谓"西方用大炮都不能举起一根横木的中国大门，却被他的柳叶刀打开了。"[17]

上文的"他"就是美国到中国来的第一位医生传教士博驾（Dr. Peter Parker, 1804-1888），他于1835年在广州创办了眼科医局[18]，也就是后来的博济医院（Canton Hospital）。这所中国最早的西医全科医院经历了战乱、兴衰、迁移；其间，博驾医生四方奔走，得到了来自英美教会、商人、中国绅士和两广总督的慷慨捐助。到1935年博济医院百年时，该院治疗病人两百多万，施行外科手术二十多万例。博驾医生的另一个重大建树就是在中国开启了西医教育的先河。他创办的眼科医局，从一开始就有很好的声誉，第一季度的门诊病人达925人，其中三分之一是女病人。[19] 很快，博驾医生就自顾不暇了，而其他几位医生都只能临时帮忙，他认为，唯一的永久解决办法，是培养中国医生。关韬，就是他最早的三个学徒中最出色的一位,[20] 他在博驾医生的指导下,很快就能独立施行常见的眼科手术、腹腔穿刺、拔牙、骨折复位等。1866 年,博济医院内成立了"博济医校",成为中国最早的西医教会医科学校,黄宽任副校长。

1921 年,北京协和医学院正式开学典礼时,国内已经有了二十四所西医学校,中国办的就有十一所,在校医学生共两千余人。[21] 那么,为什么洛氏基金会还要再办一所医学院呢?他们要办一所什么样的医学院呢?这个问题可以用小洛克菲勒的话来回答:"使西方所能提供的最佳医学科学永远扎根于中国的土壤。"[22]

从十六世纪开始,当古老的中华帝国在儒学至上、忠孝仁义的桎梏下缓慢行进时,西方却在人类走向文明的道路上加快了步伐。其原动力之一,就是建立科学的方法,以获取知识,掌握自然规律。十七世纪的伟大科学家伽利略、哥白尼、牛顿等,就是运用科学的方法,证实了日心说、万有引力和三大运动定律的存在。十八世纪,科学的方法在机械上的运用,引发了起始于英国的工业革命,进而推进了欧洲各国在自然科学和人文学科方面的飞速发展。十九世纪下半叶,听诊器、眼底镜、喉镜等诊断仪器的发明,使临床诊断成为现实,而显微镜观察又揭开了微观世界的秘密,二者的有机结合,诞生了一门以研究疾病的起因、传播及治疗为手段,改善人类健康为宗旨的崭新学科——医学科学。李宗恩学习医学并做过临床实习的格拉斯哥大学医学院,就是基础研究和临床应用分工合作、并驾齐驱的早期范例。处于医学研究前沿的德国医学研究所,吸引了数千名美国医学生,他们把科学的方法,细菌学、寄生虫学和病理学的知识带回了美国,对美国的医学教育进行了一场前所未有的重大改革。

二十世纪初,亚伯拉罕·弗莱克斯纳(Abraham Flexner, 1866-

1959)发表了他对美国医学院校的调查报告,认为几乎所有的美国医学院校,包括哈佛和耶鲁等名牌大学,在招生标准、学制、师资、教材等各方面,都存在着或多或少的缺陷,培养出来的大多是平庸的医生,而且供过于求。[23] 这个调查报告,对美国的医学教育产生了疾风暴雨般的影响,十年内,美国的医学院几乎一半关了门。[24] 在弗莱克斯纳的报告中,唯独霍普金斯医学院没有被批评,而且被树立为美国未来医学院校的楷模。这所以捐款人约翰·霍普金斯(John Hopkins, 1795-1873)命名的医学院,[25] 成立于1893年,入学须持有四年大学文凭,其建制充分综合了德国注重基础研究的学院式风格和法国医院及门诊侧重临床观察的特点。霍普金斯模式后来被所有的美国大学的医学院效仿,直至今天。霍普金斯医学院的模式,也是洛克菲勒基金会为北京协和医学院设计的模式,因为,这是当时"西方所能提供的最佳医学科学"的典范。

三、立足协和内科

穿过东单三条九号大院,坐北朝南的,就是协和人所说的"C"楼。走上洁白的大理石台阶,推开厚重的大门,是一个高大宽敞、古香古色的中式大厅,左边是院长办公室,右边是会议室,正面一扇巨大的红木屏风,与红木镶嵌的墙壁浑然一体,肃穆而庄重——这里就是协和医学院的管理核心机构,默默地记载着其百年的历史。转过屏风,走出两道门,眼前豁然开朗,长长宽宽的走廊,也是用水磨对缝的青砖砌成,和地下的通道一起,把医学院和附属医院连接了起来。走廊两旁是精心修饰的灌木、花草和四季常青的松树,病人和家属悠闲地在蜿蜒的小路上散步。走廊的西边是外科病房"G"楼,东边是内科病房"H"楼——李宗恩工作了14年的地方。

第二章 在协和工作的前14年（1923-1937）

内科的第一位主任，是协和医学院年轻有为的首任院长麦克林(Franklin C. McLean, 1888-1968)医生。第一次世界大战后，欧洲在科学技术方面的领先地位已不复存在。而在一战中损失甚微并作为战胜国的美国，奋起直追，在发明创造、科学技术、政治体制方面，逐渐走到了前列。最好的例证，就是蓬勃发展的医学教育。[26] 洛克菲勒基金会在选聘院长时，刻意没有从老一代的教育家中挑选，而是推举了这位六年前刚从芝加哥大学毕业、雄心勃勃、年仅28岁的洛克菲勒医学研究所助理住院医师。自1916年上任后，麦克林在协和医学院的建设、教授的聘用、招收学生等方面，倾注了极大的创业热情，施展了他的才华。与此同时，他与吴宪教授和世界知名的生理学家范斯莱克(Donald Van Slyke, 1883-1971)博士合作，研究氧气和二氧化碳交换机制，对血浆及血细胞的电解质平衡的影响。[27] 在协和医学院的一切工作走上正轨之后，他辞别了这所自己亲手创建的医学院，旋即成为芝加哥大学医学院的首任院长。

1923年2月7日，罗伯逊(Oswald H. Robertson, 1886-1966)医生接替麦克林，成为协和第二任内科主任。[28] 罗伯逊医生从哈佛大学医学院毕业后，曾和麦克林在洛克菲勒医学研究所一起从事血液研究，发明了Rous-Turner溶液，可保存血液26天，在一战中创建了世界第一个输血站。[29] 他于1919年受麦克林之邀，成为协和内科教授。内科是协和医学院最大的科系，由普通内科、小儿科、皮肤科及化验诊断室组成。普通内科又分为代谢病、心脏和循环系统疾病及传染病课题组。[30] 罗伯逊医生负责传染病的研究，其主要助手是霍普金斯医学院毕业的杨怀德(Charles W. Young)医生，原协和医学堂校长。李宗恩到内科后，最初就是和杨医生在一起工作，继续他的热带病研究的。[31]

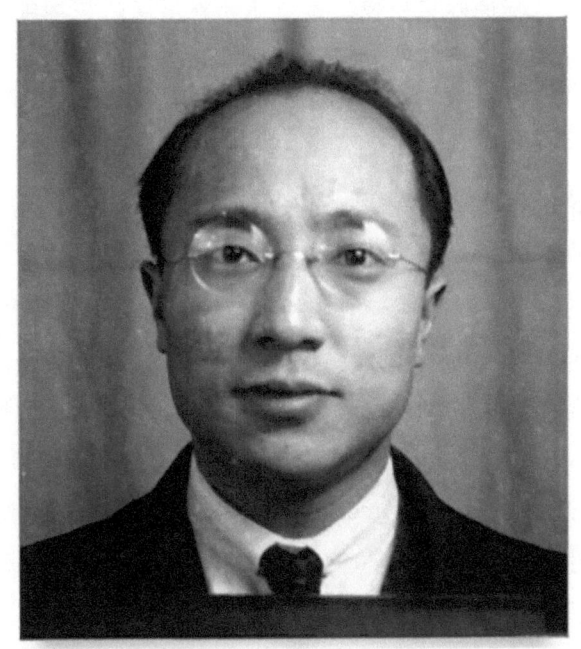

李宗恩在协和医学院，1923年

第二章 在协和工作的前 14 年（1923–1937）

1924 年协和医学院出版的第一期 Unison 杂志，对内科做了如下的描述：

> 内科系的主要工作包括治疗病人、医学教学和以增进医学知识为目标的临床研究。虽然协和附属医院是一所教学医院，但我们必须时时处处牢记，病人的利益至高无上；唯如此，医学科学才得以进步。我们教授医学的目的，是传授给学生获取知识的方法，而不是单纯地灌输信息。[32]

这段话的核心精神就是协和医学院的校训——科学济人道。

这一期 Unison 杂志上还有一段话，"从伦敦来的李宗恩医生，是内科系的新成员。之前，他在利珀教授的指导下做研究工作。"胡恒德(Henry S. Houghton)院长给李宗恩的聘书上的职务是内科初级助教(Junior Assistant in Medicine, First Grade)。半年后，他晋升为高级内科助教(Senior Assistant in Medicine);[33] 又过了两年(1926 年 7 月 1 日)，他晋升为内科讲师(Associate)。李宗恩的同事邓勒普(Albert M. Dunlap)医生在推荐信中说："(李宗恩)在很多方面都证明了他的卓越。最近，他负责学生的保健，他不但是一个有能力的管理者，专业方面也很出色。"[34] 内科系主任罗伯逊对李宗恩的评价是"李医生在临床、教学、研究方面的能力不同寻常。"[35] 这一年，李宗恩发表了他到协和以后的第四篇学术论文。[36]

小洛克菲勒"把协和交给中国人"的愿景的实现，经历了漫长的过程。而其中最漫长的，当属内科和外科两个临床大系了。[37] 20 世纪 20 年代末，协和的几个小科系的主任，已经由中国人担任;[38] 而内科系直至 1947 年复校时，才聘请张孝骞教授担任主任。究其原因，哈佛大学医学院院长埃兹尔(David Linn Edsall, 1869-1945)解释道："……即使最有前途的年轻医生也需要 4-5 年的时间才能在这个最为复杂的科室担起重任。而任何中国人做到教授,会需要更长的时间。他们将需要长时间的研习、积累临床经验和研究方面训练,而这些在其他科室并不是必须的。"[39] 李宗恩就是这样一位年轻的中国医生,在这个高标准、严要求的协和医学院内科系,一丝不苟、踏踏实实地工作了 14 年。

李宗恩在协和的顺利起步,与妻子何晋的鼎力支持是分不开的。他们婚后的生活幸福而平静,大儿子寿复一年后出生,李宗恩给他取了一个英文名字,Neal,以怀念把他从泰晤士河里救起的一位船夫。何晋包揽了全部家务,让丈夫专心工作。李宗恩出国留学时,父亲李祖年陷入了丧妻别子的悲痛之中,经好友撮合,他迎娶了大家闺秀施润之,后来又有了宗瀛、宗津、和宗蕖。这些年,李宗恩虽然与父亲聚少离多,但父子之间的相互理解和尊重,却远远超出了亲情。李宗恩出国 13 年,回国后,父亲没有把他留在上海,也没有把自己沉重的家庭负担分一些在儿子身上。[40] 他希望儿子能有更自由的活动天地,他以这个儿子的成就为荣。1926 年,李祖年 60 岁(虚岁)生日,李宗恩寄了 60 元给他庆寿。李祖年从来不喜欢排场,但这次他用那 60 元作了寿,非常高兴。1927 年夏天,父亲李祖年突然去世,接到电报后,李宗恩急奔苏州,安葬父亲,料理后事。小妹宗蕖回忆李宗恩和二姐李宗京回家奔丧时写道:

> 我虽然只有七岁,大哥和二姐回家奔丧时的情景,仿佛如今还在眼前。二姐哭得几乎昏过去,大哥脸上凝重的悲哀给我印象更深。

葬礼后,李宗恩把父亲的财产分成三份,一份给二弟宗登、一份给两个同父异母的弟弟、一份留给继母和小妹宗蕖。在征得继母同意后,他把只长自己 10 岁的继母和三个年幼的弟妹带回北京同

第二章 在协和工作的前14年（1923–1937）

住，担负起了长兄的责任。何晋对婆婆十分敬重，凡事商量。一大家人和睦相处，其乐融融。

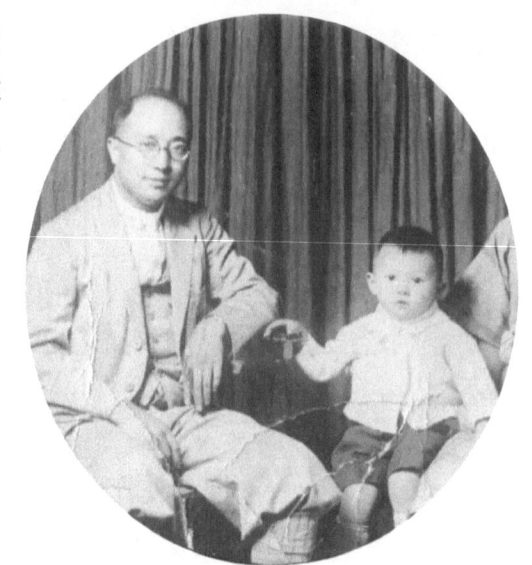

李宗恩与寿复，1927年

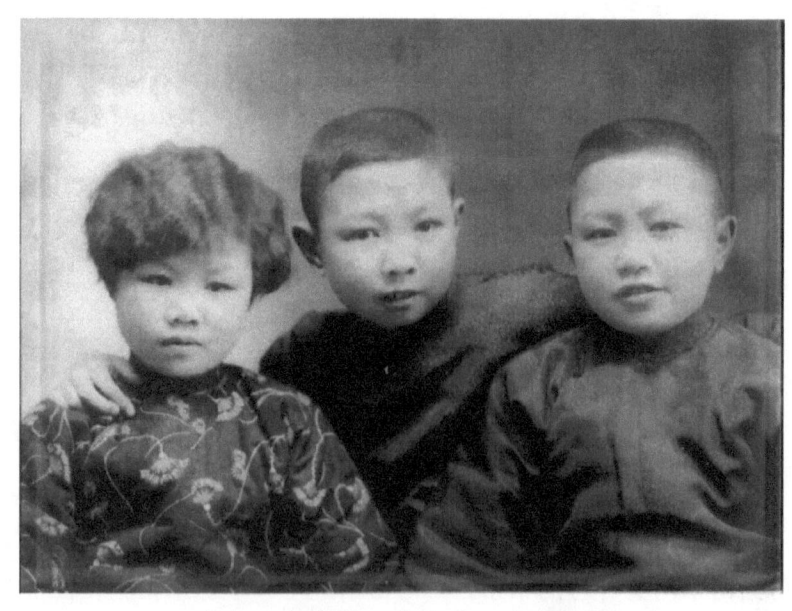

左起：李宗蕖、李宗瀛、李宗津

2.2 在协和医学院潜心学术研究

The Rockefeller Foundation and Peking Union Medical College elevated work in the medical sciences far above anything previously known in East Asia.

在洛氏基金会的资助下,协和医院为东亚医学科学研究水平的空前提高做出了突出的贡献。

—James Reardon-Anderson[41]

一、中国医学研究的发源地

在协和内科,李宗恩的职责是给医学生上课、为病人诊疗以及从事热带病研究。就职前,他也和其他同事一样,在合同上签了字。合同中一项重要的内容是,除在协和工作外,不得私自行医。签署这项合同的目的是确保协和的教员在合同期内,将全部时间和精力都用于医学教育和科学研究。[42]在 20 世纪初的中国,对于一个有良好学历和资历的医生来说,签了字,就意味着放弃私人开业的机会,及可能随之而来的优厚报酬。为了解除职员的后顾之忧,协和付给教职员高于其他医学院的薪酬,[43]同时还为教授们免费提供邻近学校的住所和各种服务设施。李宗恩开始工作时,为便于工作,把家安在离学校步行只需10分钟的东城区煤渣胡同25号。[44]

协和聘用高水平的医生和科学家,专职从事医学教学和研究的做法,在中国是第一例。事实上,从兼职教学的医生,到专职从事教研的医学科学家(Medical Scientists),是欧美医学改革极为重要的一部分,唯如此,才能最大限度上保证他们心无旁骛,把自己的创造力和才华倾注于医学研究的事业。这些专职的医学科学家们,是十九世纪以来现代医学科学得以加速发展的原动力之一。[45]格拉斯哥大学医学院,就是最早聘用专职医学教员的一个例证。[46]他们是一群

第二章 在协和工作的前14年（1923–1937）

不以赚钱为生活目的、善于独立思考、富有创造力、志愿献身于医学研究事业的理想主义者。这样的年轻人，在那时的中国也大有人在。

但是，在协和医学院成立之前，中国在医学科学方面的建树微乎其微。究其原因，一方面，中西医采用的手段和立场大相径庭。传统中医理论和诊疗方法有几千年的发展史，是建立在"天人整体"的哲学观和深厚的中国文化的基础之上的。而西方医学的发展，也是经历了几千年的积累，尤其是随着工业革命和实验技术的不断革新而循序渐进的。相对而言，西医在中国的发展，却是一个只有一百来年的"移植"过程。19世纪，医学传教士和早期的中国留学生们，把西方医学的理论和治疗方法带到中国，"西体中用"，以治病救人为目的。1915年，中华医学会成立，《中华医学杂志》创刊，被视为西医在中国发展的里程碑。但这些组织以交流临床经验、建立关系网为主，并非以对科学知识的探讨为目的。另一方面，民国初期的连年军阀混战，民不聊生，政府对国民健康的投入寥寥无几，而需要大量资金、设备和技术支撑的医学研究，更是一个不可企及的奢望。

协和医学院的建立，洛氏基金会源源不断的资金注入，为在中国开始医学研究创造了条件。协和的实验室配备着当时欧美最先进的实验设备，蒸馏水、自来水、自备的发电厂一应俱全，这些可与世界最佳实验室相媲美的优越条件，吸引了一批世界一流的医学科学家。他们有来自欧美、加拿大的医学精英，也有刚刚学成回国的优秀留学生。生化系的吴宪教授，就是其中最出色的一位。1893年，吴宪出生在福州的一个官宦世家，自幼接受私塾教育，科举废除后，在福建省立高中开始接触西方的科学知识。1910年毕业后，吴宪通过考试成为第一批庚子赔款赴美的留学生。他于 1917 年获麻省理工生物化学学位，两年后获哈佛大学博士学位。1920 年，他受协和生化系之聘回国工作，五年后晋升为系主任。即使是今天，吴宪对生物化学研究的贡献也堪称是世界级的。他在毕业论文研究中建立的 Folin-Wu 血液检测方法，[47] 沿用至今。1923 年，他在协和医学院和范斯莱克医生、麦克林医生一起，阐明了血气交换的化学基础和数学原理。[48] 而吴宪在协和完成的蛋白质变性研究，是他在生物化学领域的独立建树。[49] 这三项研究，每一项都是生物化学领域的重大突破。

协和也有中国特色的研究。人类学家步达生(Davidson Black, 1884-1934)教授从 1919 年开始到协和工作，教授神经生物学和胚胎学，1921 年任解剖系主任。他对周口店"北京人"的研究，[50] 被认为是人类进化史最重大的发现。[51] 另一项重要研究成果，是陈克恢博士对中药麻黄的技术鉴定。陈克恢于 1898 年出生于浙江农村，自幼接受私塾教育，科举考试废除后，开始上公立中学，接触科学知识。1916 年，陈克恢考入留美预备学校清华学堂，两年后毕业，赴美国威斯康星大学学习，1920 年获药理学士学位，1923 年获生物化学和生理学博士学位。此后两年，他受聘在协和药理系任助教。期间，他开始了对中药麻黄的研究，用先进的植物化学的手段，结合动物实验，提取出其有效成分——麻黄素(Ephedrine)。[52] 与同类药物肾上腺素相比，麻黄素有可口服和长效的优点，因此在临床上被用于治疗过敏性疾病和支气管哮喘等疾病。[53]

协和医学院的上述研究成果，使中国在医学科学方面的地位，从无到有，并在某些领域走到了世界领先水平。但协和医学院对当时严重危害中国人民健康的热带病的研究，有着最为现实的意义和

第二章 在协和工作的前14年（1923–1937）

深远的影响。

李宗恩在协和的热带病学研究，是从对丝虫病[54]、血吸虫病[55]、疟疾[56,57]和糙皮病的考察、预防及治疗开始的。二十世纪初期，糙皮病在世界范围内广泛流行。当时的研究结果认为，糙皮病是由低蛋白饮食引起的。李宗恩质疑这一结论，于1925年在《中华医学杂志》发表《中国的糙皮病：其发病机制的新观点》[58]。他认为，笼统的蛋白质缺乏并不一定引起糙皮病，因为中国人的饮食以淀粉和蔬菜为主，肉类蛋白大大低于糙皮病多发的美洲国家，但糙皮病却极为罕见。他提出，中国人食用的大豆蛋白中富含的色氨酸，可能是预防糙皮病的关键。这一大胆的推论被后来的实验结果证实。[59]

和李宗恩一起研究血吸虫病的梅莱尼(Frank L. Meleney, 1889-1963)医生，对他的热带病研究赞赏有加："李医生对在中国发展临床医学，持有广博而独到的见解。"[60]罗伯逊医生在回到芝加哥大学医学院后，在推荐信中也写道："李医生是内科系最有前途的中国医生。他在临床和研究方面能力出众，我肯定，他不但会在自己的专业上有所建树，而且会激励他人。我个人认为，在协和的年轻中国医生中，他是最应该得到鼓励和支持的一个。"[61] 1927年11月，内科主任狄维德(Francis R. Dieuaide, 1892-1977)医生，根据李宗恩在教学和研究方面的出色表现，推荐他晋升为内科讲师(Associate)，[62] 按规定，晋升后的第一年，李宗恩将在中华医学基金会的资助下，到国外进修一年。[63]

二、潜心热带病研究

协和医学院自成立到1941年因珍珠港事件被日军关闭之前，在医学研究的某些领域，一直处于世界前沿水平，这一成就受益于洛氏基金会为年轻教师提供的进修机会和资助。在李宗恩的学术休假计划中，他根据当时中国热带病研究的需要和存在的问题，为自己做了周密的安排。[64] 临行前，李宗恩把继母和三个小弟妹安排在北京的亲戚家借住，又把妻子何晋和寿复送回苏州娘家。一切安顿好以后，他于 1928 年 10 月 3 日，坐船从上海启程。[65]

李宗恩的第一站是马来西亚的吉隆坡医学研究院。19 世纪初，脚气病和疟疾是马来西亚的两大病患，痢疾、天花、霍乱和狂犬病也流行猖獗。在伦敦热带病学院成立的一年之后，万巴德于 1900 年在吉隆坡成立了东南亚的第一所医学研究院，任命伦敦热带病学院的病理学家莱特(Hamilton Wright，1867-1917)医生为首任院长，致力于研究当地的热带病。几年后，他们证实，脚气病是因为食用过度加工的大米，导致维生素缺乏而引起的，[66] 这一项发现大大地改善了东南亚人民的健康。从吉隆坡，李宗恩坐船到印度加尔各答，应院长梅高(Sir John W. D. Megaw, 1868-1958)爵士之邀，在这所 1921 年成立、世界知名的热带病学院，度过了几个星期，交流黑热病的诊治。接着他又坐火车到孟买著名的 Haffkine Institute，学习血吸虫病的动物模型。然后，李宗恩代表协和医学院，出席了在开罗举行的国际热带病卫生学会的百年庆典，[67] 并报告了他几年来对中国血吸虫病的一项研究。[68]

李宗恩在报告中回答了两个问题。一，血吸虫在寒冷的北方难以生存，它们如何在湿冷的南方过冬。1925 年的暑假，他到家乡苏州采集被感染的钉螺，用湿冷的沙子保存，带回协和医学院。到 1926 年 3 月，这样保存的钉螺不但没死，而且还排出了尾蚴。这个发现揭示了血吸虫毛蚴过冬而后发育成母胞蚴的隐秘之处。二，尾蚴进入人体后如何造成伤害。当时普遍认为，虫卵和成虫释放的毒

第二章 在协和工作的前 14 年（1923-1937）

素对人体造成伤害。他认为这些动物实验并没有考虑性别及繁殖等因素。他利用母胞蚴在钉螺体内的无性繁殖，用单性或双性的尾蚴感染仓鼠(hamster)。病理检查发现，血吸虫在人体内的有性繁殖是其成熟的不可或缺的一环，而对人体最大的伤害是虫卵造成的。这些在近百年前得出的结论，成为现代科学定义血吸虫生活史[69]的基础。

在参观过意大利罗马的疟疾研究所、法国巴黎医学院的寄生虫研究所之后，李宗恩于 1929 年 1 月 15 日，到达了德国汉堡的海洋和热带病研究所(Institute for Schiffs-und Tropen-krankheiten)。[70]之后的 4 个月里，他在 Dr. Friedrich Fülleborn (1866-1933) 的实验室学习寄生虫病的研究方法，特别是圆线虫(Strongyloides stercovalis)的感染途径。6 月，李宗恩到英国 Wellcome 田野昆虫研究室，在 Dr. Malcolm E. MacGregor 的实验室里研究蚊子可否被患疟疾的金丝雀感染。经权衡之后，他放弃了去美国的计划，回到德国，在 Martini 教授的实验室里研究蚊子的生长习性，然后去柏林的 Albert Fischer 教授的实验室学习组织培养。[71]这一年，他发表了 6 篇学术论文，其中以第一作者发表的有 4 篇。[72]

1929 年 12 月 16 日，李宗恩结束学术休假，在德国汉堡启程，乘 Ermland 号轮船回国，于 1930 年 1 月 5 日抵沪。[73]一周后，他和妻子、寿复一起，乘"顺天号"轮船，经由天津，转乘火车，于 1930 年 1 月 13 日回到协和。次日，李宗恩到内科开始工作,[74]主持研究危害中国人民健康的五大寄生虫病[75]之一——黑热病。

协和医学院对黑热病的研究，是中外医学科学家携手、应用现代科学的方法研究中国流行病的一个成功范例。黑热病，因病人面呈黑色、发不规律高热而命名。虽然黑热病从 19 世纪就开始在印度流行，但直到 1903 年，才被英国的利氏曼(William B. Leishman，1865-1926)确认为寄生虫病。利氏曼从一个印度病人的血液里分离出一种小体，并在体外培养成功，这就是以他和另一位英国科学家命名的 Leishmania-Donoven 小体(又称黑热病小体)，[76] 也就是一种寄生在人体造血器官的寄生虫。由于黑热病小体破坏造血系统，病人严重贫血、肝脾肿大，若不医治，死亡率高达 95%以上。[77] 仅一年后(1904 年)，Marchand 和 Ledingham 就在一位从青岛回来后病死的德国人的肝脾涂片上，发现了黑热病小体。[78] 之后，黑热病很快蔓延到河北、安徽、江苏、河南和湖北。到 30 年代初，在苏北的大流行区内，[79] 患者不下 30 万，[80] 高达人口的 10%，其中 74.4%为五至三十岁，致使农村生产力骤减，更令人堪忧的是黑热病的上升趋势，有的地方在一年之内，激增三十八倍。[81]

在科学发达的今天，寄生虫疾病已经非常罕见了，但二十世纪初，在卫生条件不良的国家，寄生虫病却是危害人民健康的首要疾患之一。以黑热病为例，治疗并非难事，在三十年代，已有几种药物可以使该病的治愈率达 95%。[82] 但永久地根治黑热病，却经过了几代人的努力，其最大难题是确认黑热病的储蓄宿主和传染途径。中国对黑热病最早的研究，是塞缪尔·科克仁(Samuel Cochrane，1871-1952)医生的调查报告，他总结了各教会医院的数据，认为黑热病的流行区域主要在长江以北。[83] 1921 年，协和内科的杨怀德医生，[84] 在中华医学基金会的资助下，组织调查队赴苏北勘察黑热病的分布情况，[85] 力图摸清其传染途径。[86] 但是，就在他们开始研究从黑热病高发区搜集到的昆虫和小动物时，杨医生不幸去世，使这一研究不得不中断。与此同时，病理系的卡什(James R. Cash)医生和胡正详医生发现黑热病人的皮肤[87]和口腔粘膜上[88]有高浓度的黑热病小体，提示了

第二章 在协和工作的前14年（1923—1937）

接触传染的可能性。但是，黑热病的分布和偶发性并不支持这一假说。[89]

1931年秋，黑热病在江苏清江浦(淮阴)大规模流行，卫生署署长刘瑞恒向协和医学院求援。李宗恩和何博礼(Reinhard J.C. Hoeppli)医生急赴现场，[90]但此次救治刚刚开始，就因救援汉口大水的需要而中断。[91]救灾结束后，李宗恩根据杨医生的调查及地中海地区的一些研究，认为白蛉(Sandflies)有可能是黑热病的传染媒介。此前，他一直和梅莱尼医生搜集各种蚊虫标本。[92,93]他后来证明江苏的丝虫病由一种淡色库蚊(mosquito Culex pipiens)传染，[94]还到燕京大学搜集了17种蚊子，又根据其中两种疟蚊(Anopheles)的分布向校方提出9项灭蚊措施。[95]弟弟李宗瀛回忆道：

> 大哥每年暑假几乎都要去江南考察热带病疫情，进行防治和研究。水乡痢疾、丝虫病、黑热病猖獗，大哥整天都在这些又湿又热的地方钻芦苇塘。白天穿着厚帆布的衬衣和马裤，带着有纱罩的铜盆帽，在密不透风的苇丛中采集蚊子标本；晚上，不浸在澡盆里，根本难以入睡。路过我们在苏州的外婆家稍事休息的一天半宿，他也不忘采集标本，外婆家的园子和暗巷、几十只接"天落水"的大缸，都成了他捉蚊虫的地方。……有时候他还责备自己"离乡土太远了，吃不了苦，影响了研究工作的深入。"[96]

功夫不负有心人，他和祝海如于1931年在南京中山门外紫霞洞发现了白蛉。1934年，姚永政、吴徵鉴和孙志戌也在清江浦，特别是在病人家中发现了白蛉。[97]但白蛉是否可以传染黑热病呢？李宗恩用人工喂蚊的装置，[98]证实白蛉可以通过叮咬或人的拍打感染致病。那么，如果白蛉是黑热病的传染途径，白蛉的繁殖季节，是不是和黑热病的流行相对应呢？李宗恩和他的学生一起，统计了在协和住院的、未满一周岁的黑热病患儿的发病时间（因为他们只有一个被感染的季节），结果都在 5-9 月白蛉的繁殖季节，[99] 而且黑热病小体可在白蛉的体内成熟并繁殖，[100] 证实了白蛉是黑热病的传染媒介。

在确认传染途径的同时，李宗恩也在研究黑热病的症状[101]和治疗药物[102]，特别是黑热病的其他储蓄宿主。1937 年 2 月的一天，李宗恩到老友经历斌医生家做客，注意到老友不满六岁的小儿子经贞璠精神萎靡、浑身发热，就建议经历斌带他到协和门诊检查，果不其然，经贞璠患了黑热病。[103] 黑热病多发在卫生条件差的农村，怎么会发生在医生家的深宅大院里呢？李宗恩检查了经家的所有人员和居住环境，又把家里的三只猫和两条狗带回协和实验室做肝穿刺，最后发现一条十个月的小狗也患了黑热病，[104] 这就是在中国发现的第二例患黑热病的狗。李宗恩和他的学生们在此后的两年里，检查了北京的 587 条狗，证实其中有 8 条狗患黑热病。[105] 这一发现提示，狗很可能也是黑热病的储蓄宿主。

这样，中国黑热病的传染脉络已经初步明晰，人和狗都可以是储蓄宿主，中华白蛉为传染媒介。这一研究，就是黑热病在五十年代在中国被根除的科学依据。

三、培养第一代本土医学科学家

协和医学院成立之后，第一批早期归来的优秀留学生，在这里与世界一流的学者并肩工作，成为中国第一代医学科学家。此后，他们又培养了一批批年轻的学生，在协和的实验室里，用当时世界先进的医学科学技术，研究危害中国人民健康的病患，成为中国第一代本土医学科学家。

1937 年，李宗恩因为参加抗战，没有能够把黑热病最后阶段的

第二章 在协和工作的前 14 年（1923–1937）

研究完成。完成这一项研究的，是他最优秀的学生之一、热带病学家钟惠澜。钟惠澜，1901年出生于葡属东帝汶的叻利岛，6岁丧父，家贫如洗，13岁才开始上学，16岁回到家乡广东梅县。1921年，因学业优良，钟惠澜被梅县广益中学免费保送到上海沪江大学理学院学习。次年，他考入北平协和医学院，[106] 不久，在李宗恩的指导下，参加了热带病的研究。1927年，还是学生的钟惠澜，利用暑期到广东汕头调查疟疾、血丝虫病、橡皮病及传染这些寄生虫病的蚊子。[107] 1929年毕业后，他经过4年的内科住院医训练，选择热带病为自己的研究方向。1934年，他在学术休假中，到伦敦热带病学院、德国汉堡的热带病学院及欧美其他国家进修，学习热带病学的最新研究技术，于1936年回到协和内科工作。之后，钟惠澜在国内外医学杂志社发表多篇文章，其中和李宗恩同为作者的有4篇，[108] 并先后晋升为副教授、襄教授。李宗恩1937年离开协和参加抗战，钟惠澜开始主持黑热病的研究。

钟惠澜对黑热病研究的最大贡献是为狗可以把黑热病传染给人提供了最关键的科学依据。他将犬黑热病小体，皮下注射给自愿接受感染的夫人李懿征博士，5个多月后，李懿征出现典型黑热病症状。钟惠澜从她的骨髓里分离出了黑热病小体，证实其与犬黑热病小体完全一致。[109] 这一结论，是钟惠澜和冯兰洲[110]一起得出的。[111] 他们还发现，白蛉叮咬狗以后对人的感染率，比叮咬人以后的感染率要高得多。因此，狗是黑热病的主要储蓄宿主。钟惠澜和冯兰洲还用自然感染的方法，揭示了中华白蛉传播黑热病小体的奥秘。中华白蛉在吸食黑热病狗的血液之后，黑热病小体可钻出在胃里形成的食物外膜，向咽部移动并繁殖，中华白蛉再度吸血时，便会将其注入寄生主体内。相比之下，蒙古白蛉的食物外膜不破裂，所以最后将包裹着的黑热病小体一起排出体外。和他们一起从事黑热病研究的，还有后来任儿童医院院长的诸福棠(1927)[112]、协和公共卫生襄教授袁贻谨(1927)、外科付教授杨静波(1931)和后来任浙江医学院院长的王季午(1934)等。到1940年为止，黑热病在中国的传播途径已经明确，狗—白蛉—人。1950年以后，中国政府依据这一科学结论，有组织地在黑热病的流行省份，扑灭白蛉、捕杀病犬。1958年，黑热病在中国基本绝迹。[113]

除黑热病外，协和的师生们，对二十世纪上半叶危害中国人民健康的很多疾病，都做出了开拓性的研究。新生儿和产妇脐带伤口的破伤风感染，是母婴死亡率居高不下[114]的主要原因。协和微生物科、公共卫生科及妇产科携手，研究出破伤风类毒素，免疫孕妇，使其产生抗毒素，抗体通过胎盘达到胎儿，使胎儿在出生后具有免疫力。1930年代，斑疹伤寒在全世界肆虐，微生物系的谢少文襄教授和林宗扬系主任等，研究斑疹伤寒的早期诊断方法，并制备了几千份疫苗，除接种本院可能遭到虱子叮咬的医务人员，还接种了育婴堂的一千余名儿童，终止了那里斑疹伤寒的流行。[115]沙眼曾是中国人失明的主要原因，在中国沙眼发病率55%，致盲率5%，边远农村患病率达80-90%，所谓十眼九沙。汤飞凡教授于1922年至1925年在协和微生物科任助教，抗战时任中央防疫处处长，于50年代在世界上第一次成功地分离、培养了沙眼病原体。[116]

当时协和内科的普通病房里，最常见的，并不是传染病，而是营养不良。这是当时中国无所不在的饥饿、贫穷和愚昧的缩影，也是中国人被称为"东亚病夫"的根源。协和的营养学研究表明，与西方饮食比较，中国老百姓每天的卡路里摄入偏低，不敷繁重的体力劳动之需。[117]可是，只补充热量，并不能达到增强国民体质的效果。

第二章 在协和工作的前14年（1923-1937）

一般认为，中国人饮食中缺少钙含量丰富的奶制品，因缺钙而带来的骨质疏松是造成国人体质弱的主要原因。可是，西化饮食对当时积贫积弱、有四亿人口的中国来说，无异痴人说梦。那么，补充钙就能改变这一状况吗？内科的刘士豪(1925)和朱宪彝(1930)专门研究骨软化的钙磷代谢，他们比较了饮食中钙的摄入量和尿中钙的排出量，发现单纯补钙，仍然会导致钙的负平衡。[118]在研究了中西方的饮食和生活习惯之后，结合钙磷代谢的机制，他们认为造成中国人缺钙的主要原因，是缺乏钙吸收所需要的维生素 D。在西方饮食中的奶制品和鸡蛋含有丰富的维生素 D，再加上皮肤经日照后产生的维生素 D，足以保证身体对吸收钙的需求。而中国的大众饮食以淀粉和蔬菜为主，农民尚可在田野里通过日照获取维生素 D，但生活在城市里的人，户外活动有限，维生素 D 普遍缺乏。最悲惨的是孕妇和哺乳期妇女，她们需要把自己体内的钙储存给予胎儿或吃奶的孩子，所以内科病房常见骨软化的妇女和佝偻病的幼儿。他们得出结论，骨软化的主要原因是维生素 D 缺乏，而婴儿的佝偻病可通过母乳中的维生素 D 来治疗。[119]

从以上几项协和的早期研究中不难看到，从聘请世界一流的医学科学家，到第一批中国教授、系主任的任命，至协和毕业生开始在国内外杂志发表自己的研究成果，西方医学已经开始在中国生根、发芽、开花并结果。

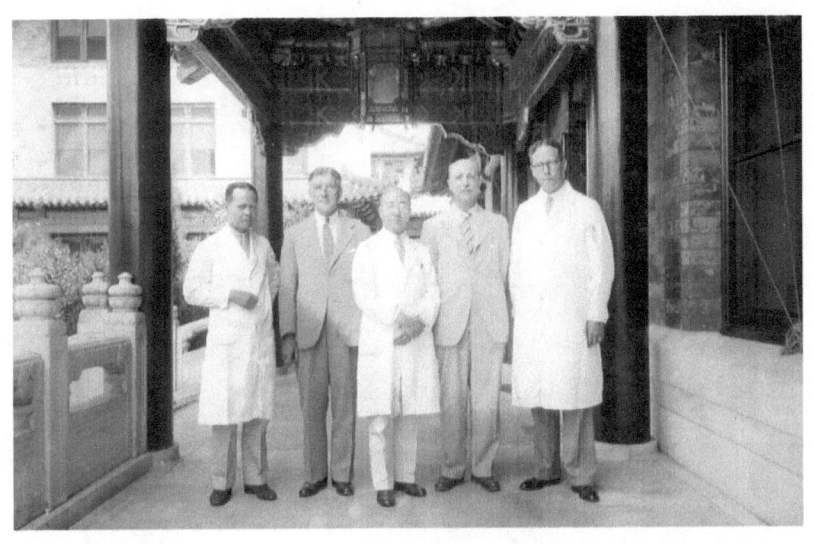

协和内科教授,中间为李宗恩,~1935年

2.3 走出协和象牙塔

卫生行政之良否，不惟关系国民体质之强弱，抑且关系到民族之盛衰。[120]

《国民政府令》1928年10月30日

一、汉口大水

在中国的近代史上，1931年是蒋介石成立民国政府后的第一个大灾大难之年。9月18日，日本关东军借口"中村事件"[121]，炮击北大营，侵占沈阳，"九·一八事件"爆发。而此时，年轻的民国政府正在忙于应付长江大水灾——20世纪全世界最惨重的自然灾害。[122]

1930年冬，中国多省份在久旱之后连降大雪。春季雪融后，长江流域多雨，江湖河水盈满。8月，金沙江、岷口和嘉陵江均发生大洪水，汇集后东下川江，又和中下游洪水相遇，一泻900英里，多处沿江堤防溃决，大小城市、乡村、尚未收获的庄稼，无一幸免，受灾面积达3.4万平方英里，[123] 淹死14.5万人。[124] 受灾的农业人口相当于全美国的农业人口，每户农民损失了一年半的收入，[125] 全国损失两亿银元。[126]

这次受灾最重的，是当时中国的第二大都会——武汉。武汉三镇地势低洼，青海、四川、山西、豫西南等地的水道均汇聚于此，而后东行入海。首当其冲的汉口，市区西南临襄河(又名汉江)、东南滨长江、北枕后湖，形成了一个地理学上的"三角洲"，历来频受水害之苦，1954年以前的311年之中，有99个溃口年。[127] 从1931年7月23日至9月23日，整个汉口、半个武昌、部分汉阳，浸泡在数尺至丈余的污水之中，一片泽国。[128] 8月22日，江水记录53尺4寸，[129] 超过以往最高的同治9年3尺，汉口各处水深10到15尺不等。[130] 8

月 23 日至 27 日，天气炎热，交通瘫痪，电灯不明，店铺关张，食品奇缺。各处房屋因已被浸泡月余，时有坍塌，数百市民不肯离开，亦不忍饥，皆自杀，一时间死尸浮街。[131]

水灾之后，必有大疫。一潭死水在烈日高温下暴晒数十天，各种病菌迅速繁殖。

> 白昼阳光张焰，积水便溺狼藉，恶气袭人，不胜掩鼻，夜间蚱蜢蚁蚋，汇集市中，争食人肉！遂至疾痢流行，病者什九……[132]

> 疾病统计，以痢疾为最多，霍乱次之，疟疾及急性肠炎又次之[133]。

> 疫症发生后又少急救医药，医院病床少，医疗技术落后，对迅速传染如火燎原的疫症痢疾，束手无策。致死亡枕藉，哭声满城！[134]

长江大水灾的恶讯震惊了全国各行各界。9 月 4 日，协和医学院的全院代表会议决定，号召全院职工捐出每人 1-3 天的工资赈灾。3 日内，1185 位职工捐款，共计 7,549.41 银元。[135]随后，捐款数目继续增加，基督教学生会又开始收集旧衣物，送往灾区。[136] 9 月 17 日，在江苏清江浦调查黑热病的李宗恩和何博礼医生，收到协和医院代理院长顾临发来的加急电报，要他们在第一时间赶到南京，担任卫生署医学顾问，组织汉口大水后的防疫工作。[137]李宗恩交代了黑热病研究的各项事宜后，已无时间回京看望临产的妻子，便于 9 月 20 日匆匆启程，坐快车奔赴南京。[138]二人一到卫生署，就立即开始组织大水后的防疫工作。到九月底为止，在武汉三镇组建的 43 个难民营收留了 88,189 位难民，但医务人员紧缺，只有医生 46 人，护士 90 人。[139] 10 月 1 日，在南京卫生署夜以继日的忙碌中，李宗恩收到协和医学院发来的电报，"男孩今天早晨出生"（二子，李寿晋）。[140]

第二章 在协和工作的前14年（1923-1937）

十月初，民国政府号召所有国立医学院校参与灾后的防疫工作，协和代理院长顾临赶到南京了解情况，与赈灾委员会商议，决定派遣协和医疗队赶赴灾区。[141] 第一批协和医护人员于 10 月底到达武汉，由关颂韬、董城琅两位教师带队，队员张纪正、裘祖源、李洪迥等 10 人，被分配到洪山一带工作。11 月 26 日，李宗恩在结束了卫生署的工作之后，带领第二批医护人员到达武汉，同行的还有教师张孝骞、陈国桢、周寿恺、瞿乘方、方先之及实习医生、医学生等共 41 人。[142] 此时，从全国到武汉救灾防疫的医生已达到 130 人，护士及护理员 170 人，加上卫生工作人员共 2000 人。[143]

天气炎热，近 9 万难民拥挤在帐篷里月余，靠政府周济维生，卫生条件恶劣，防疫工作异常艰难。张孝骞医生工作的位于汉口武圣庙由英国教会办的普爱医院，地滨汉水，居民稠密，霍乱流行甚烈，发病率和死亡率居高不下，而医院的床位和设备远不能满足需要，多数病人卧地如床。当时霍乱治疗主要靠大量输液，但因需用过急，没有条件经静脉高渗输液，部分盐水装瓶后未经消毒就送到病房做皮下等渗输液，结果造成一些病人患皮下巨大脓肿。[144]

李宗恩带领协和的其他医疗人员，在武昌千家街教堂内设置了临时医院。千家街，与中山路并行，和首义路仅一街之隔。清末洋务运动领袖张之洞，为便于粤汉铁路武昌车站的交通，下令破开武昌城墙，另开新城门——通湘门，并在其附近另辟街市，计划安置人家千户，是为千家街。临时医院此时已有 75 张病床，[145] 约 200 个"住院"病人，主要由协和医疗队管理。医疗队还负责到几个难民营巡回医疗，如有 2000 个难民的府台衙门难民营。李宗恩需面对的是，恶劣的卫生条件、有限的医药资源、渐冷的天气、源源不断急需治疗的病人和习惯于协和医院优越条件的医护人员。大家住在四面透风的茅棚里,生活条件十分简陋,只有在两周轮到的下午几小时休息时,才能跑到汉口洗个澡。尽管已经入冬,霍乱和痢疾发病率仍然很高,难民营又开始流行麻疹,最多时一天内在一处发现 31 例,而且麻疹后支气管肺炎的死亡率高于正常。

这是李宗恩第一次独立负责一所"医院"的组织管理工作,也是他第一次表现出处乱不惊、沉稳坚毅的性格,及出色的组织能力。[146] 当时还是实习医生的严镜清[147]回忆说:李宗恩"处事不苟,坚持高质量、高标准,深得在他手下工作的青年医师和学生的钦佩、赞扬。……在他的领导下,这所临时医院建立了正规制度,有住院医师,主任医师,层层负责。"

协和周刊写到,"临时医院在李宗恩医生的管理下,成了一个'小协和'。"[148]

二、大水灾后的反思

1932 年 1 月 9 日,李宗恩和最后一批协和医疗队员坐火车回到北平。[149] 从简陋的临时难民医院回到整洁有序、设备精良的协和医院,其对比之强烈,使他陷入了久久的沉思。

面对这一中国有史记载以来最惨重的自然灾害,[150] 刚成立不久的民国政府倾尽国力赈灾。8 月 14 日,行政院成立全国救济水灾委员会,任命财政部长宋子文为会长,直接管控"紧急救援、恢复、修建防洪设施,享有动用全国所有人力资源的绝对权力"[151]。10 月,宋子文邀请在印度和希腊组织救灾中享有国际声誉的辛普森爵士(Sir John Hope Simpson, 1868-1961),来中国主持救灾工作,又聘请了以清廉著称的慈善家朱庆澜将军任赈济委员会委员长。他们竭尽全力救人、筹粮、修堤,在入冬之前用公债从美国购小麦和面粉 45 万吨,

第二章 在协和工作的前 14 年（1923-1937）

其中 5 万吨小麦预留为下一年的种子。而修堤工程之宏伟也堪称民国之冠。80 万民工由 44 位工程师组成 25 人一组，[152] 在 1932 年 5 月江水上涨之前，仅用了不到 8 个月的时间，修堤 2500 公里。如果把他们挖的土（4 亿五千立方尺）修成六尺高六尺宽的堤坝，其长度足够沿赤道绕地球一周！虽然赈灾工作中也有疏漏之处，贪污和渎职时有发生，但政府直接参与赈灾，水利工程师和灾民在泥水里并肩修堤筑坝，而且灾民的劳动得到了物质报酬，这在中国历史上还是第一次！[153]

政府直接参与大水灾后的防疫工作，也是中华民国成立 20 年来的第一次。

1911 年初冬，东三省爆发鼠疫，6 万余人丧生，全国经济损失高达 1 亿美元。[154] 清政府任命剑桥大学毕业、陆军军医学堂帮办伍连德博士为钦差大臣，赶赴哈尔滨防疫。伍连德只用了 6 天时间，就在尸检标本切片中确认鼠疫病毒，而且根据空气传染的证据，首次提出肺鼠疫的论断，并及时隔离病人、焚烧病尸，在人类历史上第一次用科学的手段，在四个月内遏制了大流行病的蔓延。[155] 1911 年 4 月，万国鼠疫研究会议在奉天召开，东北防疫总处成立。民初，中华医学会于 1915 年在北京诞生，其提交政府的决议之一为在中国"成立公共卫生机构"[156]。1926 年，以伍连德和刘瑞恒[157]为首的"公共卫生促进会"(Association for the Advancement of Public Health)向中英庚款委员会提交计划，提议用 6 年时间建立一个国家公共卫生服务系统，并指出，"健康是一个国家的主要财富之一"，"公共卫生是中国摆脱落后，走向现代化的必经之路"。在这一背景下，民国卫生部于 1928 年成立。

1928 年，民国政府任命协和医院院长(Superintendent)刘瑞恒医生为卫生部常务次长。1929 年，民国政府开始了对全国医学院的本土化管理，要求私立或教会医学院院长必须由中国人担任，协和医学院聘任刘瑞恒兼任协和医学院名誉院长，日常工作由美方副院长顾临负责。[158] 1930 年 4 月，刘瑞恒医生成为第二任卫生部部长，[159] 并身兼数要职，肩负起创建民国公共卫生事业的重任。刘医生以他哈佛大学医学博士、国医会会长(1928-1930)和协和医学院名誉院长的背景，邀集了一批当时的医学精英组建民国卫生部，如中国防疫医学创始人伍连德、湘雅医学院院长颜福庆、协和医学院生理系主任林可胜、公共卫生系主任兰安生(John B. Grant, 1890-1962)和预防医学专家金宝善等。他们的目标是，在中国建立一个以预防为主的公共医疗制度，又称公医制度。[160] 这是中国第一代医学精英的共识，是他们将医学科学应用于中国的国情，以提高国民健康水平为宗旨，用他们的学识，身体力行，为中国卫生事业设立的长远规划。民国卫生部一成立即发布训令："卫生行政之良否，不惟关系国民体质之强弱，抑且关系到民族之盛衰。"[161] 意为，民国政府视提高人民健康水平为己任，亦为提高国家生产力、民族复兴之大计。

  1931 年的长江大水灾和灾后的疫情，是民国卫生部面临的第一个严峻考验。卫生署[162]动员了所有国立及私立医院、医学院校参加防疫。为了预防和控制霍乱和痢疾的流行，中央防疫处长金宝善率领医疗队奔赴灾情最严重的汉口主持防疫工作，在霍乱病例猛增时遏制了其流行。[163] 自 1931 年 9 月至次年 9 月，他们为 200 多万人次注射了霍乱、伤寒、天花和脑膜炎疫苗，34 万多病人在医疗队和难民医院接受治疗。另外，工程人员为了改善难民营的生活条件，修建临时厕所，消毒饮用水，组织难民清理垃圾。60 名经过短期培训的警官学校学生按期视察难民营，一旦发现病人，立即隔离送往临时

第二章 在协和工作的前14年（1923-1937）

医院治疗。水退之前，掩埋尸体成为一大难题，而露天停放将会成为传染源，为此，一只特别的队伍组织起来，共掩埋13693具尸体。10月入秋，水退天凉，难民开始返乡，政府向他们发放粮食和冬衣，同行的还有17个巡回医疗队。[164]

李宗恩全程参加了大水后的防疫，从9月在卫生署和刘瑞恒、金宝善一起策划防疫开始，到11月带领协和医疗队在难民医院工作，亲力亲为。反思整个过程，他觉得虽然有很多不足之处，但作为中国第一次政府直接参与的灾后防疫，医务人员的努力和尽责可嘉。1911年伍连德博士仅带着自己的一个学生赴哈尔滨抗鼠疫，在过去的20年里，医学科学在中国的进步显而易见。令人欣慰的是，大灾之后，没有流行大疫。但不可否认，死于疾病的灾民超过被淹死的人数。毕竟，以130位医生的薄力，要保证难民营里近九万男女老少及几千万灾民的健康，真是杯水车薪！

事实上，卫生署在水灾后防疫工作的成绩在其时代背景下，已经很不容易了。民国平民教育家晏阳初(James Yan)先生曾说，中国民众有"贫、弱、愚、私"的四大弱点。[165] 20世纪30年代，中国的文盲接近95%，占人口85%的农民食不果腹、朝不保夕，4亿人口中每年有2000万重病患者，其中600万因没有预防措施或没有得到有效治疗而死亡。[166] 国民身体虚弱之现状，使中国人被唤作"东亚病夫"。晏阳初还认为，只有教育才能改变这一状况，[167] 即"以卫生教育扶弱"。可是，民国政府虽然已经把国民健康正式提到议事日程上来，但其财政支出大部分用于军费(44%)和偿还债务(35%)，在卫生事业的投资还不到1%。[168] 如何在这一贫瘠的基础上实现公医制度？谁去实现？用什么来实现？这些都是民国卫生署面临的问题，也是李宗恩思考的问题。

三、西医教育本土化的尝试

那么协和医学院的精英教育模式是否可以培养出中国急需的专业人才，解决中国民众的卫生教育和医疗保健问题呢？此时，李宗恩已经在协和工作了近10年，晋升为助理教授(Assistant Professor),[169]对学校的教学、研究和医疗有了全面的了解。

20世纪初，微生物学、细菌学和免疫学的迅速发展已经揭开了传染病发生及在人群中流行的奥密。改善生存环境，增强民众的卫生意识，是预防传染病发生和流行的关键，也是欧美公共卫生运动的理论基础。但是又经过了几代人的努力，才将这一理念付诸于社会实践。从欧美的医学院校里，走出一批批经过公共卫生专业训练的医生和技术人员。他们就职于政府部门和社区中心，改善各种公共设施，向全社会宣传卫生与健康和疾病的关系，统计各种相关信息，观测疾病的各种发生迹象，一旦传染病出现，及时采取措施阻止其流行。在经历了一场公共卫生的革命之后，欧美各国传染病的发生和流行得到了基本的控制。

这也是洛氏基金会和协和医学院的策划人的初衷。协和医学院采用世界最先进的霍普金斯模式，聘用世界一流的医学科学专家，用英语将医学知识传授给经过精心选拔、具有本科学历的少量优秀学生。他们在学习医学基础课的同时，还在导师的指导下直接参与医学研究，在毕业后再经过严格的住院医师训练，从医疗实践中掌握临床医学知识及诊断和治疗疾病的能力。为了让学生心无旁骛，学校不但提供食宿，还为他们料理所有的生活必需，洗衣、杂务、擦皮鞋，想到、想不到的，学校都做到了。学生在完成繁重的课业之后，可以参加校内的各种文体和学生社团活动。这样奢侈的象牙塔式精英教育，全靠洛氏基金会在财力上的支持。

第二章 在协和工作的前14年（1923–1937）

无疑，协和的医学教育是世界一流的。在珍珠港事件爆发之前的近20年中，协和共培养了313名毕学生，其中大多数成为中国本土医学教育和研究的栋梁。[170] 但在资源极其有限的情况下，中国当时其他任何一所医学院校，都不可能复制协和的教育模式。而且，8年的学制、英语教学、高级专业训练，这样培养出来的医生，不但数目上远远不能满足中国4亿民众之需，而且在广袤而贫瘠的农村，他们不是学非所用，就是英雄无用武之地。另外，习惯于英语教学和日常对话，也使他们难以与农民交流。李宗恩和很多人都意识到这一点，他们觉得，与其听之任之，不如发挥一己之力，做一些力所能及之事。1932年9月，协和医学院成立了中文教育委员会，吴宪任主席，李宗恩和林可胜受邀参加，商议如何将中文融入教学。[171] 1933年，日军不断进犯华北，生理系主任林可胜将医学生组成军医训练团，邀请李宗恩担任顾问。[172] 李宗恩还参与了《医学史纲》（作者李涛）的编辑工作，[173] 校对顾谦吉翻译、胡适作序的《人与医学》，为医学知识的普及做努力。1935年3月，协和代理院长顾临请李宗恩代表自己到南京参加医学教育委员会召开的会议。[174] 几年后，李宗恩被任命为教育部医学教育委员会委员。[175]

除李宗恩之外，走出协和象牙塔的大有人在。与社会的互动，使他们开始相信，改善4亿中国人民的健康，提高国家生产力，以预防为主的公医制度更为适合中国的国情。1926年，陈志潜和几位协和同学在他们创办的《丙寅周刊》上，对公医制度作了诠释：政府为社会的每个成员提供预防和治疗疾病的服务，不论贫富，不分城乡。那么如何在贫困落后的中国实现公医制度的理想呢？协和的公共卫生系主任兰安生提出了答卷。兰安生，1890年出生在浙江的一个医生传教士家庭，密西根大学医学院毕业后进入霍普金斯大学公共卫生学院学习，1921 年由洛氏基金会派往协和医学院工作，于 1925 年创办协和公共卫生系。兰安生在协和工作的 14 年中，形成了他以社区为中心的公共卫生理论，并将其付诸于中国的社会实践，因此被世界医学界誉为"公共卫生之父"。1925 年，他与京师警察厅合作，在北京东城区创建了第一卫生事务所，这是一个集医疗、教学和科研为一体的社区中心，协和的实习学生成为其骨干。之后，他又接受了卫生署的要求，将注意力转向占中国人口 85%的农村。[176] 兰安生认为，中国公共卫生事业的出路，不在于大量的资金投入，而在于建立一个以社区为中心的保健系统，并且这一系统必须适用于农民的经济状况。只有改变农民贫穷落后的生存环境，降低高出生率高死亡率，控制传染病的发生和流行，才可能在中国真正实现公医制度。他认为，实现这一设想的关键，在于培养公共卫生的领军人物。

陈志潜就是这样的一位领军人物。陈志潜于 1903 年出生于四川华阳(今成都市双流县)的书香门第，从小目睹多位亲人包括生母相继患病辞世，立志学医。他自学英语，于 1921 年考入协和医学院。学习期间，他受到兰安生的影响，选择了公共卫生专业，毕业后和新婚妻子王文瑾一起，到南京郊区小庄陶行知先生创办的小庄师范学校，担任乡村实验区主任，在余儿岗开设"夫妻卫生所"，为农民防病治病。1930 年小庄师范学校被解散后，他经兰安生推荐，去哈佛大学、麻省理工学院和德国德累斯顿市健康教育中心进修公共卫生，获硕士学位。1932 年回国后，陈志潜接受了晏阳初的邀请，到河北定县平民教育促进会农村建设实验区任卫生教育部主任。[177]

彼时，定县有 40 万人口，6 个区，472 个村庄，每户农民年均收入 50 元，每人年均医药费 3 毛钱。除县城里两位没有受过正规医

第二章 在协和工作的前 14 年（1923-1937）

学训练的医生外，一半的村子靠中医看病。据陈志潜统计，定县当时的死亡率为 3.21%，他分析了 2032 例死亡的原因，传染病患者占半数以上，其中 37% 可预防不发病，另有 32% 如早治可痊愈。[178] 新生儿死亡率高达 19.9%，主要因为当地习俗用泥巴止脐带流血，导致新生儿破伤风所致。经过深思熟虑，陈志潜在两个区 13 个村庄建立了自下而上的三级保健网，在小学教师中培训村保健员，宣传预防疾病的知识，种痘，消毒井水，统计出生、死亡情况，给每人配备保健箱，里面有治疗沙眼、头癣等药物。这就是中国最早的"赤脚医生"。区保健所的医生主持门诊，兼管全区的疾病预防和辅导村保健员。县保健院设有 50 张床位，收治危重病人，统筹全县的预防工作。至 1935 年，保健网已经发展到 6 个区，有 220 名村保健员，各种疾病大大减少。在 1934 年华北发生霍乱特大流行时，定县仅发生了几例。最难得的是，保健网的费用为人均每年 1 毛钱！

定县农村保健网引起了国际上的关注。国际联盟卫生处处长斯坦帕(Ludwik Rajchman, 1881-1965)医生、洛氏基金会国际卫生部长鲍谦熙(Berrislav Borcic)医生和著名记者斯诺夫妇等前来做实地考察。1935 年底，民国卫生署决定在全国推广定县模式。1937 年，全国共有 7 个省 152 个县设立了卫生院或县医院,[179] 而且有了自己的医药卫生研究机构——中央卫生设施实验处和海关检疫处。在中国实现公医制度，已经成为医界多数人的共识。

但是，公共卫生保健网在全中国的实现，还要等近 30 年。抗日战争的爆发，打乱了一切。

[1] 《我和协和医学院》,《人民日报》1952年1月9日第三版。
[2] The Rockefeller Foundation: Grants to CMB, Inc. and to PUMC, Dec. 31, 1952. RAC, CMB Inc. 1950–1955, Box 3, Folder 27.
[3] Daniel Yergin,*The Prize – The epic quest for oil, money & Power*.
[4] Schneider WH, *Nature*. Vol 497, 311–2.
[5] Carl Crow, *Foreign Devils in the Flowery Kingdom*, pp41–2.
[6] *Addresses & Papers, Dedication Ceremonies and Medical Conference, PUMC*, pp81.
[7] *Medicine in China*, by Rockefeller Foundation. China Medical Commission, 1914.
[8] 华北教育联合会（the North China Education Union），由伦敦教会、美国长老会、美国海外传教部总会组成。
[9] 王吉民、伍连德《中国医史》，546–551页。
[10] *Addresses & Papers, Dedication Ceremonies and Medical Conference, PUMC*.
[11] *Addresses & Papers, Dedication Ceremonies and Medical Conference, PUMC*, pp65.
[12] Jonathan D. Spence, *The Memory Palace of Matteo Ricci*, New York, 1984.
[13] Du Halde, *A Description of the Empire of China*, etc., London, 1741.
[14] 王吉民、伍连德：《中国医史》277–283页。
[15] 同上，309–310页。
[16] Colledge: *Employing Medical Practitioners as Missionaries to China*, p386.
[17] Chinese Recorder, Vol. XIX, p.231; Cadbury and Jones, *At the Point of a Lancet: One Hundred Years of the Canton Hospital*, p.29.
[18] 最初名为 Canton Ophthalmic Hospital.
[19] Frist and second Reports of the Med. Miss. Soc. In China, Macao, 1841.
[20] 王吉民、伍连德：《中国医史》317页。
[21] *Addresses & Papers, Dedication Ceremonies and Medical Conference, PUMC*, pp75
[22] 同上, pp63–4.
[23] Abraham Flexner, *Medical Education in the United States and Canada*.
[24] Hudson RP, *Bull Hist Med*, 46 (Nov. – Dec., 1972).
[25] 约翰·霍普金斯，巴尔的摩的一位富商，去世后将遗产七百万美金捐出，旨意成立一所综合研究生院和附属医院的医学院。霍普金斯大学于1876年成立，霍普金斯医院于1889年成立，霍普金斯医学院于1893年成立。
[26] Kenneth M. Ludmerer, *Learning to Heal – The Development of American Medical Education*.
[27] Van Slyke DB; Wu H & McLean FC, *JBC*, 56(3):765–849, July 1923.
[28] John Z. Bowers，*Western Medicine in a Chinese Palace*, pp125.
[29] George W. Corner, *A History of the Rockefeller Institute*, 1901–1953, p. 143–4.
[30] Department of Medicine , *The Unison*, Volume I, 1924 , p43.
[31] 同上

第二章 在协和工作的前14年（1923–1937）

[32] Houghton to Lee, September 4, 1923, PUMC Archive.
[33] Robertson to Lee, April 22, 1924, RAC, CMB Inc. Box 89, Folder 635.
[34] Note from A.M. Dunlap, Dec. 8, 1925, PUMC Archive.
[35] Robertson recommendation letter, March 3, 1926, RAC, CMB Inc. Box 89, Folder 635.
[36] Lee CU, *Tran Roy Sco Trop Med. Hyg*, 20:279–287.
[37] Mary Brown Bullock, *An American Transplant*, p88–93 & Table I.
[38] 林可胜(生理系主任)；吴宪(生化系主任)；刘瑞华(放射科主任)；林宗扬(微生物系主任)。
[39] Edsall, *Memorandum on PUMC*, p.5. RAC
[40] 李宗蕖 1998 年记述：当时，李祖年要负责几个外出留学的弟弟、其家眷和孩子，两个孀居的弟媳(四、八房)，还有自己的小儿女。
[41] James Reardon-Anderson, *The Study of Change*, pp132.
[42] Peiping Union Medical College, Conditions governing professional appointments, CMB Inc. records (FA065) Box 147, folder 1072
[43] Mary Brown Bullock, *An American Transplant*, pp87.
[44] Staff Record, PUMC Archive.
[45] Kenneth M. Ludmerer, *Learning to Heal*, Chapter 11.
[46] Hull A, *Bull Hist Med*, 81(3), Fall 2007.
[47] Folin O and Wu H, *JBC,* 38:81–110. 1919.
[48] Van Slyke DD, Wu H, McLean FC, *JBC*. 56:765–849. 1923.
[49] Wu H, *AJP.* 90(562):562–3, 1929; *Chin J Physiol*, 5:321–44. 1931
[50] Black D, *Bull Geol Soc China,* **11** (4): 365. 1932
[51] Roy Chapman *Andrews, Meet your Ancestors*. pp114–5.
[52] Chen KK, Schmidt CF, *JPET.* 24:339–57. 1924
[53] Chen KK, Schmidt CF, *JAMA.* 87:836–41. 1926
[54] Lee CU, *Trans Roy Soc Trop Med and Hyg*, 20: 279–287, 1926.
[55] Lee CU, *China Med Jour*, 39: 321–331, 1925.
[56] Lee CU, and Meleney, H.E. *China Med Jour* 41:989–993, 1927.
[57] Lee CU, *Natl Med Jour China*, 15:38–45, 1929.
[58] Lee CU, *Natl Med Jour China*, 11: 65, 1925 (April).
[59] 现代医学认为糙皮病的主要诱因是缺乏维生素 B3(烟酸)和蛋白质，特别是含必需胺基酸色氨酸 的蛋白质(色氨酸能被转化为烟酸)。
[60] Henry Meleney, Recommendation letter, March 5, 1928, PUMC Archive.
[61] Robertson to Mr. Gee, Letter of Recommendation, March 13, 1928, PUMC Archive.
[62] Memo, Dr. Dieuaide, Vice Director, November 10, 1927, PUMC Archive.
[63] Approval of Fellowship. March 24, 1928 PUMC Archive.

⁶⁴ Programs for Study Leave, 1928–1929, RAC, CMB Inc, Box 89, folder 635.
⁶⁵ Staff Record, Jan. 15, 1929, PUMC Archive.
⁶⁶ W. Leonard Braddon, *The Cause and Prevention of Beri-Beri*, Andesite Press. 2017
⁶⁷ Letter to Ali El Shamsi Pasha, Feb. 14, 1928, RAC & PUMC Archive.
⁶⁸ Lee CU *D' hygiene, Cairo*, Dec., 1928. Published 1932, p. 373–386.
⁶⁹ 感染血吸虫的人或其它哺乳动物(终宿主)从粪便中排出虫卵，若虫卵被带进水中，可孵出毛蚴。毛蚴能在水中自由游动，钻入水中的钉螺体内(中间宿主)，发育成母胞蚴，经无性繁殖，生子胞蚴。子胞蚴再经一次繁殖，产生大量尾蚴，尾蚴离开钉螺在水中若接触人和哺乳动物，便很快钻进皮肤，即转变成童虫，经生长发育，最终在肝、肠附近的血管内定居寄生，发育成熟为成虫。雌、雄成虫交配产卵，每条雌虫每天可产卵二三千个。血吸虫人对人畜危害主要为虫卵沉着在宿主的肝脏及肠壁等组织，形成虫卵肉芽肿，最后导致肝脾肿大、肠壁纤维化、肝硬化和腹水，血吸虫病的俗称为"大肚子病"。
⁷⁰ Travel Report from C.F. Ray to Miss Shenehon, February 19, 1929. PUMC Archive.
⁷¹ Letter from C.U. Lee to Allen Gregg, July 23, 1929, PUMC Archive.
⁷² (1) Lee CU *Natl Med Jour China*, 15:38–45, 1929; (2) Hu CH and Lee CU *Proc Soc Exp Bio & Med*, 26:227–280, 1929; (3) Lee CU, Hu CH and Huie D, *Proc Soc Exp Bio & Med*, 280–284, 1929; (4) Macgregor ME and Lee CU *Trans Roy Soc Trop Med & Hyg* 23: 203–204, 1929; (5) Lee CU *Zentralblatt f. Bakteriologie, Parasitenkunde u. Infectionskrakheiten*, 116: 169–173, 1930; (6) Lee CU *Archiv Für Schiffs- und Tropenhygiene*, 34: 262–274, 1930.
⁷³ Memo, PUMC interdepartmental, Dec. 16, 1929, PUMC Archive.
⁷⁴ Memo, PUMC interdepartmental, Jan. 14, 1930, PUMC Archive.
⁷⁵ 系指曾危害中国人民健康的疟疾、血吸虫病、钩虫病、丝虫病、黑热病。
⁷⁶ Philip Manson-Bahr, *Manson's Tropical Diseases*.
⁷⁷ I. Snapper, *Chinese Lessons to Western Medicine*. pp105–132.
⁷⁸ Marchand F and Ledingham JCG, *Lancet*, 1:149. 1904.
⁷⁹ 大流行区：江苏以淮阴、泗阳、涟水、宿迁、淮安、睢宁、沭阳、灌云、阜宁、东海、徐州、萧县、砀山、沛县、邳县、丰县等县。
⁸⁰ 姚永政、孙志戍，黑热病历史上之回顾，中华医学杂志 1935(12):1369。
⁸¹ 蒲南谷，清江浦黑热病研究队工作经过，中华医学杂志 1936(12):1224。
⁸² 陈胜崑，中国的黑热病，当代医学，第八卷，第六期，1981。
⁸³ Cochrane S, *China Med Jour*, Sep. 1915.
⁸⁴ 杨怀德，Charles W. Young, 霍普金斯医学院毕业，原协和医学堂校长。
⁸⁵ CW. Young and M Hertig, *Am J Hyg*, 1929 (9) 228–233.
⁸⁶ Young CW, Proposal for Field Studies by the Staff of PUMC – Kala Azar, May, *China Med Jour*, 37:797–799, 1923.

第二章 在协和工作的前 14 年（1923-1937）

[87] Cash JR & Hu CH, *JAMA*, 89:1576-7. 1927.
[88] Forkner CE and Zia LS Trans. 9th Congr. R.E.A.T.M., Nanking, 1:633-656. 1934.
[89] 蒲南谷，清江浦黑热病研究队工作经过，中医学杂志，1936, (12):1224；偶发性："父母患黑热病，子女不一定有之；夫妻之间亦然。"
[90] Greene Cablegrams, September 17、19、20、21, 1931, PUMC Archive.
[91] Letter to Hoeppli, September 30, 1931, PUMC Archive.
[92] Meleney HE, Lee CU, and Chung HL *China Med Jour*, 41:509-512, 1927; Lee CU, *Marine Biol Assn China*, 1st Annual Report, Oct. 1932.
[93] Letter from Henry E. Meleney to N. Gist Gee, March 5, 1928, PUMC Archive.
[94] Lee CU *Trans Roy Soc Trop Med and Hyg*, 20: 279-287, 1926.
[95] Meleney HE, Lee CU, & Yan CP *China Med Jour*, Vol XLII (10) 725-735, 1928.
[96] 李宗瀛《回忆李宗恩》，附录二。
[97] 姚永政、孙志戍，黑热病历史上之回顾，中华医学杂志，1935，(12):1367-72。
[98] Hu CH and Lee CU, *Proc Soc Exp Bio & Med*, 1929, (26) 277-278. 1929
[99] Yuan IC, Chu FT and Lee CU *CMJ*, 1939, 56:241-261.
[100] Feng LC and Chung HL *CMJ*, 1939, 56: 35-46.
[101] Lee CU and Chung HL *CMJ*, 49: 1281, 1935.
[102] Lee CU & Chu CF *CMJ*, 49:328, 1935; Wang CW & Lee CU *Proc Soc Exp Biol Med*, 38:670, 1938; Wang CW & Lee CU *Proc Soc Exp Biol Med*, 38:674, 1938; Chung HL, Wang CW & Lee CU, *CMJ* 5: 61, 1942.
[103] 采访患者哥哥经志远、姐姐经永春，2011 年，北京。
[104] Lee C.U. *Chinese Medical Journal*, 51:951, 1937.
[105] Chung HL, Wang CW, Lee CU and Liu WT *CMJ*, 56: 354, 1939.
[106] 施正信 *CMJ*, 100(9) 769-772. 1987.
[107] 《著名热带病专家钟惠澜教授》，《中国现代医学家传略》，第 103-112 页。
[108] (1) Lee CU and Chung HL *CMJ*., 49: 1281, 1935 (2) Chung HL and Lee CU *CMJ* 49:429-445, 1935 (3) Chung HL, Wang CW, Lee CU and Liu WT *CMJ*, 56: 354, 1939 (4) Chung HL, Wang CW and Lee CU *CMJ*, 5: 61, 1942.
[109] Chung Huei-lan, *CMJ*, 1940, 57:501-518.
[110] 冯兰洲：当时为协和寄生物系助理教授，协和复校后任寄生虫系主任。
[111] Feng LC and Chung HL *CMJ*, 1939, 56:35-46.
[112] 括弧中是毕业年份，诸福棠和王季午的职务为 1949 年之后，袁贻谨和杨静波的职务为 1937 年协和医学院职务。1948 年，袁贻谨当选为第一届中央研究院院士。
[113] 《中国卫生事业发展与政策》，350-373 页。
[114] 1928 年新生儿死亡率 25%。杨崇瑞, *China Med Jour*, 42:769. 1928

[115] 谢少文《话说老协和》，132-140 页。
[116] 王哲(京虎子)《国之瑰宝：纪念汤飞凡先生》。
[117] Snapper, I *Chinese Lessons to Western Medicine*. 10 页：西方人平均每天摄入 2400 卡路里，中国人平均每天摄入 2100 卡路里。
[118] 刘士豪. *CMJ* 57, 101. 1940.
[119] Liu SH, Su CC, Wang CW, and Chang KP, *Chin J Physiol*, 1937 11:271.
[120] 《卫生公报》1929 年第 1 期。
[121] 《中华民国建国百年大事记》，25 页。
[122] George. G. Stroebe, *The Chinese Recorder* (1912-1938) Nov 1, 1932 https://en.wikipedia.org/wiki/1931_China_floods.
[123] 洪灾遍及四川、湖北、湖南、江西、安徽、江苏和河南等省。
[124] 谢蒲茂《一九三一年汉口大水记》江汉印书馆，1931 年版。西方也有报道称共死亡近 400 万人，殃及 2800 万人：Pietz, David, *Engineering the State: The Huai River and Reconstruction in Nationalist China 1927–1937*. pg 61-70. Glantz, Mickey. Glantz, Michael H *Climate Affairs: A Primer*. Island Press. pg 252.
[125] 全国救济水灾委员会与南京大学农业经济系合作，对灾区的经济损失进行了调查。报告中指出"中国农村受 1931 年水灾影响的人口相当于整个美国的农业人口。灾区 45%的房屋受损，40%的受灾人口背井离乡，房屋被淹平均 51 天，平均最深积水 9 尺。除水坝、公路、农作物的损失外，经济损失达 2,000,000,000 银元。每户平均损失¥457，而每户每年平均收入为¥300。"
[126] George. G. Stroebe, *The Chinese Recorder* (1912-1938) Nov 1, 1932.
[127] 陈玉祥《汉江水患史略》《湖北文史》第五十七辑。
[128] 白郎都《民国二十年之长江水灾》。
[129] 记者，一周间国内外大事评述《国闻周刊》1931 年(34)。
[130] 陆征宪《水灾祸国记》。
[131] 王玉德、范存俊、唐惠珊"1931 年武汉水灾记略"，《湖北文史》五十七辑。
[132] 《汉皋水灾之呼吁》（电邮）1931 年第 9 期。
[133] 《湖北卫生防疫之工作报告》刊于《中医学杂志》第 1-6 期。
[134] 汪正本《一九三一年武汉大水琐记》。
[135] PUMC, *Weekly Bulletin*, Vol. XXI, No. 1, Sep. 10, 1931, Flood Relief.
[136] PUMC, *Weekly Bulletin*, Vol. XXI, No. 2 Sep. 16, 1931 & No. 3 Sep. 23.
[137] Cablegram from Greene to JH Liu, Sep. 17, 1931. PUMC archive.
[138] PUMC, *Weekly Bulletin*, Vol. XXI, No. 2 September 16, 1931 & No. 3 Sep. 23
[139] Roger Greene, Report of the Acting Director on Proposals for Participation in Flood Relief Work, Oct., 1931. PUMC Archive
[140] 1931 年 10 月 1 日电报 "CULEE 南京卫生署，男孩今天早晨出生"，PUMC 档案室。

第二章 在协和工作的前 14 年（1923–1937）

[141] PUMC, *Weekly Bulletin*, Vol. XXI, No. 6 October 14, 1931.
[142] PUMC, *Weekly Bulletin*, Vol. XXI, No. 7 December 2, 1931.
[143] Flood Relief, 1932 年，《中医学杂志》46(2):233 页；Health Work in the Central China, 1933 年《中医学杂志》47(1):75–76 页。
[144] 范日新"协和往事三则"，《话说老协和》，第 448–449 页。范日新，1934 年协和医学院毕业生，1941 年赴霍普金斯大学公共卫生学院留学，先后获公共卫生硕士、流行病学博士学位。1943 年回国后，历任国民政府卫生部中央卫生实验东北分院、上海第二劳工医院(现杨浦区中心医院)院长。1949 年后，任湖北省卫生厅副厅长，上海第一医学院流行病教研室副主任，及卫生总论教研室主任。
[145] Roger Greene, Report of the Acting Director on Proposals for Participation in Flood Relief Work, Oct. 21, 1931, PUMC Archive.
[146] 范日新《协和往事三则》，《话说老协和》，第 448–449 页。
[147] 严镜清，1932 年协和医学院毕业生，1936 年获美国哈佛大学公共卫生学硕士学位，同年回国。1949 年后，历任北京市卫生局首任局长、中央医药卫生委员会副主任、中国红十字总会理事等职务。
[148] PUMC *Weekly Bulletin*, Vol XXI, No. 15, 16, December 1931
[149] PUMC *Weekly Bulletin*, Vol XXI, No. 19, 13, January 1932
[150] David A. Pietz, *Engineering the State, The Huai River and Reconstruction in Nationalist China*, page 61.
[151] 《行政院成立全国救济水灾委员会指令》，11 页。
[152] 灾区被分为 16 个区，下属 10 个分区，又分为 10 个小区。每个小区有 20 个队，由 20 个工头率领。每个队约由 25 个民工组成。
[153] George. G. Stroebe, *The Great Central China Flood of 1931*: (1) PHYSICAL FACTS, The Chinese Recorder (1912–1938) November 1, 1932 en.wikipedia.org/wiki/1931_China_floods.
[154] 王吉民、伍连德，《中国医史》1935，592 页。
[155] 王哲《国士无双伍连德》。
[156] 王吉民、伍连德，《中国医史》1935，607 页. 原文"Establishment of a proper Public Health Service"。
[157] 刘瑞恒医生，1890 年出生于天津，13 岁考入北洋大学，16 岁考取官费留学美国哈佛大学，25 岁获医学博士。回国后，于 1918 年受聘于协和医学院外科，成为第一位中国籍裏教授，并从 1923 年起，任协和医学院院长。《刘瑞恒先生生平事略》，《中华日报》，1961 年 8 月 29 日第四版，除担任卫生部长和禁烟委员会委员长之外，刘瑞恒先后担任了内政部卫生署署长，同时兼任军医总监、卫生勤务部长、全国经济委员会中央设施实验处处长、中央医院院长等职务。

[158] Mary Brown Bullock, *An American Transplant*, pp153-5; Mary E. Ferguson, *China Medical Board and Peking Union Medical College*, pp62-4.
[159] 《卫生公报》1930年5月1日，1页。
[160] Ka-che Yip, *Health and National Reconstruction in Nationalist China*, Chapter Two & Three.
[161] 《卫生公报》1929年第1期。
[162] 由于全世界经济大萧条，民国政府于1931年重组，为精简机构，将卫生部、农业部、劳动部做了调整。4月3日，中央政治局(Central Political Council)将原来独立的卫生部(the Health Ministry)变为下属于内务部的卫生署。刘瑞恒为署长，金宝善为副署长。
[163] Health Work in the Central China Flood, *CMJ*, 1932, 46(2): 75-77.
[164] George. G. Stroebe, *The Great Central China Flood of 1931*: (1) PHYSICAL FACTS, *The Chinese Recorder* (1912-1938) Nov 1, 1932.
[165] 晏阳初，《平民教育概论》1928。
[166] Ka-che Yip, *Health and National Reconstruction in Nationalist China*. pp9-14页。
[167] 晏阳初在他的《平民教育概论》(1928)和《农村运动使命》(1935)中提出以"学校式、社会式、家庭式"结合并举，"以文艺教育攻愚，以生计教育治穷，以卫生教育扶弱，以公民教育克私"并进的农村改造方案。
[168] 1929年卫生部成立时，其经费为国家经费的0.11%，$698,836(Jia Shiyi, 民国续财政事，1卷，上海商务印书馆，1932, 46-69)。1936年为战前最高，全国经费的0.7%，即每人2分四厘(Sze, China's Health Problems, 15. The total budget was $1,544 million and the health budget was $10.8 million.)。
[169] Memorandum, Committee of Professors approved the Appointment of Dr. Lee as Assistant Professor of Medicine, March 16, 1931. PUMC Archive.
[170] Mary Brown Bullock, *An American Transplant*, Chapter 5.
[171] Letters from Greene to C.U. Lee, Sep.30, 1932 & Dec. 18, 1932. PUMC Archive.
[172] Letter from Dr. Dieuaide, to C.U. Lee, Oct. 6, 1933, PUMC Archive.
[173] Note from Greene to C.U. Lee, Jan. 16, 1934, PUMC Archive.
[174] Letter from Greene to C.U. Lee, March 31, 1935, PUMC Archive.
[175] CU Lee, Curriculum Vitae, May 1947, PUMC Archive.
[176] Dr. John B. Grant, *Principles for medicine and public health in the China Experiment*,
[177] Department of Rural Health of the Mass Education Movement (MEM)。中华平民教育促进会，于1923年3月26日成立，一个私人赞助的组织，捐助者包括文化名人张伯苓、蒋梦麟、陶行知、朱其慧等。
[178] 陈志潜，*Medicine in Rural China*, pp74.
[179] 金宝善《金宝善文集》。

第三章 创建贵阳医学院（1937—1946 年）

3.1 离开协和，奔赴贵阳

> 如果战端一开，就是地无分南北，年无分老幼，无论何人，皆有守土参战之责任。
>
> 蒋介石《庐山抗战宣言》1937 年 7 月 17 日

一、卢沟桥事变

1931 年九·一八事变发生时，中原大战[1]刚结束不久，蒋介石亲任总司令在江西对红军进行的第三次"围剿"再次失败，8 月又发生了长江特大水灾，真是屋漏又遭连夜雨，国民政府已无心无力抵抗咄咄逼人的日本侵略军，采取了不抵抗政策，节节后退。日军得寸进尺，占领东三省，成立国中之国"满洲国"，迫使国民政府从华北五省撤军，又成立了独立的"冀察政务委员会"，向平津地区步步进逼。时至 1937 年，古都北平已处于三面包围之中，兵临城下，国势危殆。

对国民党的一再退让，平津各大学师生和知识界义愤填膺，纷纷走上街头，游行抗议。1935 年，李宗恩的弟弟，已是燕京大学医预班学生的李宗瀛，参加了要求国民政府"停止攘外必先安内、一致对外抗日"的一·二九抗日救亡运动，[2]就连李宗恩在苏州上中学的小妹李宗蕖，都在公共体育场上代表学校上台宣讲团结抗日的大道理。[3]协和医学院一向被认为是一个与世隔绝的"象牙塔"，但民族危亡迫在眉睫，一些协和教授和学生们也开始行动起来了，特别是生理系主任林可胜。

林可胜(Robert K. Lim)，1897年出生在新加坡，是著名政治家和教育家林文庆[4]的长子。他8岁被父亲送到苏格兰，19岁自愿到英国皇家军官学校受训，在一战中作为一名士兵加入印度军团，在英国和法国作战，不久被晋升为皇家陆军军医中尉。[5]两年军旅生活后，林可胜返回爱丁堡大学学医，三年后获医学及化学双学位。1925年，林可胜受聘于协和医学院，任生理系教授，一年后与吴宪教授一起创建了中国生理学会，很快被晋升为协和的第一位中国系主任。在林可胜的身上，既有科学家严谨缜密的气质，也有军人英武果敢的胆识。在1932年一·二八吴淞战役中，他带领一支红十字会的医疗队参加了战地救护，随即被任命为中国北方红十字会人事部主任。1933年春，他在协和组织了学生医疗救护队，一至三年级的全体男生40多人全部报名参加。队长由林可胜的助教卢致德担任，下分三个排，高年级学生李文铭、容启荣、邓家栋、彭达谋等人先后担任排长；俞焕文任司务长。医疗队从野营、急行军、紧急集合等战士的基本训练开始，同时学习各种包扎和止血等战地救护技术。[6]1933年5月，日军进犯古长城，林可胜带领学生救护队参加了华北红十字救护总队，到古北口进行战地救护，他"常亲冒炮火，临战指挥所属执行救护及输送伤患工作，于战力之维护及士气鼓励甚多。"[7]

同期在苏格兰的留学经历，及后来又前后受聘于协和医学院，使林可胜和李宗恩之间的关系，比一般的协和同事要更近一层，林可胜邀请李宗恩做军医训练队的顾问[8]就是很好的体现。实际上，把他们联系在一起的更是志同道合、抗日爱国的民族气节和维护国家独立的使命感。早在英国的留英同学会里，强烈的民族自豪感就是他们刻苦学习、报效国家的强大动力。九·一八之后，战火逼近，北平上空战云密布，李宗恩对亲友说："什么时候北平挂上了日本旗，

第三章 创建贵阳医学院（1937–1946）

我就离开。"[9] 没想到，要做出决定的时刻，真的来到了。

1937年7月7日，日军制造借口炮轰卢沟桥畔的宛平城，8年抗战全面开始。此时，李宗恩正在南京政府教育部开会，到会的还有武汉大学的汤佩松[10]教授、北平护校校长杨崇瑞[11]和南京卫生部的朱章赓，[12] 他们应教育部长王世杰之邀，商议在武汉成立一个医学院，并被指派为筹委。[13] 因华北时局动荡，人心不安，会议匆匆结束，几人各回原校分头准备。可是，卢沟桥事变中断了津浦铁路的运输，李宗恩被滞留在了南京。[14]

7月的南京，酷热难耐，战争的阴云更使人忧心忡忡。时在庐山的蒋介石，邀请各界人士火速赶往庐山，全国各大学校长、院长和著名学者教授相聚庐山牯岭。虽然远离平津，不明战况真伪，这些中国的知识精英们，对日寇大举进犯的危局纷纷表态，要求中央政府尽快做出决断，解救平津地区在日军炮火中苦苦挣扎的师生、学界同仁和几百万平民百姓。7月15日，北京大学校长胡适一改"主和派"的态度，义正词严地说："众所周知，我以前曾主张，多研究些问题，少谈些主义，然而当今之世，日寇欺人太甚，诺大个华北，已放不下一张安静的书桌。再这样下去，国将不国，还谈什么研究问题科学救国。当前最大的问题就是，全国同心把日寇赶出中国。"[15] 南开大学校长张伯苓热泪盈眶地说："绝不能向日本人屈服，打烂了南开可以再重建，国家灭亡了还谈什么教育！"他万万想不到，就在两周后，他亲手创办并苦心经营的中国当时最杰出的私立大学，在日军的炮火中化为一片废墟。

7月17日，时任中国国民政府行政院院长兼军事委员会委员长的蒋介石，在全国各界人士共158人参加的谈话会上，发布了"庐山抗战宣言"：

政府对于芦沟桥事件，已确定始终一贯的方针和立场，且必以全力固守这个立场，我们希望和平，而不求苟安；准备应战，而决不求战。我们知道全国应战以后之局势，就只有牺牲到底，无丝毫侥幸求免之理。如果战端一开，那就是地无分南北，年无分老幼，无论何人，皆有守土抗战之责，皆应抱定牺牲一切之决心。

这一坚定有力、发人深省的宣言使每个中国人热血沸腾。甲午以来43年的耻辱、九•一八以后6年的悲愤，令4万万中国人终于挺起了脊梁，对来势汹汹、武装到牙齿的日本侵略军，应战！

二、淞沪抗战中的战地医院

因回北平的津浦铁路运输仍未恢复，李宗恩到上海六叔（李祖虞）家中借住，继母和宗蕖也从苏州赶来避难。他每天看报纸听广播，关注战局的发展，在焦虑中等待北上。卢沟桥事变后，北平于7月29日失守；次日，天津沦陷。7月31日，蒋介石发表《告抗战全军将士书》，谓和平绝望，只有抗战到底。

为了阻止日军主力沿平汉、津浦和平绥铁路由北向南推进，蒋介石在7月下旬作出决定，主动在上海开辟第二战场，并于8月初调动军队向上海集结，同时制定《上海工厂内迁计划》。[16] 8月13日，驻上海日军向闸北国军阵地猛烈轰击，下午三点，88师523团1营在八字桥遭遇日本海军陆战队，[17] 具有重要战略意义的淞沪会战正式打响。日军在马路上架起大炮，向高楼林立、人口密集的闸北区平射，造成难以计数的平民伤亡。次日，国民政府发表《自卫抗战声明书》，蒋介石下达总攻击令，与日军在这一有3百万人口的国际大都市展开争夺战。日军因援军未到，只能以飞机和舰炮密集轰炸上海市区，十里洋场在炮火中沦为十里火场，成千上万无辜百姓被

第三章 创建贵阳医学院（1937–1946）

炸死，伤者不计其数。沪杭甬铁路上海南站在炮火中顷刻间化为废墟，200位候车的旅客当场被炸死；南京路外滩华懋和惠中两饭店之间仅隔几十米的距离，就有1600多平民被炸伤亡。[18]

开战之后，中国红十字会紧急动员，组织了11个救护队、24个急救医院、98辆救护车，并联系16家公立和私立医院救助受伤的市民和前线伤员。[19] 李宗恩也接受了邀请，筹办一个临时难民医院。经过仔细考虑，他将难民医院选择在位于沪西忆定盘路（现江苏路）的中西女中（现上海第三女子中学）。忆定盘路是公共租界越界修筑的一条马路，虽行政权基本上属于中国政府，但公共租界在特定区域拥有警务权，并收取一些税费，所以属于"准租界"。淞沪抗战之前，这一地区划归英国、意大利两国军队防守，相对安全一些。当时已停课的中西女中于1885年建立，是上海最有名的教会女校之一。校园由一条横贯东西的龙墙分为南北两园，北园中最主要的建筑是四层楼高的连吉生纪念堂（Richardson Hall，现在的五四大楼），纪念堂里有一个高高的大厅，正好用做收治难民的场地，而左右以楼道相连的教室，就变成了临时的手术室。李宗瀛在回忆中写到：

> 选择了合适的地点之后，宗恩很快就在当时在上海的同辈和学生之间，搭起了一个医疗班子。非专业的人手更是召之即来：弟弟、堂弟参加了膳食与器材、敷料的供应和消毒工作；宗蘽那样未受专门护理训练的女孩子，就进入病房，为伤病的难民擦洗、铺床、喂水喂饭、代写家信。对所有专业或非专业的义务人员，宗恩的要求同样严格，一切医疗、护理工作都必须按正规医院的秩序进行。

对大哥严肃认真、一丝不苟的态度，小妹李宗蘽在70年后还记忆犹新。她说："最初大哥让我到手术室学习做护士，我不留神把已用过的止血钳和干净的放在了一起，正巧被大哥看见。他立即斥责说:'这怎么行？会让伤口感染的！'随即让我去给难民代写家信，无论我怎么分辨都无济于事。"[20]

战事开始后，日军在本土紧急动员，从 8 月 23 日开始，7 个军旅团乘军舰从海上前来增援，陆续在吴淞口到浏河口抢滩登陆。国军试图用有限的兵力阻挡日军的登陆艇，将士们以血肉之躯和简陋的装备与武器精良的侵略军反复争夺每一个阵地。同时，日军继续对上海市区狂轰烂炸，无辜市民死伤无数，尸横遍野。数万难民涌向公共租界，后来闸门关闭，难民无处可躲。此时，难民医院已有 800 张床，[21] 连吉生纪念堂前宽阔的草坪都挤满了惊恐万状的难民；一个月前，这里还是书声朗朗，绿草茵茵。

在这一惨烈空前的淞沪战场上，最令人痛心的，是那些在英勇作战中受伤的将士们。敌我阵地相距不过百米，由大学生组织的服务团无法把所有伤员抢救下来，轻伤员尚可自助，很多重伤员不但得不到包扎，连热饭甚至水都得不到。上海的八月多雨，经常满地泥泞，伤兵和死者横躺竖卧，惨不忍睹。最可怕的是那些漫漫的长夜，伤病员的哀嚎不绝于耳。为躲避日军飞机空袭，被抢救下来的重伤员每夜由火车运到后方医院，可是车皮常常不够用，黎明到来时，那些不幸的重伤员，只能在绝望的无助中卧以待毙。[22] 据美国战地记者史沫特莱报道，在抗战初期，由于军医组织的混乱和有限的能力，国军将士受伤后，如果不能自助，又没有民间组织或战友的援助，大部分伤员得不到救治。而得到救护的伤员的命运也好不了太多，几乎所有轻伤员抵达后方时伤口都发生了感染，而重伤员大部分在运送途中死亡；那些没有被抢救下来而留在阵地上的伤员，无一例外地被日军杀害。[23]

看到受伤的抗战将士的境遇，李宗恩不禁扼腕叹息。他留学时就已经知道，军事医学在当时已经有了一套理论体系和操作规程，这是在第一次世界大战中用巨大的代价和无数生命换来的经验。比如，Frank R. Keefer(1865-1954)医生早在 1918 年就为英军撰写了手册，详细描写了疾病、营养、食品卫生、宿营和行军的基本卫生条例，并分析了部队的保健、训练、健康状况和垃圾处理与战争减员的关系。[24] William W. Keen(1837-1932)医生 1917 年也对在战场上的伤口处理、包扎和预防感染的措施有了具体的描述。[25] 而且，1937 年，林可胜医生的学生们，在中国红十字会北平分会的支持下，编辑了一本中文战地救护训练手册，其内容涵盖了军队的卫生、消毒、防病和防毒气的知识。[26] 但是，多年来的军阀混战，各系军阀毫无例外地只顾扩充军队、抢占地盘，对伤兵的生命毫不珍惜。以至于抗战初期，国军的医务系统竟没有任何制度可言，军医由司令官任命，既没有军衔，待遇又低，很少有合格的医生愿意就任。军医手中用于救护的费用又少得可怜，护士、助理和担架员只能从体质差、不能上战场的士兵中挑选。[27] 这就是造成淞沪会战中伤员悲惨状况的真正原因。

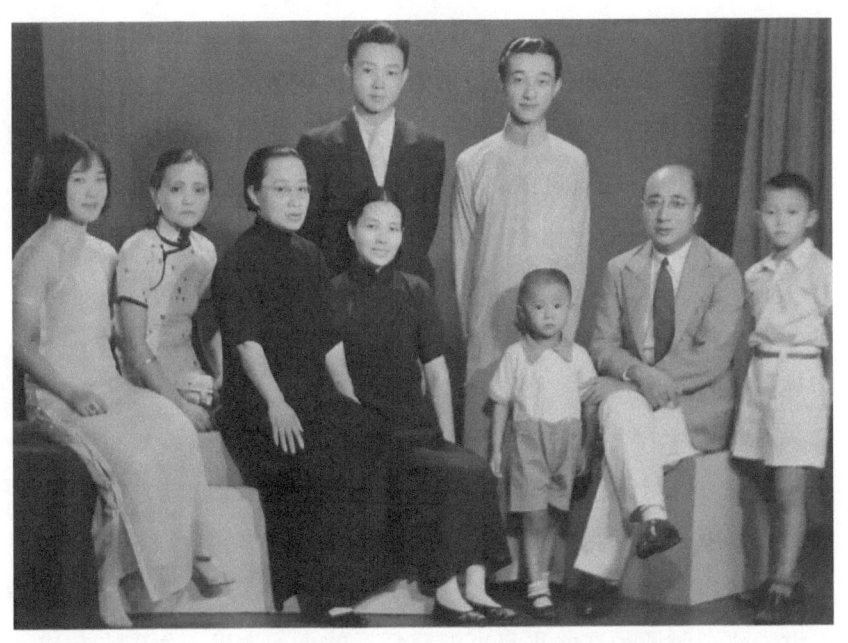

前排左起：曹克襄(李宛曹之女)，何晋，李宛曹(大姐)，李宗京(妹妹)，李寿晋，李宗恩，李寿复

后排左起：李宗瀛，曹绪长(李宛曹之子)

三、离开协和医学院

9月25日，李宗恩在上海港登上了顺天号(Shuntien)客轮,[28] 驶向天津大沽港。淞沪战场仍在激战之中，这艘北去的轮船上，乘客寥寥无几。李宗恩独自站在甲板上，回望这一中国最大的港口，思绪万千。一年前，他从美国学术休假7个月归来，就是在这里上的岸,[29] 当时家人在岸上向他招手的情形依然历历在目。那时的他，在事业上一帆风顺，就要成为内科襄教授，年薪7千美金,[30] 信心满满地准备用刚刚掌握的最先进的热带病研究技术，破解黑热病传播的秘密；在家庭生活上，他心满意足，夫妻恩爱，小儿子寿白刚满三岁。而现在，耳中远处不断传来的枪炮声和眼前被日机轰炸后面目全非的上海，使那一切显得那么遥远。和平与战争，生与死，天堂与地狱之间的转换，竟来得如此突然！

在天津上岸后，李宗恩赶快到租界与在亲戚家避难的家人团聚。他7月初到南京教育部开会后，已转到燕京历史系的宗瀛正在放暑假，就来家里帮助大嫂照顾三个侄子。战事发生后，宗瀛又把他们护送到天津亲戚家避难。[31] 一家人3个月不见，生离死别，恍若隔世。离别时还是在北平自家温馨舒适的小天地里，而现在却成了寄人篱下的过客，租界外日军凶神恶煞，远方战火纷飞。何晋默默地注视着丈夫，眼神中的焦虑，溢于言表。孩子们急切地问爸爸，我们什么时候回家呀？李宗恩低下头来，无言以对。

李宗恩和12岁的寿复到天津南面的八里台，试图找到昔日南开大学校园的遗迹，但他们看到的却是断壁残垣。7月29日，日机轰炸南开校园。次日，日军自海光寺炮击，修善堂、芝琴楼、木斋图书馆分别被四颗炮弹击中，顿成一片火海，而后他们又攻入南开校舍，劫掠并纵火焚烧在空袭和炮轰中未被炸毁的建筑。这所1919年由严修、张伯苓筹款,以"文以治国、理以强国、商以富国"为办学理念,师资雄厚为中国首屈一指的私立大学,现在已经成为一片瓦砾和焦木。李宗恩看到儿子脸上的惊恐,就将他搂在怀中,告诉他张伯苓校长的话:"敌人此次轰炸南开,被毁者为南开之物质,而南开之精神,将因此挫折,而愈益奋励。"[32]

在租界里,李宗恩还遇到了清华大学的教务长叶企孙,并从他那里得知国民政府在9月10日发出了第16696号令,正式宣布在长沙和西安两地设立临时大学,由国立北京大学、清华大学、私立南开大学组成长沙临时大学。以北平大学、北平师范大学、天津北洋工学院(原北洋大学)和北平研究院等院校为主,设立西北(西安)临时大学。叶企孙和他的学生熊大缜正在租界接应从北平南下的师生。听到这个消息,李宗恩的心中涌出了希望,不论在何处,只要学校可以继续开课,学生们就可以上学,中国文化的血脉就不会断,中华民族的未来就有希望!

李宗恩于10月6日回到北平。[33] 日军于8月8日入城,当时北平唯一的一条向南的通道——平汉铁路,也在卢沟桥事变后被切断,所以逃难之路,只有从北平乘车到天津,转水路南下。在回北平的火车上,李宗恩看到车窗外逃难的百姓,男女老幼,肩挑手提,惶惶然,朝着与他相反的方向,潮涌一般,一望无际。李宗恩想,他们知道去哪里吗?日军正沿平汉铁路向南推进,南京岌岌可危,上海危在旦夕,天地茫茫,哪里才是他们的安身之处?李宗恩在前门车站下了火车,一个人回到东城马市大街二号方宅轩,这个曾经给了他多少温馨回忆的家,此时弥漫着冷寂,就像院子里秋天的落叶,没有了光泽和活力。

协和医学院表面上平静如水,学生们仍旧每日上课,实验室和

第三章 创建贵阳医学院（1937—1946）

图书馆里，依然到处都是忙碌的身影；但是，学生们昔日的欢声笑语已经代之以沉默。教授中也少了几个熟悉的身影。林可胜已经开始学术休假，在启程去欧洲前，回新加坡探望家人。内科同事张孝骞医生也于 7 月 14 日辞职离开协和，[34] 回到他的母校湘雅医学院，担任教务长，继而任院长。不过，大部分师生没有离开。抗战开始时，每一个中国人都面临着重大的选择，要么到大后方去抗日，要么留在敌占区当亡国奴，但是协和的师生还有另外的选择。他们可以留在协和，生活和工作不受任何影响，这主要是因为协和医学院是美国洛氏基金会的财产，而美国在二战初是中立国，日军不得进入协和。这样，不管墙外如何血流成河，墙内可以依然故我，一切如常。

刚回协和两天，胡恒德院长就邀李宗恩谈话。[35] 李宗恩坦诚相告，刘瑞恒于两周前接任国民政府卫生部长兼军事委员会委员，目前正在召集协和同仁为中央政府提供服务，他也被邀请尽快去武汉组建一个新的医学院，但因事先说好回协和内科主持工作所以还没有同意，不过感到压力很大，正在考虑中。几天后，李宗恩向代理主任狄维德医生正式递交了自己的辞职书，告诉他自己接受了国民政府教育部的任命，筹办武昌医学院。狄瑞德医生惋惜地看着李宗恩，说："协和医学院需要你，在这里你的工作是不会受到影响的。"李宗恩坚定地回答："谢谢协和 14 年来对我的栽培和信任。可是此刻，我的祖国更需要我。我是协和医学院的教授，但更是一个中国人。在我的国家被侵略，百姓受苦，学生失学的现在，我没有其他的选择。"狄维德医生被李宗恩的话震动了。在他的印象中，李宗恩是一个沉稳、平和的学者，在教学和研究上都已经独当一面，协和一直对他寄予厚望。但他也看出来李宗恩决心已下，于是代表学校同意他离职3个月，并预付给他3个月的工资。[36]

李宗恩把未完成的黑热病研究工作交给了自己的学生钟惠澜、王季午、诸福棠和袁贻谨等。[37] 他把家里贵重的物品、文件存放在协和医学院。何晋和三个孩子走时匆忙，他又为他们收拾了一些生活必须品，托运到天津。1937年11月19日，[38]李宗恩加入了离开北平的人流，登上了南去的火车。

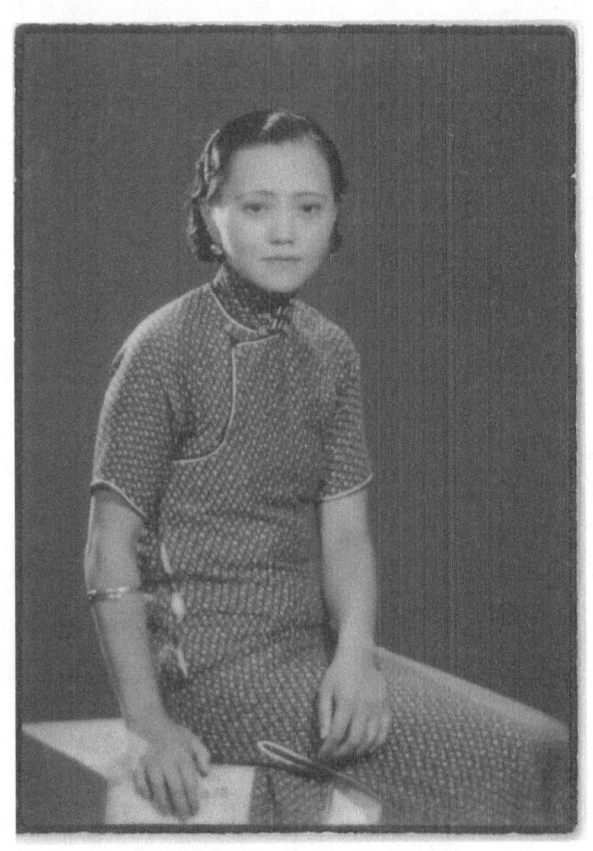

何晋，～1937年

第三章 创建贵阳医学院（1937–1946）

3.2 创建贵阳医学院

我们是要从无中创造有，要在荒地上开辟出新园地。

贵阳医学院开学欢迎词，1938年6月1日[39]

一、从武汉到贵阳

1937年11月底，[40]天津大沽港。结婚14年，李宗恩专心黑热病研究和协和的医学教育，一家人聚少离多，三个孩子的抚养和所有家务，一直由何晋一人承担。而何晋对李宗恩的决定，向来绝对服从，这次他放弃自己安稳高薪的职位，离开战乱中协和这个安全的"孤岛"，穿越敌占区，到后方参加抗日，她也毫无怨言。丈夫的选择就是自己的选择。李宗恩望着柔弱的何晋，想到她要独自带着三个幼小的孩子，一家人不知何时才能团聚，心中充满愧疚、爱怜和感激之情。两人心里明白，这次在战乱中的离别，凶多吉少，生死未卜。李宗恩提起简单的行李，独自穿过人群，挤上了驶向香港的轮船，又换乘飞机到汉口，[41]为避开敌机轰炸，日宿夜行，一路辛苦。

李宗恩12月中旬到武汉时，[42]已经是寒冬了。他六月份来此地着手筹备成立国立武汉医学院时，这里还是一片生机盎然，而现在已是万木萧条，寒气逼人。11月8日，日军攻陷平绥线上的太原；11月10日，平汉线上石家庄又落入敌手；11月13日，长达3个月的淞沪会战结束，国军退守南京，25万将士的牺牲为备战和搬迁物资换来了宝贵的时间。而日军，在付出了4万伤亡的代价、被死缠在上海3个月之后，向富饶美丽的"人间天堂"——江浙地区如狼似虎地扑去，烧杀淫奸，无恶不作。李宗恩的祖籍常州也于11月29日陷入敌手。12月1日,南京保卫战爆发;13日,日军攻占南京城,在国都进行震惊中外、惨绝人寰的大规模屠杀,被杀害者达30万之众。接着,骄狂的日军集结精锐部队,沿长江一线大规模向西南方向推进,直逼中国内陆最大的水陆空交通枢纽、军事战略要地武汉三镇。此时,抗日战争已经到了最危急的关头。

在中国的历史中,外敌入侵,民族危亡,并不罕见。但是这一次,尽管国弱民贫,党系纷争,国力维艰,中华民族却没有在强敌面前屈服。9月22日,中国共产党发表《共赴国难宣言》[43],提出实行三民主义、停止推翻国民党政权的暴动政策等四项诺言。蒋介石代表国民政府接受、承认中共的合法地位,抗日民族统一战线正式形成。11月17日,国防最高会议决定,国民政府移驻重庆,12月1日开始办公。12月14日,日本内阁与大本营召开联席会议,提出对华和谈条件:中国放弃抗战,承认满洲国,设立非武装区,对日赔款。对此,国民政府坚拒之。12月17日,蒋介石发表《告全国国民书》,谓:

> 中国持久战,其最后决胜之中心,不但不在南京,抑且不在各大都市,而实寄予全国之乡村,于广大强固之民心。我全国同胞诚能晓然于敌人鲸吞无可幸免,父告其子,兄勉其弟,人人敌忾,步步设防,则四千万方里国土从内到外皆可造成有形之坚强壁垒,以致敌于死命。……最后胜利必属于我们。[44]

李宗恩一到汉口,就听说林可胜也刚到不久,在10月份新成立的中国红十字会总会战时救援委员会任总干事。他心中正在纳闷,林可胜就找上门来,老友在此时此地相见,互诉衷肠。原来,中国红十字会在淞沪会战中组织了战地救护之后,也于10月份开始在南京的中央大学校园内组建了一个有3000张床、300位医护人员和400

第三章 创建贵阳医学院（1937–1946）

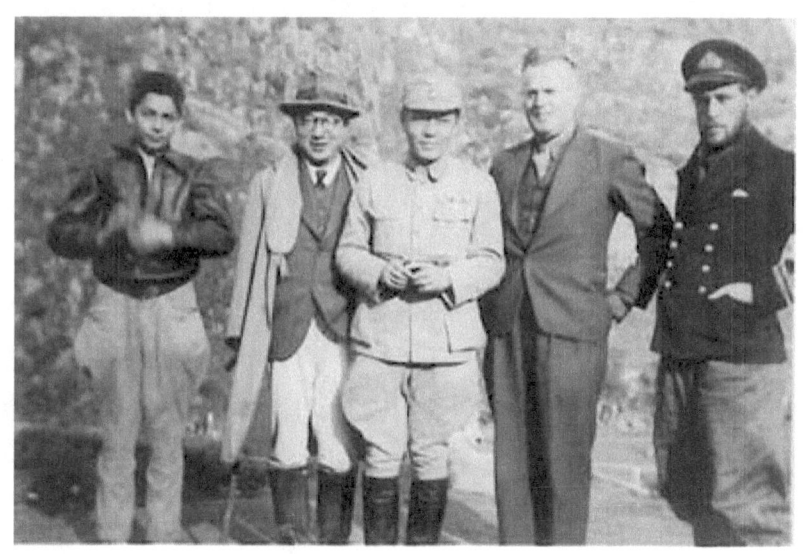

李宗恩(左二)，林可胜(左三)，~1938 年

名辅助人员、可同时进行7台手术的大型战地医院。令人痛惜的是，日军逼近南京时，这所医院不得不被遗弃，不能行走的伤员和来不及撤退的医护人员全部被日军杀害。[45] 幸存的红十字会工作人员撤退到汉口后，物资匮乏，群龙无首。卫生署长刘瑞恒给他的协和同事、此时在新加坡准备启程去欧洲的林可胜医生，发出紧急电报求援。[46] 林可胜二话没说，立即放弃了学术休假的机会，改变行程，转辗香港、南京，到达汉口参加抗战。此时，他已经召集了他的老学生和协和的同事们，组织流落到武汉的红十字会工作人员，继续战地救护工作。

林可胜兴奋地告诉李宗恩，他和卢致德完全改变了过去战地救护的模式。此时，战线已经长达几百里，国军的军医系统组建了200个野战医院。为了适应在现代化战争中救护伤员的需要，他们组成了20多个流动救护小分队，每队由3位医生、6个护士和9个护理员组成。他们还把国外援助的救护器材和药品分类打成"标准包"[47]。一有任务，这些小分队就可以领到所需的"标准包"，即刻开赴前线，就地包扎伤员，再把他们运送到指定的野战医院。他们还计划组织负责预防和X光的小分队，在战地救护的同时，预防疾病的流行。[48] 很多过去他们一起在协和训练的医学生，都来到汉口，而且已经成为救护队的骨干。听了林可胜的这番话，李宗恩自离开淞沪战场后心中的那份沉重，似乎轻松了一点。但是，两人深知这场战争即将造成的巨大伤亡，绝不是20个小分队就可以应付得了的。尽快训练大批医护卫生人员，已是战时医学教育的当务之急。

由于战火逼近武汉，教育部于1937年12月31日决定将正在筹备的武昌医学院改建到更为安全的大西南，成为独立的国立贵阳医学院；聘李宗恩、朱章赓、杨崇瑞和汤佩松为筹备委员，并任命李

第三章 创建贵阳医学院（1937–1946）

宗恩为筹备委员会主任委员；又令筹委会移用国立武昌医学院筹备费 16 万元(旧币),[49] 作为国立贵阳医学院筹备费用。[50] 1938 年 1 月 1 日，筹委会在汉口正式成立，贵州省教育厅厅长张志韩和教育部的杭立武被新聘为筹备委员，将北平第一助产学校武昌办事处作为筹委会办公地点和汉口临时招生处，又在重庆、西安、长沙和贵阳同时招收从华北及其他敌占区撤退下来的失学医学生及护士、助产学生，登记者共 300 余人。除贵阳外，各招生处负责分批将学生们经由汉口、重庆输送至贵阳。[51] 1938 年 3 月上旬，负责汉口招生处的汤佩松教授带领学生 40 余人从汉口乘江轮西上，他在回忆中写道：

> 从汉口乘江轮到重庆，在平时一般只需 3 天到 5 天，但是我们用了 16 天方到达。由于轮船超载，又是浅水季节，沿途出现多次故障。不是在滩面搁浅，就是滩流太急需要拉纤。有时由人拉，有时还用绞纤机拉。最危险的一次是在青滩，滩窄水急，即使用绞纤机也上不去。正在中途无法前进时，绞索断了，船被滩水冲退，失去控制。幸好后面平坦，没有触礁。但因为退船时绞索被绕到船尾的螺旋桨上，轮船再也开不动了！船长找来几位"水鬼"，花了大半天功夫，用斧子将钢索砍断，方才行船。……到重庆后我把学生交给当地事先已组织好的接待站，由他们陆续分批用长途汽车转送贵阳。我和严仁荫、施元芳共包一辆小汽车直去贵阳。[52]

贵医生物学教师李贵真[53]被安排在第三批，和学生一起从重庆坐长途汽车去贵阳。所谓长途汽车，实际上是敞篷大卡车，乘客高高地坐在行李上，晓行夜宿，雨淋日晒，路经綦江、松坎、桐梓、遵义、息烽等地，全程 488 公里，用了整整 6 天时间才到达贵阳。沿途初春黄色的油菜花和青绿的麦田，清新怡人；可是山陡路窄，盘山险道甚多，特别是松坎至桐梓间的七十二拐，让同学们一路胆战心惊，哪有心情享受绮丽的风景。蜀道难，黔道更难！一次夜行，车子下坡，险些陷入泥塘，由于前行的惯性，车子一歪就开过去了。但是这一歪，使坐在行李堆上的李贵真的头撞到了路边的草房上，一阵剧痛，原来右脸扎入了两块竹片。因伤口处理草率，第二天到贵阳时已经灌脓。报到时，李宗恩一看就立即找来省立医院外科的朱懋根[54]大夫为李贵真治疗，经一个月的反复冲洗引流后才痊愈，因伤口太深，留下了一个"酒窝"。[55]

二、白手起家，创立贵医

李宗恩一行于1938年初抵达贵阳。贵阳虽然是贵州的省会，但与文化名城北平相比，有天壤之别。据同年来到省立医院工作的张舒麟医生描述，那时"整个城市破败不堪，房屋陈旧凌乱，街道泥泞污秽，交通工具只有马车和人力车"[56]。院长办公室秘书李彤对家家户户抽鸦片的恶习记忆尤深，"初到贵阳时，鸦片是公开买卖的。上午九时市面店铺尚未开门，抬滑竿或轿子的，抬不多远就要停下来抽两口，才有精神。我迁入租屋不久，适逢房东的姨太太生小孩，刚生下三天的小孩，就要给他喷鸦片烟。更妙的，他家养的那只猫也懒洋洋的躲在塌边，需要喷烟。"[57]贵阳素有"天无三日晴，地无三尺平，人无三分银"的说法，恶劣的自然环境，加上人为的恶习，当时贵阳的贫穷落后可想而知。而落后的一个主要原因是在教育方面，尤其是高等教育。民国初期，贵州先后建立的6所高等学堂，都在军阀混战中关闭。抗战前，贵州没有一所大学，办有高中的中学也只是在贵阳有三所。[58]全省1000万人口只有12位注册医生，平均每80万人一位。[59]

一位贵州学者说："天下太平，贵州似乎不足为道，而在'多事

第三章 创建贵阳医学院（1937–1946）

之秋'，它的地位便被抬升起来了。"[60] 抗战的这一"多事之秋"，的确给贵州带来了发展的生机。随着华北、华中、华东、华南相继失守，重庆成为陪都之后，川黔滇桂四省成为抗敌的大后方，前后内迁到贵州的工厂、企业总计120多家，[61] 金融机构30多家。[62] 而贵阳也从一个偏僻的山城，因挟有湘黔、滇黔、川黔和桂黔四大公路，一跃而成为抗战大后方西南诸省的交通枢纽。随之而来的是全国各类院校和大批的知识精英，他们对贵州特别是贵阳的发展产生了最为深远的影响。

中国的文化教育机构，是日寇摧毁的重要目标之一。截至1938年8月底，全国108所高校中，91所遭到破坏，23所高校被炸，17所被迫停办。为了保护大批知识分子，培养战后建设的人材，国民政府于1937年8月颁布了《总动员时督导教育工作办法纲领》，其序言中说："教育为立国之本，整个国家之构成，有赖于教育，在平时然，在战时亦然"。组织动员战区高校转移到比较安全的地区和发展战时教育，就是国民政府提出的"抗战建国"口号的核心。1937年至1939年，先后有52所高校内迁到西南和西北地区，是为中国历史上唯一的一次大规模高校内迁。而群山环抱的贵州，也成为内迁高校的生息发展之地。抗战爆发后，23所大学迁到贵州，当时贵州的87个县市，有内迁院校和国立中学的就有25个。[63] 不仅如此，国民政府还在贵州创办了3所大学。[64] 而贵阳医学院，就是其中成立最早的一个。

在1938年的贵阳，白手起家，筹办一所医学院——贵州当时唯一的高等学府，而且要接受几百名来自全国各地、教育程度参差不齐的流亡医学生，几个月后开学。这就是李宗恩和其他贵医创始人面临的挑战。初到时，原贵州省主席王家烈[65] 把自己的公馆（禹门路虎峰公寓[66])出租给贵医使用。这是一座三层砖砌的欧式楼房，是王家烈几年前刚担任贵州省主席兼二十五军军长时修建的，每层都有回廊拱券，房间宽敞明亮，楼前一片大草坪，后院竹林苍翠，曲径幽幽。李宗恩一行到来后，把一楼作为院长、教务、总务、护校的办公室，二楼是学生宿舍(早来的教师们需自己到外面租房子住)，三楼留给王家烈一家老小居住，包括几房姨太太和数不清的孩子们。[67]

不久筹备工作进入紧张阶段，李宗恩就把总部搬到了省立医院，和朱懋根院长一起，组建临床教学(后期)的班子，整修医院建筑，补充设备。凭借李宗恩在协和十几年教学中良好的声誉，几位在其他医学院工作的老协和毕业生应召而来，加入筹备工作，如杨静波[68](外科)、杨济时[69](内科)、李瑞林[70](妇产科)、贾魁[71](内科)、侯宝璋[72](病理科)等。他们很快就走马上任，成为临床各科的主任，大大充实了省立医院的软实力。稍后来到的张舒麟医生说："医院的条件很差，但(医生)工作都很认真，给人的印象也很好，只是门诊和病房不能满足人们的要求。"[73]这就是贵医最初的临床实习和教学医院。[74]

基础课(前期)的筹备只能从零开始。汤佩松是总负责人，其他各科负责人还有严仁荫(无机化学)、林绍文(生物)、洪士希(心理)、柳安昌[75](生理)、孟庭秀(解剖)等。他们和负责施工的总务处在都市路租了一处公馆，汤佩松喜欢这个名字，就把它称为"都市大学"[76]。前期的"教学大楼"是已经租好的阳明路两广会馆。这是一座破旧不堪的"大庙"，大部分门窗都被人偷走了，一进门是正殿，前后各有大小院坝，一圈厢房，后院西边的几座平房中有荷花池和凉亭。[77]几位老师出主意改建，把正殿和厢房中腰加板，分成上下两层楼。高度不够怎么办？把柱子用石砧垫高，"庙顶"硬是奇迹般地撑了上去！然后，东西厢房作为各科教室和实验室；大门楼上是院长办公室；正殿上下是图书室和礼堂。实验室没有家具怎么办？汤独新和李贵真自己设计了适合于看显微镜的有梯形桌面的实验台，配上特定高度的坐凳，画好草图，交人去做。没有实验设备怎么办？到旧货摊上去淘；到照相馆买旧底板，裁开代替载玻片；松香明胶可以封片；小酒杯代替染色缸，他们还淘到了一台 Leitz 旧显微镜，大家如获至宝。那标本哪里来呢？他们跑遍了贵阳周围的山山水水，团藻、丰年鱼(虫)和淡水海绵，过去只在课本上见过，而现在竟是大自然里的活生物！在他们的努力之下，生物学成为第一门开出实验课的课程。[78]

化学科的老师们也是好讯连连。他们在流亡人员中物色到一位吹玻璃的能手，所有化学实验需要的玻璃器皿，包括复杂的蒸馏管，都一批批神奇地吹出来了。在 1938 年 10 月全省手工艺品展览会上，贵医自制的多件化学器皿荣获金质奖章。[79]汤佩松和严仁荫在离开武汉时订购了一批盐酸，托长江轮运至重庆，再转运到贵阳。可是快开学了，还不见盐酸的影子。一天，李宗瀛[80]在当地报纸上读到一则广告，"盐酸，零售批发皆可。"他马上把好消息告诉汤、严二位，3 人兴冲冲地赶去，指着广告要买盐酸。店主慢吞吞地放下手中的水烟筒，去里间捧出一个大玻璃缸——竟是贵州独山特产的"独山盐酸咸菜"！幸亏这个笑话没发酸，就在开学前，从武汉购得的盐酸终于运到了。[81]

1938 年 6 月 1 日，贵阳医学院在阳明路两广会馆正式开学，春秋两季入学，9 个年级同时开课，连同 10 月开课的医事职业科(内分护士班及助产士班)，15 个班级，学生 303 人。[82]

三、开学

新生生活的一切都是新鲜的。贵医首届医学生沈士弼写道:"初到贵阳印象最深的是河水清清的南明河。它弯弯曲曲地绕城而过,两岸高大的水车不分昼夜地灌溉农田,构成古老筑城的一条美丽的风景线。[83]"男生宿舍三圣宫紧邻南明河,同学们常在河里游泳,刘素嫱同学还在1938年举行的南明河杨柳湾的游泳比赛中荣获冠军。贵阳医学院第一届的300余位新生来自全国49所学校,[84]操着各地的方言,响亮的北京话、稍低的东北腔、还有江南的阿侬软语及带有粗犷三字经的广东话。[85]他们大多是失学的医学生,也有燕京大学的医预学生[86]和合格的高中生,还有同堂学医的师生四人。[87]在等待筹备校舍的时间里,几位老师把他们组织起来进行"野外救护"训练,同学们穿着灰布制服,列队操练。返回的路上,师生们一路高歌,"打回老家去"、"松花江上"、"大刀向鬼子头上砍去",[88]南腔北调的歌声里透着昂扬的朝气。

在6月1日的新生欢迎会上,李宗恩上台致词。他说,贵阳医学院负有两个使命,一个是永久的,即"……替西南各省造就一批医事人才,普遍地分布到西南各省,尤其是西南各省的农村中去,为建设新的西南,尽我们最大的能力"[89];另一个是临时性的,即"救济沦陷区医学生之学业","使他们能够继续求学,不至中辍。……在一定的期间内,成为有用的人才,参加到前方后方去,以他们所学的,来替国家尽一部分国民的天职。"然后,李宗恩向大家提出了三个要求、守纪律、勤俭和本地化;并陈述了面临的三个困难,简陋的条件、交通运输迟缓和经济的拮据。最后他说:

> 今天起,我们应该知道,我们是要从无中创造有,要在荒地上开辟出新园地。在这创作时间中,我们每个人都是主要的一份子,我们绝对不容许在我们之间有院方和学生的明显划

线，认为学校是院方的，要知道学院是我们大家的，我们大家是属于这一个有机体的。只有全体努力，才能使学院蒸蒸日上。以后学院的扩大发展和成功，就是我们每个人的胜利，我们每一个人的光荣。

几个月前破烂不堪的三圣宫、华严寺和两广会馆整修一新，虽然一切如此简陋，上课连课本都没有，但是他们终于可以继续自己的医学学业了。所有公医学生[90]免交学费、膳宿费(包括体育费、图书费、实验费及其他类似费用)，而且，他们还有协和医学院的好老师。开学后，李宗恩和医科的 80 多个新生分组见面，询问每个同学的家庭情况，为什么学医，有什么困难。后来何晋和孩子们来了，他就请学生们到家里见面。这一良好传统一直延续到他 1947 年离开贵医。[91] 另外，贵阳医学院采用导师制，"导师负责受导学生生活指导之则；学生操行成绩亦分别由负责导师根据本人之观察并收集其他来源之材料酌定"。[92] 贵医的导师制与协和的导师制相似，即导师都由各系的教授兼职担任；但又不尽相同，协和的导师只管学生的研究题目和学业，而贵医的导师除此之外，还要操心学生的生活、帮他们解决困难。正是贵医导师对学生们在生活上的关顾，给了这些从战区到贵阳求学无家可归的年轻学子莫大的安慰。

尽管贵医创建时的条件十分艰苦，李宗恩的办学态度没有半点敷衍，他认为："医师业务关系人命，训练决不能苟且。一个合格的医师，至少在学识经验与技术上都要符合起码的要求，但这起码的要求，决不能在短期内做到。如果匆匆了事，训练马虎，所培养出来的医师，大多学识短浅，经验缺乏，技术低下，则其可能给予社会的危险，真不堪想像。"[93] 贵医创始人采用了六年学制：三年前期，两年后期，一年临床实习。[94] 在战时，贵医的六年学制相当于协和的八年学制,⁹⁵ 主要不同是将协和的三年医预和两年前期整合成三年前期；而后期临床实习的时间完全相同。为了弥补因战争而失去的宝贵时间，贵医在创建初期还取消了寒暑假，用 16 个月完成了四个学期的课程,⁹⁶ 不过那时即使有假期，对无家可归、身无分文的学生也毫无意义。

贵医还做了连协和在内的所有中国医学院校不曾做的事——开办医事职业科：护士科、助产科和卫生工程专修科。李宗恩认为，

> 本来医师、助产士、和护士，是密切关系的。过去分别办理，训练医师的是医学校，训练助产士的是助产学校，训练护士的是护士学校，不特糜耗经费、师资，而且道不为谋，彼此牵掣，以致设施上发生了不少的纠纷和障碍。本学院打破此种篱障，使医学教育系统融汇一体，这是中国医学教育上一大改进，以后对提高西南卫生建设上，尤其有不少便利。⁹⁷

贵医对医学教育的改革还不仅于此，他们首次在医学院增设人文科。主持贵医人文科的是刚从奥地利也纳大学获哲学博士学位归国的洪士希先生。据闻他自幼在梁启超家中长大，由梁任公亲自督导，可谓学遍中西经典。洪先生除教授哲学外，还兼教医事职业科的社会学课程。⁹⁸ 李宗恩认为：

> 中国的大学教育，一向就是注重技术知识的灌输，而对于学生整个人格的建立，治学治世治人的良好态度的养成，常常忽略。尤其医学教育更是如此。⁹⁹
>
> 过去之医学教育，对于医学与社会以及其他科学之关系，难免缺乏较深之认识，故医学教育欲造就完善之医学人材，适于社会应用以及专门学理研究，在医学院中实有设立"人文科"之必要。¹⁰⁰

李宗恩认为医学生应该有一个"生理、心理、精神三方面的健全

生活"[101]，因此一向支持学生的社团活动。他在贵医青年会的成立大会上致辞，谈及信仰可以帮助人类"在这个浩浩不可测的宇宙中得到一个坚定不移的人生态度，使他可以努力为人类服务"[102]。几位同学组织了科学研讨会，后来又出版了《学艺》，李宗恩在发刊词中写到：

> 因为学术工作最要紧的是求真，所以关于学术的文字，最要紧的是把学问上的真理切实表达出来。学术文能够诚诚恳恳的求"真切"。如果斤斤于文字的美，结果不免是求美失真，反为不美。即以"通俗化"这种功夫来说，也不可以忽略了"真"。我们要使真理普及给一般人，决不可以为着"通俗"而混淆了，甚至于歪曲了真理。学术文字的通俗化是很不容易的技术，非对于真理有透澈的了解，是办不到的。我们千万不好放松了求"真"的功夫，千万不好小看了"通俗化"的技术。小有才的耍笔杆的朋友，是不容易写出"美"的学术文、"通俗化"的学术文的。[103]

开学两个月后，李贵真老师的未婚夫金大雄老师从重庆来到贵医，开始在病理科工作。8月10日，两位新人在大西门外的同乐社举行隆重而简朴的婚礼。李宗恩作主婚人，侯宝璋为女方家长，卫生署长金宝善为男方家长，朱章赓为介绍人。这是贵医的第一个婚礼，大家都兴致勃勃地来道喜。李宗恩在婚礼上致词：

> 金先生和李女士都是贵阳医学院的同事，过去又是齐鲁医学院的同学，而他们俩都最喜欢研究寄生虫学，真是志同道合。现在又进一步到共同的生活，或者我们可以说互相寄生的生活，他们将来的快乐是有很大把握的。金先生对李女士是应当远远的爱护，保护她，可是亦不必一定要怕她。李女士对于金先生要时时刻刻的照应他，鼓励他，可是亦不一定要统治他。我们今天庆祝你们的爱的收获，祝将来生活美满。[104]

贵阳医学院于抗战的炮火中诞生，李宗恩和师生们在"荒地"上安下了家。

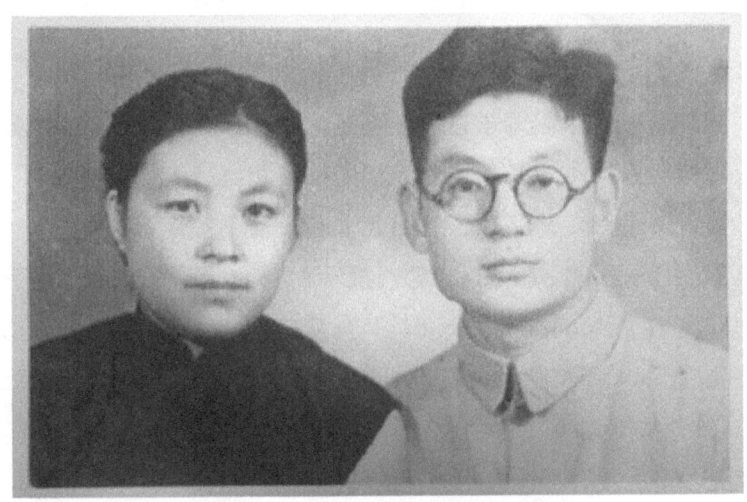

李贵真、金大雄，1938年结婚照

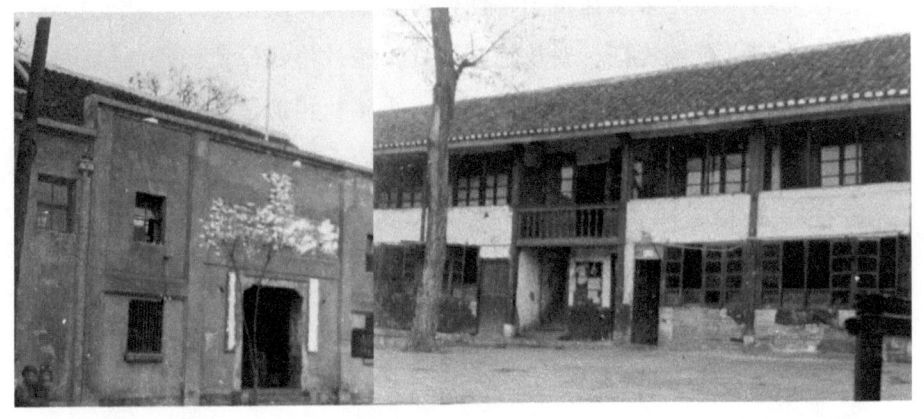

贵医附属医院创建初期两广会馆院址，大门外(左)，院内(右)

第三章 创建贵阳医学院(1937–1946)

3.3 坚守贵州十年

诚于己,忠于群,敬往思来。

贵阳医学院校训,1938年

一、自力更生

国立贵阳医学院开学以后,随着武汉和广州相继失守,外省来贵阳避难的人日见增多。这个一年前枯寂和沉静的偏僻省城,开始有了繁荣的景象:马路上各省的大卡车日夜不停地来来往往,人行道上服装华丽的摩登女子与丈夫挽臂而行,连贵阳人也见怪不怪了,只说:"近来的洋难民真多!"[105] 自从曾任《大公报》社长的实业家吴鼎昌于1937年11月就任贵州省政府主席以来,各项政令频繁发布,包括"禁绝烟毒,打倒懒鬼",鸦片烟鬼也已不多见了,而且天甫破晓,路上便有了行人,城市的精神面貌大为改观。[106]

但是外来人口剧增,也给来此地谋生活的人带来了诸多不便。以住为例,如无亲友在贵阳,住处极为难寻,要租房子,就要忍气吞声地被房东敲竹杠;要找临时住处,旅社价钱昂贵,每间至少在一天一元以上,比战前的南京还贵,小旅社稍似便宜,但很污脏,吸人血的臭虫闹的人睡不安枕。贵医的很多老师们住在院前街的"中央饭店"。这个听上去很高级的饭店,实际上是一座三进的小平房,每进中间是过堂,左右两边是隔成前后间的跨间。[107] 何晋和孩子们还没来,李宗恩就在更简陋些的"南方旅社"租了一个房间,里面堆满了陈旧的家具,光线黯淡,[108] 他每天在贵医从早到晚地忙碌,对此也就满足了。

同学们的宿舍在南明河畔的两座大庙——三圣宫和华严寺,庙里的大殿中央是饭厅,两侧的"宿舍"中摆满了双层木床。[109] 条件虽然简陋，这些身无分文的流亡学生，总算有了一个归宿。伙食费由学生自己管理。高年级同学的功课紧，"伙食管理员"多由低年级同学轮流担任。李宗恩在每位管理员上任之前，都请他们到院长办公室来，嘱咐他们先要买好一个月的米，再批给一个月的伙食费。管理员每几天到菜场买菜，交给伙房师傅去做饭。[110] 大部分同学都计划经济，每餐少许盐水豆芽、蚕豆、稀饭或青菜糙米饭，就连"只见萝卜不见肉"的荤菜，每周也只有一次。[111] 有时候同学们实在馋了，就到老师家去"打牙祭"，李贵真和金大雄老师的家是同学们最喜欢的去处[112]。不尽人意的事也偶有发生。一次轮到一位高度近视的余同学当管理员，他缺乏经验，又因学习吃紧，投入劳务不多，害得大家在大年三十的数日内一日三餐红薯稀饭。[113]

衣食住行尚可将就，学医用的设备和标本绝不能凑合。为了保证教学质量，老师们到安顺军医学校借来了生理学实验用的记纹鼓，从中央实验院借来了显微镜。借不到的就自力更生。生物系的林绍文、汤独新和李贵真老师，周日经常去采集生物标本，走遍了黔灵山、六冲关、东山、南明河、水口寺……汤独新研究淡水鱼分类，鱼类标本不容易采到，他就逛菜市，看到稀有的鱼类就用自己的钱买回来制成标本。后来空袭频繁，他就将这些"宝贝"装进洋铁箱，埋在地下。在他精心保存的标本里，居然有一个新鱼种，后来还在 Lingnan Science Journal 发表。[114] 生物标本制作好了可以反复使用，解剖用的尸体就不行了。快开学了，解剖课需要用的尸体还没着落。那年陕西大旱，饿殍遍野，李宗恩联系飞机，由贾魁教务长去陕西空运来了两具饿殍，解了燃眉之急。[115] 解剖系主任尹觉民教授是制作解剖标本的高手，做的内耳标本堪与德国教科书上的媲美。[116] 他领着师生们到郊外荒冢拾露骨，用镊子剔除骨头上剩余的软组织后，给每个学生都制作了一套骨骼标本。[117] 那时还没有电灯，连煤油灯也是后来才有，只有菜油灯，学校每周给每间房发一盏灯的油。[118] 王荣增同学把骨骼标本放在自己的床下，晚上熄灯后继续复习，久而久之，练就了"一摸而知"的本领。[119] 15个班都需要上课，教室十分紧张，解剖课就在院子里上，老师把骨骼标本挂到树上讲解，同学们席地而坐。[120] 就这样，师长们诲人不倦，学生们埋头力学，贵医从无到有。

贵医在战火之中白手起家，教材和图书也很匮乏。最初，除了物理课用萨本栋的教材，其他课都没有课本，全看老师的本事。这也让学生们有机会见识了贵医名师们的真才实学。比如，林绍文曾任厦门大学和山东大学生物系教授兼主任。他讲课生动，又有条理，黑板图画得又快又准确，随讲随画，听他一堂课不仅获得知识，而且是一种难得的享受。[121] 讲局部解剖的沈克非医生[122]是中央医院院长兼外科主任，上课时只有红、黄、蓝、白四色的粉笔和一杯开水，他却可以2-3节课连续讲下来不休息。他用板书把动静脉、神经、肌肉画得层次分明，生动风趣，硬把死的解剖学给讲活了，学生大开眼界。[123] 李宗恩负责讲热带病，他的普通话不太流利，但临床经验丰富，内容有趣，话语幽默，学生很爱听他的课。[124] 贵医教授们学识渊博，教学有方，又有协和医学院的班底，"小协和"的美誉很快在流亡学生中流传开来。

可是300多个年轻学生从各沦陷区来到贵医，坐在一起安心学习，并非易事。开学不久，各科课程进行顺利，但是三年级下学期的几个学生对个别老师的讲课不满，向贾魁教务长提意见。贾教务长是协和第二届毕业生，内科教授，来贵医之前还是河北医学院的院长。在筹备开学时，贾教务长付出了很多心血，特别是把300多个程度参差不齐的学生按学历和志愿捋成医科一至五年级 9 个班、医事职业科一至三年级 6 个班,[125] 他更是功不可没。李宗恩作为校长,对他也相当器重。贾教务长有很强的管理能力,但性情耿介,[126] 处理问题的方法比较简单,对于学生的要求,他立即予以驳斥。于是,三年级一些学生宣布罢课,并发动驱逐贾魁的学潮,他们到新生班去讲演,不让他们上课,还组织了纠察队挡在宿舍门口,阻止其他年级的同学去两广会馆上课,闹得人声鼎沸。这一行动引起了很多师生的不满。数学老师赵叔玉对新生说:"国难方殷,有个学习的机会不容易,该好好学习。"[127] 毕业班同学的课程即将结束,学习紧张,大多数同学对闹学潮持反对态度,他们联合起来,冲开纠察队,到两广会馆上课。最后,罢课自行解体。[128]

学潮开始后,院务委员会向教育部发出了紧急报告,最后领头的两个学生被开除学籍。[129] 李宗恩意识到同学中仍存在着的问题,经过深思熟虑后,他向全校师生开诚布公地陈述了自己的看法。他认为,每个人在团体生活中首先应该相互谅解,互相尊重,以"诚"相见,在平等的基础上求大同存小异,以民族利益为一切团体利益的最后归依。

> 我们在一个团体之内,我们就有责任,向着这个团体的目的努力;否则我们就等于背弃了这个团体,我们不配再在这个团体内存在。……我认为,为了人类的进步,团体尽可制裁个人反团体的行动,但绝不能强制他变更自己的思想。而个人方面呢?如自己有一种思想,也应该勇敢的发表,这不但是你的权利,也是你对人类文化的义务。[130]

之后不久,李宗恩写下了国立贵阳医学院校训:"诚于己,忠于群,敬往思来。"并解释如下:"唯能对自己忠实,乃能治事治学;欲

第三章 创建贵阳医学院（1937-1946）

建设合于中国内地政治经济之公医制度，尤须有服务人群的精神。历史教训，故应重视；但我国千余年泥古之恶习，实应纠正。建设新中国，仍应以现在及未来之社会趋势为准则。"[131]

他是这样说的，这样写的，也是这样做的，顺境逆境都如此。

二、"草棚大学"

1939年2月4日是个星期天，贵阳郊外红梅盛开，樊毓麟等十来个同学相约去野游。[132] 大家正准备野餐，忽然警报长鸣，同学们跑上山顶，只见18架飞机列成梯队，直奔城区而去，并丢下很多黑黝黝的东西。紧接着，贵阳城中发出数声巨响，火光冲天，整个十万人口的城市顿时陷入火海烟雾之中。不久，老百姓扶老携幼、肩挑背负纷纷逃出城来。同学们跑向城门，但守城的军警只准出不准进，他们只得由南明河旁的城墙攀爬入城。大火烧到离阳明路校舍只隔一条街之处，[133] 宿舍被炸了一大半，[134] 繁华的大十字一带已被炸成一片瓦砾。民众教育馆的大院子里陈尸数十具，据说警报后防护队正在集合分配任务，炸弹从天而降，队员们全体遇难。这一天，日军掷炸弹、燃烧弹120余枚，烧毁房屋1326栋，炸死521人，伤1526人，财产损失达2500万元余，史称"二四"大轰炸。[135]

贵阳的"二四"大轰炸是日军企图摧毁民国政府抗战意志的空袭行动之一。1939年10月10日国庆日，薛岳将军带领中国军队打赢了第一次长沙会战，这是全民抗战以来，中国军队打的第一个大胜仗，举国振奋，世界瞩目。日军受挫之后暂时难以继续陆地的进攻，便改由空中连番轰炸后方主要城市，特别是战时的陪都重庆。仅1939年11月和12月，日机对川、黔、甘、滇腹地各省乡密集轰炸的次数即达2600余次，出动飞机14000架次，投弹6万枚，炸死平民28000余人，伤31000人，全毁房屋13万8千余幢之多。[136]日军狂轰滥炸的目的不仅在于破坏后方城市，还在于造成人民心理上的恐慌，以达成其威逼国民政府投降的目的。但是，国民政府和中国人民宁死不降。

"二四"大轰炸后，日机频繁轰炸贵阳市区。天气好的日子，贵阳市民早上九点就疏散到城外，下午六点以后才回城，[137]正常生活秩序难以为继。贵医也不能再正常上课了。[138]晴天时，学生带上干粮，两人一组，出城躲警报。沈士彌、王积惇和戴绍墀几个同学喜欢去西门外的松山，坐在松树下满地的松针上读听课笔记。[139]为保护仪器设备，学校还规定，上课用显微镜的同学跑警报时，每人携带一架显微镜。[140]这20架美国显微镜是贵医的命根子。据院史记载：

> 廿七年十月间（贵医）曾向广州孙逸仙博士医学院订购生理学仪器，又向安亚公司订购化学药品仪器，长沙永盛隆玻璃公司订购玻璃仪器，后因广州失陷，长沙大火，均遭遗失。此后在香港订购解剖课器械，化学科药品仪器，并向德商仕德洋行订购之显微镜廿五架，又因欧战爆发，均被阻于途中，去年始另运到美国出品之显微镜廿架，及其他教学设备一小部分，……[141]

1939年夏天，何晋带着三个孩子和家里的老佣人郝妈，历尽千辛万苦，绕道安南（即越南）到达昆明。李宗瀛去昆明接到他们后，搭乘红十字会运送器材的大卡车去贵阳。原本3天的路程，却在崎岖的滇黔公路上整整颠簸了7天，在分别了两年之后，李宗恩与家人终于在贵阳团聚了。[142]但刚一安顿下来，他们就开始跑警报。郝妈是随何晋来李家的"陪嫁"，三个男孩儿都是她带大的，在李家做了40余年。她长长的脸，有一双缠过的脚，走起路来呈外八字。每次警报一响，何晋就拉着寿晋和寿白往城外防空洞跑，有时一天要跑两三次。这可真难为了郝妈，何晋和两个孩子跑到了城外，郝妈还在城里磨蹭；等她好不容易跑到防空洞，警报已经解除了。[143] 好在贵阳是"天无三日晴"，要不每日折腾，郝妈就真要苦死了。

为防空疏散，保证正常上课，1939年5月15日，教育部批准贵医借用贵州盐务办事处在六广门外盐务新村的一片空地修建临时校舍。[144] 10个月后，19栋草房建成。医科一、二、三年级、卫生工程科一年级搬到新校舍上课。新校舍前竖着两个杉杆支撑着的一块薄板，上面写着"国立贵阳医学院"，两边各有一人高、由网状的篾条连接而成的杉杆框。贵阳土少，草房的泥墙也以杉木支撑，围以篾片。不过，茅草房顶只能避小雨，大雨一来，教室里就要打伞，一片泽国。有一栋草房拟做化学实验室，正当迁入时，竟被暴风吹倒，室内刚搬进的化学仪器都不能用了！[145] 同学们没有地方自修，就在饭厅里自修。为节省资金，每人发凳子一张，上实习，上自修，吃饭，学生们背着凳子到处跑。一年级同学的宿舍在半山腰的大洼和打儿洞，离教室几里山路，晚间自修完了摸黑回去，还要担心土匪打劫，[146] 夜里偶尔还能听到狼嚎。[147] 学校也给老师在山上盖了宿舍。李贵真和金大雄为了上班方便，在附近租了一栋四面透风的土坯房，房子的门窗户壁没有一条是直线，金大雄说这是"曲线美"。[148] 这一片泥墙茅顶的校园，被贵医人戏称为"草棚大学"。

新生刘伍生来到"草棚大学"时，眼前的景象与他想象的国立大学的巨大差距让他很失望。他回忆道：

> 伙食很差，饭里有沙子，菜是清汤寡水的豆芽、菠菜。一些新同学闷闷不乐，愁眉苦脸。……但时间一长，我们观察到一个现象，二三年级高班同学对我们都投以热情友好的目光，还问寒问暖；他们都显得很充实，很自信；他们孜孜勤奋，深

夜宿舍灯火通明，清早又都在教室里读书；在球场上，他们生龙活虎……[149]

确实，学生们在"草棚大学"里紧张而愉快地学习和生活着。离校门不远有一个篮球场，天一晴，同学们不用再跑警报了，他们在课间课后打篮球、排球，在小哲溪里嬉水、游泳。[150]热爱篮球的几位同学还组成了南明篮球队，队长李嘉玉，队员有于世英、廖成群、褚湘荣、王积祜、胡连壁、郑玲才、杨松森等。体育老师张年春当教练，教务处廖伯梅任啦啦队长，每场球赛前出海报宣传，赛时带着同学们加油、唱歌。赛后同学们一起洗澡、吃饭，有时北方同学还自制水饺，这种大家庭式的欢乐气氛让这一群远离家乡的流亡学生难以忘怀。[151]贵医还有歌咏队、口琴队、国剧队和足球队。李宗恩亲自担任歌咏队的名誉队长，林绍文教授担任指挥。[152]歌咏队经常在节日为社会福利和慈善活动募捐演出，还被贵州电台特约每月播出一次，演出"我所爱的大中华"、"振兴中华"等歌曲。口琴队在广播电台演出的"比翼鸟"、"蝴蝶夫人"[153]等也成为保留节目。1939年12月7日，李宗恩搭乘红十字会便车赴昆明，11日换乘快车赴河内，转由海防搭海轮，几天后抵香港。在香港的17天里，他为贵医购置设备、检定货品、委托代理人、安排运输，并在经过昆明时与法领馆接洽，说服他们同意放行扣在海防的六箱德国物资。百忙之中，李宗恩没忘记用节约下来的院长办公费在香港给口琴队买回重音及低音口琴。[154]贵医响应政府的号召，为抗战捐赠购买飞机的款项，[155]话剧队也为募捐公演"为祖国飞行"。李宗恩认为，贵医让医学根植于西南的关键是赢得贫困、落后的社会对它的了解、信赖和接受。他请宗瀛和宗藁写了剧本"叔叔的成功"，由医科和护士班的学生在学校首演，当他和何晋也作为群众演员走上台时，简陋的礼堂里响起了师生们热烈的掌声。[156]

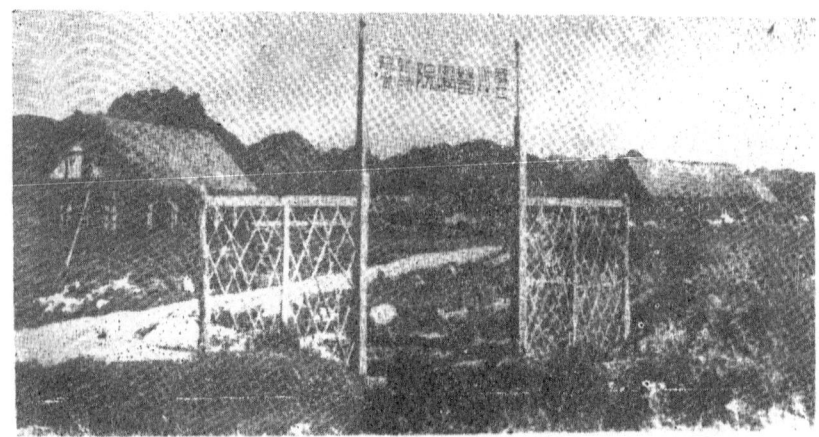

创建初期六广门外临时校舍大门（一九三九年）

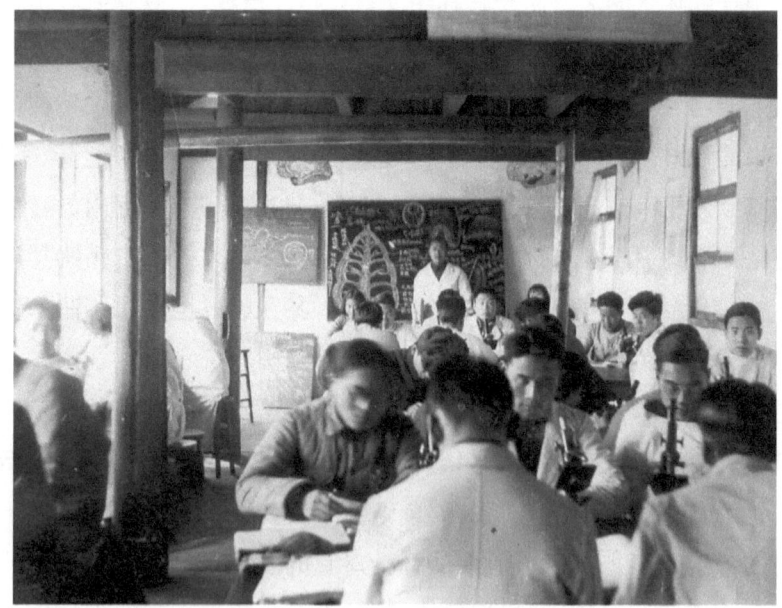

贵医学生在上组织学课

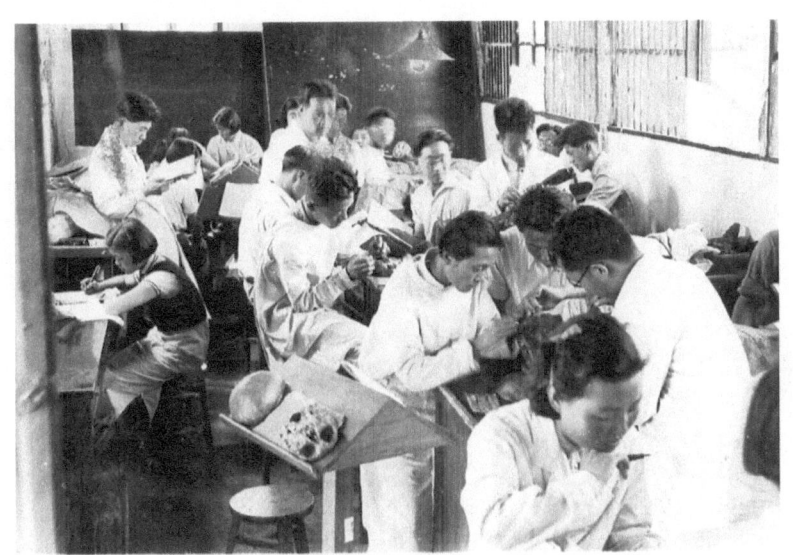

贵医学生在上自习课

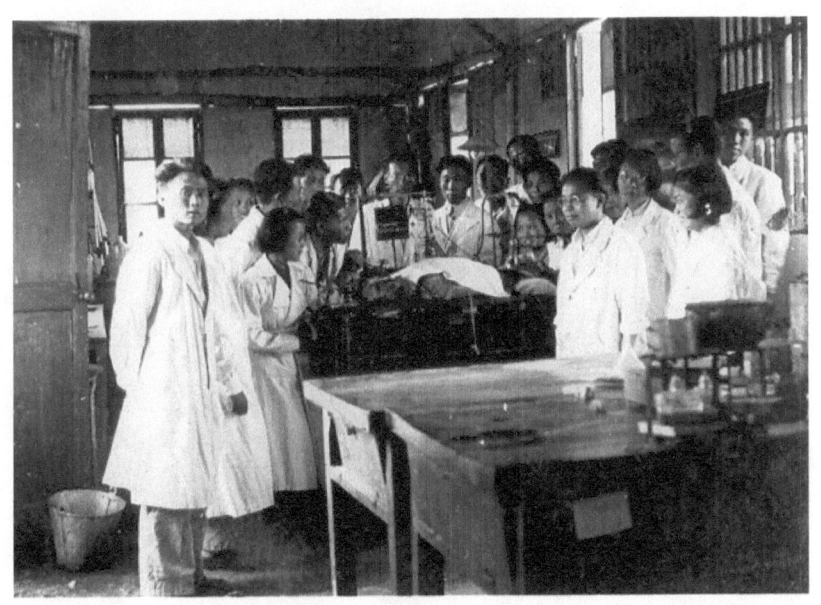

贵医学生在"草棚大学"上解剖课

第三章 创建贵阳医学院（1937–1946）

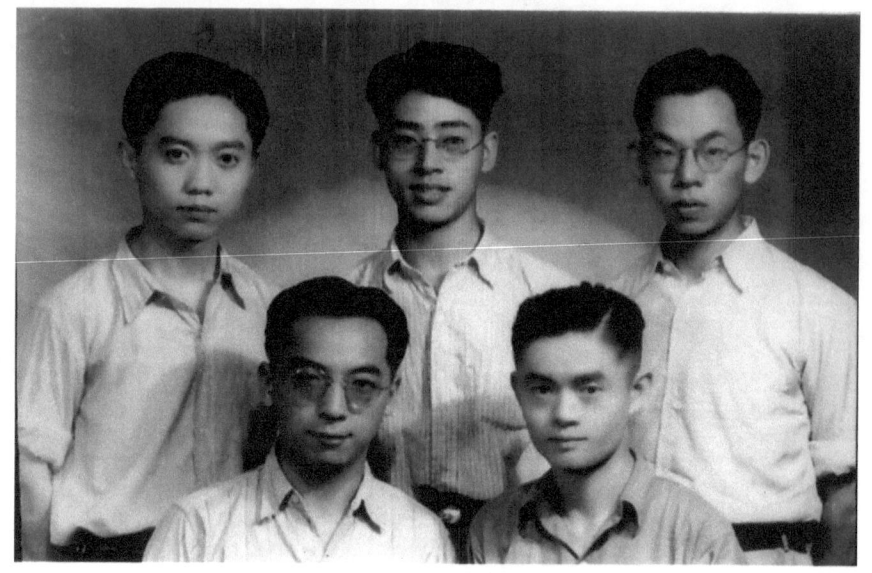

前排左：姬子卿、时钟孚
后排左：雷崇熙、刘伍生、鲍镇美

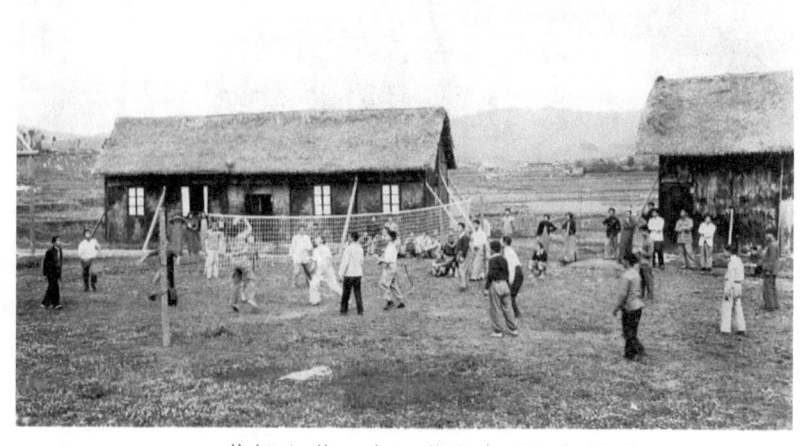

草棚大学：贵医学生在课间打排球

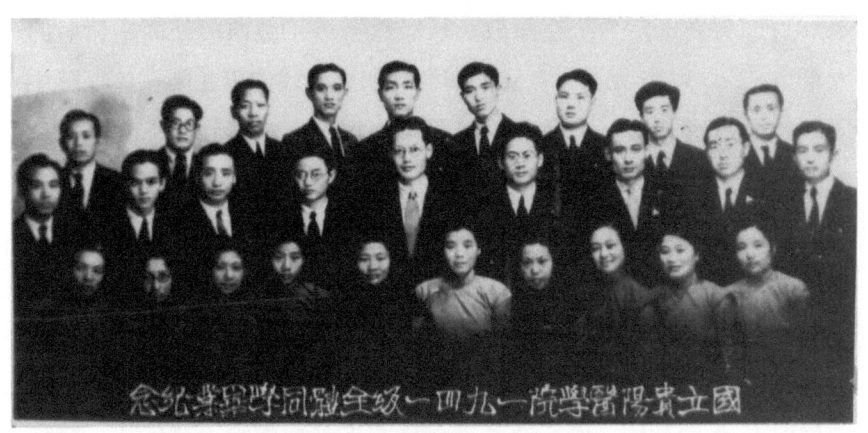

国立贵阳医学院1941级同学毕业照

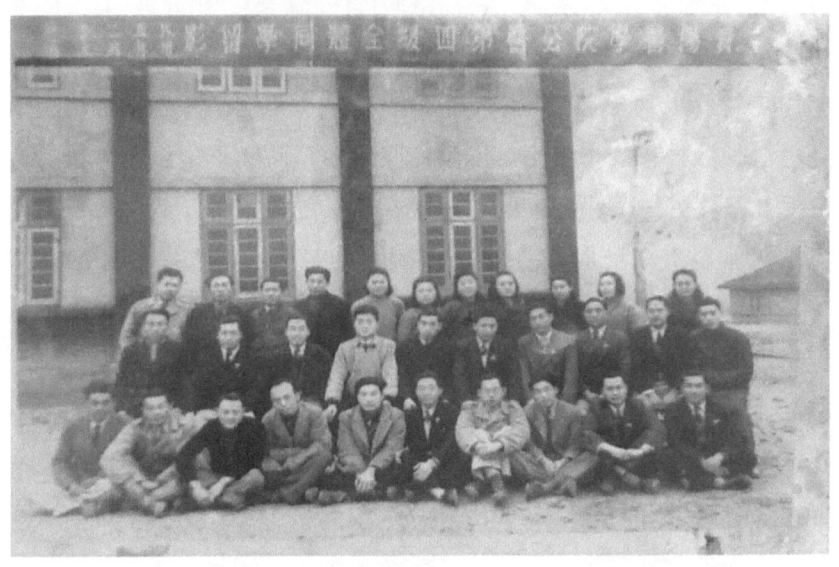

国立贵阳医学院公医第四级全体同学合影，1943年

第三章 创建贵阳医学院（1937–1946）

三、毕业典礼

1939 年底，高年级同学已经进入毕业前的临床实习阶段。二四轰炸后，省立医院为防空疏散，从城里搬进了威西门外两座新盖的大草房。[157] 1940 年元月 17 日，李贵真和金大雄的重儿就在这里降生了，她是贵医的第一个婴儿。何晋看到这个红红胖胖的小女孩，喜欢的不行，立即请求认个干女儿。[158] 办好一个医学院，一个供学生实习的附属医院至关重要。[159] 1940 年贵医第一次放暑假，李宗恩和几位临床老师却没有休息，他们在两广会馆和三圣宫之间的花园水榭忙了一个夏天，为后期同学上临床课筹备了一个临时门诊部，[160] 又将门前城墙拆穿，佈成石级，以利空袭时疏散。9 月 16 日开学时，门诊部同时开诊。不久，又开设了一个只有十张病床却十分规范、包括各科的"住院部"。李宗恩[161]和杨济时(首任院长)、杨静波(第二任院长)、王季午(院务主任)等苦心经营，两年后(1942年)病床增至53张，年住院病人 931 人，门诊人数达 32923 人。[162] 长沙大火后，湘雅医学院也从长沙转移到了贵阳。湘雅的张孝骞院长和李宗恩在协和内科时就是很要好的同事，湘雅和贵医在随后的几年中，共享师资和设备，患难与共。此时沈克非已带领中央医院从南京迁到贵阳南门外，林可胜领导的红十字会救援总队和战时医疗人员训练所也已搬到贵阳郊区的图云关，众多医学精英云集在群山环抱的贵阳，使这座名不经传的山城，成为大西南、以致全中国抗战时期的医学中心。在抗战艰苦的环境中，这些医学大师们也为贵医学生创造了难得的学习机会！

贵医的学籍制度十分严格，学科成绩不满60分，补考后仍不及格者需重修。学期成绩[163]不满60分留级，连续留级两年者退学。首届医学毕业班开学时有80多人，最后获得学位的仅26人。学生们经过前期的严格训练，终于进入后期学习，开始同病人接触，有了将所学的知识运用到实践中的机会。但他们很快发现，后期的学习和实习不但同样严格，而且还很辛苦。贵医的内科主任杨济时是协和1926年毕业生，到贵医前曾是南京中央医院任内科主任和湘雅医学院内科教授。[164]他给学生上内科的第一节课时，先在黑板上写了："病人≠病+人"几个大字，然后他解释说，"人在生病以后，在身体上和心理上都有很多变化。"[165]实习生采问病史、体格检查，都在老师的陪同下进行，并在教学查房中进行典型体征示范。书写病历是医师的基本功，每个实习生必须在分得病例之后的12-24小时内写好完整病例，交给指导教授审阅，对字迹潦草、词句不通、询问的病史或体检不系统全面的，均一一指出，要求学生改正重写。实习医生24小时值班制，不论收多少病人，也不论病人在什么时候入院，实习生必须在第二天早上8点查房前，写好完整病历及完成三大常规化验。这种严格的训练，为成为临床医生打下了坚实的基础。

像协和医学院一样，贵医内科对每个实习生分管的病人，实行一日三查制，晚上总住院医师查，中午由住院医师查，上午由主治医生查；还有每周一次的内科大查房。[166]为了照顾医生的威信和病人的隐私，查房时一律用英文。[167]平时贵医老师上课、指导实习、同学做笔记以及写病历大多用英文，现在又有了一个说的机会。[168]每次大查房之前，实习医生们早晨3、4点就开始做自己经管的病人和半夜收入院病人的血、尿、粪常规，完成住院病史书写。[169]如果病人被诊断为疟疾或回归热，杨济时还要求必须在血涂片上找到疟原虫或螺旋体，以便让主任查实。[170]何志贞对在煤油灯下看显微镜的情景难以忘怀。一次，她用显微镜在一位脑膜炎昏迷病人的脊液里找到了脑膜炎双球菌，可杨主任查房说是混合型脑膜炎，结果她花了六小时，终于在镜下找到T、B菌！[171] 每个月，病理科与省立医院共同举办一次临床病理解剖讨论会。[172] 轮流主持的内科名师有：张孝骞、李宗恩、杨济时和吴执中，[173] 后来还有王季午，即使是在战后，这也是全中国最强的内科阵容。每逢杨济时和李宗恩主持时，来听讲的人最多，有很多远道而来的外院医生，专为聆听疑难病例的讨论。[174] 这一贵医首创的医学理论结合临床实践的教学方式，领先了后来胡正详医生在协和医学院举办的临床病理解剖讨论会整整10年！

外科的实习也不含糊，一丝不苟，紧张有序。外科主任杨静波1931年从协和医学院毕业，留校在外科任教。袁印光[175]和朱懋根也都是协和毕业生，特约外科教授沈克非曾在协和工作过三年。毕业后选择外科专业的胡连垩回忆道："刚入病房，工作生疏，非常吃力，常忙到午夜，清早起床换药，包扎切口，写病历，病情纪录，准备上级查房，紧张而有乐趣。"[176] 同学们平时在病房辛劳，遇有紧急情况，当仁不让，大显身手。"二四大轰炸"后，大批伤员被抬到省立医院，需要抢救，在其他医护人员没有赶来之前，娄瘦平医生和实习生杨洁泉马上开始抢救，清创、消毒、包扎、止血、缝合伤口、夹板固定骨折，忙了一天才休息、吃饭。这是杨洁泉做实习医师参加的第一次手术。[177] 在实习期间，杨洁泉和陈迎汉同学还跟随杨静波主任给张学良将军做了阑尾手术，[178] 二人后来都成为优秀的外科医生。[179] 很多贵医同学在毕业后参加了红十字会救护总队和远征军，在抗日的战场上救死扶伤。[180]

1940年2月2日晚七时半，国立贵阳医学院首届毕业典礼在静思楼举行。校门扎松柏彩牌，会场庄严肃穆，两边对联上写着"毕业即始业祝诸君鹏程万里"，"新生继旧生看吾校异彩长留"。[181] 省主席吴鼎昌、大夏大学校长王伯群和湘雅医学院院长张孝骞等百余[182]贵宾到会后，53名毕业生在乐声中鱼贯入场，26名医科毕业生身穿黑色中山装，医士职业科的护士16人和助产士11人着白色制服，男教师着深色中山装或西装，女老师着旗袍。首先，李宗恩院长致辞：

> ……求学办事仅仅有科学的态度还是不够的，如果没有一种动力，所谓成就与进步还是没有把握的。这种动力必须有健全而有意义的精神生活的人才有。在西洋社会，宗教信仰是人们健全精神的基础。有人说，主义信仰也可以…我以为，一个人能够有一种固定的事业欲，也可以使他的精神生活达到健全而有意义的境地；因为他…必然是意志坚定的，…能够不惜牺牲，为他的事业向前作艰苦的奋斗，像有宗教信仰或者主义信仰的人一样。这样的人，他一定能够从他的事业中得到满足，得到他特有的乐趣，他活一天觉得有一天的意义，他的心境永远是乐观而积极的。[183]

随后，由医科毕业生与职业科毕业生分别宣誓：

> 余本至诚宣誓：自兹为始，愿在医界服务，敦砺职业道德，慈济为怀，不炫名利，恪遵国法，勤求真理，效忠民族，造福人类，倘有背誓行为，愿受处分及社会制裁，谨誓。

四、克坚图存

1938年底，李宗恩作为远东热带病学会华北支会秘书，代表中国出席在越南河内召开的第十次远东热带病学会议。[184]在200余篇论文中，有10余篇来自贵医。此后，李宗恩视民族的存亡高于自己的医学研究事业，在年富力强、事业顶峰时期，改行从事医学教育，在贵医坚守了10年。

中期抗战开始后，后方生活日渐艰难困顿，5000多万人逃到大后方，给原本落后于沿海城市的后方14省，造成了巨大的压力。[185] 1939年深秋，贵阳突发霍乱，传染迅速，死亡众多。贵医责无旁贷，停课急救病患。贵阳百姓饮南明河之水，为切断病源，贵医学生在码头上看守，凡从河中挑上来的水，在水桶中加入一小包消毒粉。这个简单有效的预防措施，起初却遭到挑水工人的拒绝，说："霍乱都是你们外地人造成的"。学生耐心解释霍乱的病因和急救方法。后来市民见到患者到医院打针急救后立即见效，而不治者即死亡，方知学生是为了救人而消毒，并非为害人而下毒的。[186] 1942年暑假，贵阳又流行霍乱，贵医和湘雅各派四年级的六位同学，[187] 借用一所小学校舍，板凳木板当成床，组建了临时霍乱医院。贵医的高学勤主治大夫主持，两校的几位医生协助，同学们边干边学，日夜抢救病人，在药物用完后，用蒸馏过的自来水加氯化钠、苏打粉制成生理盐水给病人输液。经过了一个多月的苦战，疫情终于得到了控制。[188] 同学们在防疫中得到了锻炼，贵医在当地的卫生防疫中开始发挥作用。

李宗恩在贵医工作期间，用"日理万机"来形容并不为过。从小事说起，他有很多社会兼职，寿复和寿晋考进周诒春先生[189]在花溪创办的清华中学，他受邀当校董。[190] 后来寿白没考上这所"名校"，就上了贵阳的一所中学。[191] 周先生和李宗恩是忘年之交，他在协和任董事长时就熟识这个晚辈，二人于贵州再聚，周先生在生活和事业上给予李宗恩莫大的帮助。何晋母子来贵阳时，周先生把他脚下的住房让给了李宗恩一家人居住。周先生去重庆参加教育部会议期间，请李宗恩代理中华万国红十字会会长一职。[192] 此外，李宗恩还是医学教育委员会委员[193]、中英庚款医药组主任委员[194]、儿童保育会组委会主任委员、贵州省第二届小学幼童军及中学童子军教练员鉴定委员会委员及伤病之友社理事[195]。他认为，贵医要在贵州扎根，就应该服务于社会。对频繁的会议和各种讲演的邀请，他尽力而为，有求必应，如和中学生座谈学习科学的条件,[196] 和中学教师谈学生选择医科前应有的认识。[197]

不过，也有一些事让他不快。贵医在贵州档案馆保存的档案里，有一份空白的国民党入党申请书。[198] 按规定，只有国民党员可成为大学校长，第三次全国教育会议之后，李宗恩收到了陈立夫[199]和朱家骅[200]的来信，说已经为他办了手续，并寄来了党证。[201] 为了贵医的生计，他咽下了自己的委屈。汤佩松去西南联大后，教育部派来了一位训导主任王成椿，不愉快的事情随之而来。王成椿监视学生的活动，动不动就以停发奖学金、留级和开除相威胁[202]，一些同学对此不满而转学[203]。他还向国民党打小报告，并告诉李宗恩哪些学生是共产党。李宗恩回答他："不管他是共产党也好，国民党也好，凡是好好念书的都是好学生。"[204] 王成椿哪里懂得，培养这些在战乱中坚持学业的年轻学子，正是李宗恩坚持在贫穷落后的贵州工作 10 年的动力。贵医的学生们对此心存感激，如罗克聪在李宗恩几年后离开贵医时写的一首《李院长师尊的去思》中所言："他有一群未出林的新笋；有一群毛未干翅未硬的幼雏，现在正徘徊在大西南的后方——贵阳。"[205]

李宗恩为贵医办了几件大事。一个现代化医学院必须有自己的教学医院，他为此倾注了 8 年的心血，从一开始与省立医院合作，到利用第一个暑假在两广会馆自设临时门诊部，又在 1941 年 7 月，将临时门诊部扩大和充实为最初只有 10 张床的贵医附属医院。但医院的附属医院并没有单独的经费，只能自给自足。[206] 这即使是在平时也需要大量的资金，何况是在抗战最艰苦的相持阶段。在通货膨胀、物资紧缺的情况下，贵医附院在创建后一直"经费支绌，每日开支不易"[207]。李宗恩呼吁贵州各界捐助，为附院添置病床。他还向洛

第三章 创建贵阳医学院（1937—1946）

氏基金会申请资助，声明在撤退到后方的五所医学院校中，只有贵阳医学院在战后会留下来，继续为中国西南地区培养医学人才。[208] 获得了基金会的资助后，贵医在太慈桥新校址建成"罗公楼"一栋，作为外科病房，又另建三栋平房，病床已经增加到73张。[209]

一个医学院必须有属于自己的校址，才有发展的可能。贵医一成立，李宗恩就向贵州省政府请求拨定一处永久校址。[210] 1940年，教育部长陈立夫来贵阳，勘定贵阳市南郊太慈桥的170亩地，作为贵医正式的永久院址。[211] 之后几年里，李宗恩在通货膨胀，经费不足，但必须保障学校的正常运行和教职员工的生活所需的前提下，四处筹资、设计招标，为国立贵阳医学院兴建了一座"朴素、美观、实用"的永久校舍。1944年秋开学，前期学生们终于高高兴兴地从"草棚大学"迁入新校舍。

但是，又一场灾难降临了。

1941年底，珍珠港事变后，太平洋战争爆发，美国对德、意、日宣战，战局慢慢开始扭转。但是，日本对中国的经济封锁和英美的"重欧轻亚"战略，使本来就在苦苦支撑的民国经济开始崩盘，大后方物价飞涨，百姓的生活越发艰难。1944年4月，日军孤投一掷，发动了对华的"1号作战"[212]。11月，国军在桂柳会战失利，日军沿黔贵铁路北犯，到了距贵阳仅60公里的独山。贵医被命迁往重庆歌乐山。学生骆炳煌回忆道：

> 在动身的那一天早晨（十二月七日），大家齐集在附院门前空地里，天气是阴沉的，寒峻的北风，吹得附院的房屋在战栗，也吹去了人们心头的温暖，我们诚有说不出的悲凉和凄清。院长在一个简单的演说以后，哽咽着喉咙，留着眼泪，颤抖着声音说道："我们来唱——唱一个校歌"，全场已经泣不成声，姜蓝章大夫哭着说："我十几年没有哭过，这是第一

遭。"我们并不恐惧日本人的凶暴，我们也不考虑到个人的安全，我们所以痛哭是唯恐贵医——这刚长成的嫩芽——会经不住狂风暴雨，而枯零凋萎!"[213]

贵医的校歌在寒风中回荡：

> 我武威扬，国势方张，吾校应运，设于贵阳。
>
> 发扬民族文化，树立科学信仰，适应时代需要，责任在吾党。
>
> 推行公医制度，保障边民健康，适应地方需要，责任在吾党。
>
> 敦砺学行，诚为实，服务人群，'忠'是尚，展思将来，敬念既往，谆谆校训，毋忘毋忘!

李宗恩把医院的器材和教学设备安排装车运到离贵阳三十里的一个小村落隐蔽好,[214] 让何晋带着寿晋、寿白到毕节亲戚家避难，又让寿复和刘占鳌护送几位妇孺找便车走西路向重庆进发。学校的370名师生员工各自想办法找车，没有办法的160名学生和教职员工由教务长金大雄带领步行,[215] 李宗恩将自己黄包车的两个轮盘拆下来，给同学们拖行李用。他放心不下贵医的新校舍，和同样送走了学生的国立湘雅医学院张孝骞院长一起留守贵阳。[216] 师生们在崎岖的山路上步行了十几天到达遵义后，得到孙元良的29军在独山击退了日军[217]的消息。虽然贵阳的危机终于被解除了，但日军撤退后，贵阳城中一下子涌进了大批的军队和难民，物价飙升至重庆的三倍之多，谣传春季将发生粮荒,[218] 加之校舍和师生宿舍进驻了军队，返校仍无可能。不得已，学校发给每个同学一块大洋，坐"黄鱼"[219]到重庆歌乐山，和国立上海医学院一起上课住宿。安顿好后，前期学生和上医一起，于1月22日在简易的校舍里开始上课。

这种"寄人篱下"的日子，又多了一些艰苦。但是，陪都重庆也

第三章 创建贵阳医学院（1937-1946）

有惊喜，如在歌乐山拥挤的宿舍里，每天早上从门缝里收到的免费《新华日报》，还有同学们床下长出的小竹笋![220]

最大的惊喜是，1945年8月15日，日本无条件投降了！

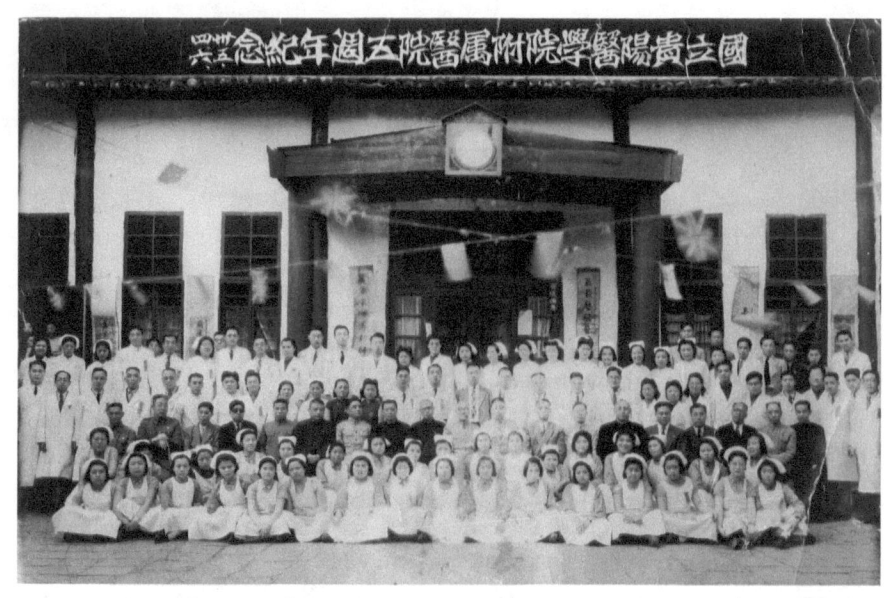

贵医附属医院成立五周年合影，1946年

[1] 1930 年 5 月至 11 月，蒋介石与阎锡山、冯玉祥、李宗仁等在河南、山东、安徽等省发生军阀混战，参战军队达 140 万，伤亡人数达 30 万，以蒋介石胜利告终。因为这次战争主要在中原地区进行，所以称为"中原大战"。

[2] 李宗瀛《回忆李宗恩》，附录二。

[3] 李宗蕖《我的一生》，《留夷集》，第 20 页。

[4] 林文庆(1869-1957)，新加坡华侨，早年家贫，考取英国女王奖学金，赴爱丁堡大学学医。新加坡著名医生、政治家和学者，厦门大学首任校长。

[5] John R. Watt, *Saving Lives in Wartime China*. pp125.

[6] 范日新《话说老协和》，第 449-450 页。

[7] 《国防医学院院史》，596 页。

[8] Letter Dieuaide to C. U. Lee, Oct. 6, 1933, PUMC Archive.

[9] 李宗瀛《回忆李宗恩》，附录二。

[10] 汤佩松(1903-2001)，中国植物生理奠基人之一，第一届中央研究院院士。

[11] 杨崇瑞，1917 年协和医学堂毕业生，1921 年被协和医学院聘为妇产科医师，后转公共卫生科，1925 年到霍普金斯大学进修妇产科，1926 年到欧美各国考察公共卫生和助产教育，1927 年回国后任公共卫生讲师，兼第一卫生事务所保健科主任。1929 年筹建北京第一助产学校和附属医院，1933 年又创办南京中央助产学校，并亲任校长。

[12] 朱章赓(1900-1978)，协和 1928 级毕业生，耶鲁大学公共卫生博士。医学教育委员会于 1929 年由教育部和卫生部合作成立，但 1935 年改组之前没有全职工作人员曾任中央卫生实验院院长、民国政府卫生部常务次长和代理部长，1949 年后历任世界卫生组织公共卫生行政科主任、北京医学院副院长、中华医学会常务副会长等职。

[13] 汤佩松《为接朝霞顾夕阳》，《资深院士回忆录》(第一卷)，第 60 页。

[14] 致 PUMC 校长办公室电报："CULee care Weishengshu Nanking, remain Nanking pending restoration of communications, CELim" 1937 年 8 月 1 日，PUMC Archive.

[15] 纪录片《一寸山河一寸血》，第八集，最后关头。

[16] 《中华民国建国百年大事记》，1937 年 8 月 9 日，国民政府拟定《上海工厂内迁计划》随后成立以颜耀秋为主任、胡厥文为副主任的上海工厂联合迁移委员会，负责战时工厂的全面迁移事项。

[17] 阳光卫视纪录片《国殇 第九集：淞沪会战》。

[18] 《一寸山河一寸血》第九集，淞沪会战（上）。

[19] John R. Watt, *Saving Lives in Wartime China*, pp122.

[20] 李宗蕖，作者采访，上海，2004 年。

[21] John B Grant Diary, September 20, 1937, RAC.

第三章 创建贵阳医学院（1937-1946）

22 根据《一寸山河一寸血》第十集，淞沪会战(下)采访整理，采访者：吴俊(1D1R 副团长)、于学清(77D)、杨文杰(55D)、赵祖德(98D)、曾德富(77D)、朱志明(中央军司令部参谋)、袁杰三(1D 副官处处长)。

23 Agnes Smedley, *Manchester Guardian Weekly*, Aug. 26, 1938, p. 176.

24 Frank R. Keefer, *A Text-Book of Elementary Military Hygiene and Sanitation*.

25 William William Keen, *The Treatment of War Wounds, 1917, Philadelphia*.

26 John R. Watt, *Saving Lives in Wartime China*, p125.

27 同上

28 Inter-departmental correspondence, Sep. 20, 1937, PUMC Archive.

29 Memo from Staff Pay Office，PUMC Archive.

30 Letter Greene to Lee, April 19, 1935, PUMC Archive.

31 李宗瀛《回忆李宗恩》，附录二。

32 《南开精神》，《中央日报》社评，1937 年 7 月 31 日。

33 Dr. Dieuaide to the Dean, Oct. 9, 1937, PUMC Archive.

34 周文斌《张孝骞》，133 页。

35 Houghton to Lobenstine, Oct. 11, 1937, RAC, CMB, Inc. records Box 89, Folder 635.

36 Dieuaide to the Dean, Nov. 7, 1937，PUMC Archive.

37 Chung HL, Wang CW, Lee CU and Liu WT, *CMJ*, 1939, 56:354; Yuan IC, Chu FT and Lee CU, *CMJ*, 1939, 56:241; Wang CW and Lee CU, *Proc Ex Biol Med*, 1938, 38:670; *Proc Ex Biol Med*, 1938, 38:674.

38 Letter from Loucks to Lee, April 7, 1938, PUMC Archive.

39 贵州档案馆，卷号 534。

40 From Dieuaide to the Dean, Nov. 11, 1937，PUMC Archive.

41 国立武昌医学院筹委会第三次会议记录李宗恩发言，1938 年 1 月 10 日，贵州档案馆，卷号 466-467(6)。

42 筹备国立贵阳医学院之经过，1938 年 3 月 6 日在贵州省政府纪念周讲演稿，贵州档案馆，卷号 510。

43 《中华民国建国百年大事记》，338 页。

44 《蒋介石年谱》。

45 中国红十字会，行政院新闻署，1947，上海市档案馆。

46 John R. Watt. *Saving Lives in Wartime China*. pp122-126.

47 施政信《回忆图云关》，贵阳文史资料选辑，第二十二辑，第 80 页。"标准包"：即将药品、器材、设备按其性能和用途分别制成一个标准的包装，用一编号标志之。如内服用药为 C1，换药用药为 C2，麻醉用药为 C3，……换药包扎、敷料为 D1，手术用垫单衣帽为 D2，石膏绷带为 D3……诊断用器材为 E1, 手术用器材为 E2 等等。标准包制度曾在部队应用，便于申请、携带和分发。

[48] John R. Watt. *Saving Lives in Wartime China*. pp126.
[49] 实际领到七折，十一万二千元。贵州档案馆，卷号 285-286。
[50] 李宗恩《国立贵阳医学院院史》，《国立贵阳医学院院刊》(以下简称《院刊》)34 期 1941 年。此教育部决议于 1938 年 1 月 11 日由行政院会议通过。
[51] 《国立贵阳医学院报告书》，贵州档案馆，卷号 282。
[52] 汤佩松《为接朝霞顾夕阳》，《资深院士回忆录》第一卷，第 67-68 页。
[53] 李贵真(1911-1999)，1937 年齐鲁大学毕业，受教育部聘任到贵阳医学院任教，后任生物教研室教授、主任，国际知名的蚤类学家。
[54] 朱懋根(1902-1968)，1932 年协和医学院毕业，1937 年任贵州省立医院院长。1938 年任贵医副教授、教授、总务主任，1947 年任国立贵阳医学院院长。1968 年 9 月 21 日被迫害致死(包怀恩《沙河风云》)。
[55] 李贵真《我的回忆》，第 44-45 页。
[56] 张舒麟《我在贵州省立医院和贵阳医学院工作的回顾》。张舒麟，口腔科医生，1949 年后第一任贵医附属医院院长。
[57] 李彤《我与国立贵阳医学院》，《传记文学》第六十六卷，第六期，85-94 页。
[58] 张羽琼《民国时期贵州教育发展特点浅析》，《教育文化论坛》2012 年 2:107-110 页。
[59] 《首届国立贵阳医学院新生入学欢迎词》1938 年 6 月 1 日，贵州档案馆，卷号 534。
[60] 史继忠《安龙夕照》，《贵州读本》，第 302 页。
[61] 《贵州资本主义的产生和发展》， 166 页。
[62] 《抗战时期内迁的工商业》， 152 页。
[63] 张羽琼，招标课题《贵州建省 600 年教育研究》。
[64] 国立贵阳医学院(1938)、国立贵阳师范学院(1941)、国立贵州大学(1941)。
[65] 王家烈(1983-1966)，贵州桐梓人，曾任国民革命军第 25 军军长兼贵州省主席。
[66] 现贵阳市中山东路贵州省交通规划勘察设计研究院内。
[67] 李贵真《我的回忆》，第 46 页。
[68] 杨静波：协和医学院 1931 年毕业生，协和外科，贵医附院第二任院长(1941 年 8 月—1944 年 7 月)，外科主任。
[69] 杨济时：协和医学院 1926 年毕业生，湘雅医学院，贵医附院首任院长(1940 年 8 月—1941 年 8 月)，内科主任。
[70] 李瑞林：协和医学院 1928 年毕业生，湘雅医学院妇产科。
[71] 贾魁：协和医学院 1926 年毕业生，原河北省立医院院长，内科主任。
[72] 侯宝璋：山东齐鲁大学医学院 1920 年毕业，1938 年—1941 年任贵医病理科主任，后任中国医科大学副校长。

第三章 创建贵阳医学院（1937-1946）

[73] 张舒麟《我在贵州省立医院和贵阳医学院工作的回顾》。
[74] 《国立贵阳医学院报告书》，贵州档案馆，卷号282。
[75] 柳安昌：协和医学院1928年毕业生，后任南京军医学校生理系主任。
[76] 汤佩松《为接朝霞顾夕阳》，资深院士回忆录，第一卷，第70页。
[77] 杨洁泉（首届）《我的回忆录》，《贵医浙江校友会通讯》(以下简称《通讯》) 第38期，2007年6月15日。杨洁泉，曾任贵医附院院长、外科教授。
[78] 李贵真《我的回忆》。
[79] 《贵阳医学院院史（1938-1984）》，29-30页。
[80] 李宗瀛在汉口参加了贵医筹备工作，任注册组主任。
[81] 李宗瀛《回忆李宗恩》，附录二。
[82] 《国立贵阳医学院报告书》，贵州档案馆，卷号282。
[83] 沈士弼《回忆1938年贵医的新生生活一片段》，《通讯》第31期，2004年6月10日。沈士弼为贵医首届学生，后转学到湘雅医学院，退休前为南京医学院生化教研室教授。
[84] 《国立贵阳医学院报告书》，贵州档案馆，卷号282。
[85] 黄梦花《感谢贵医、常忆贵医》，《通讯》第20期，1998年12月6日。黄梦花1938年入贵医，后转学。
[86] 袁佳琴(第九届)，《回忆贵医母校 怀念师长培育》，《通讯》第36期，2006年6月1日。
[87] 沈士弼《回忆1938年贵医的新生生活一片段》，《通讯》31期，2004年6月10日。四人包括他自己，武昌公共科学实验馆的生物指导老师李鸿儒、湖北省立武昌一中的陈慧珠和徐咏娥。
[88] 李贵真《我的回忆》，第49页。
[89] 《首届国立贵阳医学院新生入学欢迎词》1938年6月1日，贵州档案馆，卷号534。
[90] 所有公医学生毕业后需服务修业年限两倍时间。《国立贵阳医学院便览》，1941年7月。贵州档案馆，卷号285-6。
[91] 贵医学生采访，刘伍生、王容增、徐国定、彭婉萍等，2012，2013年，于贵阳、上海。
[92] 《国立贵阳医学院导师制施行细则》贵州档案馆，卷号246。
[93] 《医师业务的探讨》，原载于《贵州日报》1943年7月23日。
[94] 《国立贵阳医学院院史》，《院刊》34期，1941年。
[95] 协和学制：3年医预，医本科5年，包括两年前期，两年后期，一年临床实习。
[96] 《国立贵阳医学院报告书》，贵州档案馆，卷号282。
[97] 《首届国立贵阳医学院新生入学欢迎词》，1938年6月1日，贵州档案馆，卷号534。
[98] 李彤《我与国立贵阳医学院》，《传记文学》第六十六卷，第六期，85-94页。

[99] 《贵医开学典礼致词》1938年11月1日，贵州档案馆，卷号534。
[100] 《国立贵阳医学院设立"人文科"理由书》，贵州档案馆，卷号238。
[101] 《为什么提倡健全生活》，《院刊》，第20期，1939年7月1日。
[102] 《青年会成立讲演稿》，贵州档案馆，卷号511。
[103] 《学艺》发刊词，《贵州日报》1940年2月3日。
[104] 《李贵真金大雄婚礼致词》，贵州档案馆，卷号511。
[105] 吴俊《闲话贵阳》，贵阳《中央日报》，1938年12月17日。
[106] 王新命《贵阳印象》，贵阳《中央日报》，1942年3月9日。
[107] 李贵真《我的回忆》，第46页。她和李彤住在此处。
[108] 李宗瀛《回忆李宗恩》，附录二。
[109] 黄梦花《感谢贵医，常忆贵医》，《通讯》，第20期，1998年12月6日。
[110] 刘伍生(第十三届)，任贵医附院骨科主任。2012年贵阳采访。
[111] 黄翩翩(护校第十四届，1947年毕业)《忆母校 念故友》，《通讯》，第37期，2006年12月25日。
[112] 陈诚献(第十一届，1945年1月毕业)，湖州省立人民医院外科主任兼医务主任。《回忆母校》，《通讯》，第20期，1998年12月6日。
[113] 胡连坒，《忆贵医二三事》，《通讯》第18期，1997年12月25日。
[114] 李贵真《生物科学是我大学的继续—忆林绍文和汤独新》，《通讯》第20期，1998年12月6日。。
[115] 李彤《我与国立贵阳医学院》，《传记文学》第六十六卷，第六期，85-94页。
[116] 胡连坒《忆贵医二三事》，《通讯》第18期，1997年12月25日。
[117] 《贵阳医学院院史（1938-1984）》。第25页。
[118] 沈士弼《1938年入学新生生活片断》，《通讯》第40期，2008年6月30日。
[119] 王荣增，2011、2012年上海采访。
[120] 骆炳煌(第十四届，1947年8月毕业)《十年》，《国立贵阳医学院成立十周年暨附属医院成立七周年纪念特刊》，1948年3月1日。
[121] 李贵真《生物科学是我大学的继续—忆林绍文和汤独新》，《通讯》第20期，1998年12月6日。
[122] 沈克非(1898-1972)著名外科学家和医学教育家，有"外科第一刀"之称。1924年获美国克利夫兰西储大学医学院医学博士学位。1926年在协和医学院从医，1929年到南京协助筹建中央医院，任院长兼外科主任。
[123] 张长民(第七届)，《母校点滴回忆》，《通讯》第39期，2007年12月26日。
[124] 张长民《怀念恩师李宗恩院长点滴回忆》，《通讯》第41期，2009年1月20日。
[125] 《国立贵阳医学院的学生来源教学过程及优良学风》，《贵医院报》第147期，2011年11月15日。

第三章 创建贵阳医学院（1937-1946）

[126] 熊秉清、覃正宣《毕生奉献健康教育事业的贾魁先生》，《中国健康教育》6(2)：85-86页，1990年。
[127] 沈士彌《回忆1938年贵医的新生生活一片断》，《晚霞飞鸿》14期，2004年。
[128] 杨洁泉《我的回忆》，《通讯》第38期，2007年6月15日。
[129] 《贵阳医学院院史 1938-1984》32页。被开除学籍的两位学生为戴光远、江振中。
[130] 《国庆日讲演》，1938年10月10日，贵州档案馆，卷号534。
[131] 贵州档案馆，卷号215卷。
[132] 樊毓麟(第八届，1943年7月毕业)，《忆日寇轰炸贵阳》，《通讯》第13期，1995年12月25日。
[133] John B Grant Diary, Feb. 20, 1939, RAC.
[134] 杨洁泉《我的回忆》，《通讯》第38期，2007年6月15日。
[135] 贵阳"二四"空袭损失统计表，贵州档案馆馆藏珍品集萃(一)，35页。
[136] 《祸从天上来》第24集，《一寸山河一寸血》第五版。
[137] 黑子《挺进，贵阳》，原载于1939年7月4日贵阳《中央日报》。
[138] 李贵真《为贵阳医学院奠基的先锋》，《贵医学报》98年7月8日第33期。
[139] 沈士彌《1938年入学新生生活片断》，《通讯》第40期，2008年6月30日。
[140] 胡连垩《回忆母校》，《通讯》第19期，1998年6月1日。
[141] 《国立贵阳医学院院史》，《院刊》34期，1941年10月16日。
[142] 李宗瀛《回忆李宗恩》，附录二。
[143] 李寿白《郝妈》，未发表。
[144] 教育部指令011215号，1931年5月5日发。贵阳医学院校史馆。
[145] 《贵阳医学院院史(1938-1984)》，第10页。
[146] 骆炳煌《十年》，《国立贵阳医学院成立十周年暨附属医院成立七周年纪念特刊》，1948年3月1日。
[147] 刘伍生《难忘的岁月》，《通讯》第20期，1998年12月6日。
[148] 李贵真《我的回忆》，第55页。
[149] 刘伍生(第十五届)《难忘的岁月》，《通讯》第20期，1998年12月6日。
[150] 胡连垩《回忆母校》，《通讯》第19期，1998年6月1日。
[151] 杨松森(第十二届)，浙江泌尿外科专家，《怀念南明河球队》，《通讯》第20期，1998年12月6日。
[152] 《歌咏队新选职员》，《院刊》，第14期，1940年1月1日。
[153] 《口琴队第三次广播》，《院刊》，第14期，1940年1月1日。
[154] 《李院长赴港公干》，《院刊》，第14期，1940年1月1日。
[155] 《中国航空建设协会总会奖状》，蒋中正签署，1943年4月1日。贵州档案馆，卷号335-6。
[156] 李宗瀛《回忆李宗恩》，附录二。

[157] 杨洁泉《我的回忆录》,《通讯》第 38 期,2007 年 6 月 15 日。
[158] 李贵真《我的回忆》1991 年,第 52 页。文革中,李贵真受到极为不公正的批判,被诬陷的罪名之一就是"李宗恩的干女儿"。
[159] 《医学院附属医院的任务》,《院刊》59&60 期合刊,1944 年 5 月 1 日。
[160] 《李院长招待各界参观临时门诊部》,《院刊》22 期,1940 年 10 月 1 日。
[161] 第三届的附院行政为委员制,李宗恩任第一任主任委员,贾獻先任义务主任,王季午任院务主任。
[162] 杨集祥(第四届)、窦光龄(第九届)《附属医院概况》,《国立贵阳医学院成立十周年暨附属医院成立七周年纪念特刊》,1948 年 3 月 1 日。
[163] 《国立贵阳医学院便览》国立贵阳医学院教务处,1941 年 7 月。学期成绩:一学期中之各科之成绩,视学分多寡平均计算之,惟三民主义、军训、体育之成绩不计于内。
[164] 《杨济时:夜半义诊病邻居》,天津网。http://ent.163.com/10/0601/09/6836HH1C00032DGD.html
[165] 袁佳琴(第九届),《回忆贵医母校 怀念师长栽培》,《通讯》第 36 期,2006 年 6 月 1 日。
[166] 胡连坒《回忆母校》,《通讯》第 19 期,1998 年 6 月 1 日。
[167] 张长民《母校点滴回忆》,《通讯》第 39 期,2007 年 12 月 26 日。
[168] 李百亭(第十二届)《从贵阳医学院到抗日前线》,《通讯》第 23 期,2000 年 6 月 30 日。
[169] 王曼《缅怀尊敬的王季午老师》,《通讯》第 34 期,2005 年 7 月 28 日。
[170] 《国立贵阳医学院的学生来源教学过程及优良学风》,《贵医院报》第 147 期,2011 年 11 月 15 日。
[171] 何志贞(第三届),《通讯》第 17 期,1997 年 6 月 25 日,15 页。
[172] 《临床病理解剖讨论会》,《院刊》第 15 期,1940 年 1 月。
[173] 吴执中(1906-1980),1931 年毕业于奉天医科专科学校,1933-35 年北平协和医学院内科研究生及助理住院医。1933-35,格拉斯科医学院进修。1936-1937 年,协和内科任教。1937-1950 年,湘雅医学院任教,后任教务主任兼内科主任。
[174] 杨洁泉《我的回忆录》,《通讯》第 38 期,2007 年 6 月 15 日。
[175] 袁印光(1905-1977),1932 年毕业于协和医学院,1933 年赴美国俄亥俄州医学院学习骨科,1936 年回国,到贵医前任武昌同仁医院骨科主任。
[176] 胡连坒《忆贵医二三事》,《通讯》第 18 期,1997 年 12 月 25 日。
[177] 杨洁泉《我的回忆》,《通讯》第 38 期,2007 年 6 月 15 日。
[178] 《张学良传》范克明,粥亚兰著,第 28 章《起看星斗正阑干》,中华励志网。
[179] 杨洁泉,贵阳医学院附属医院院长,外科教授;陈迎汉,广州医学院附属一院院长,外科专家。

第三章 创建贵阳医学院（1937-1946）

[180] 李百亭《从贵阳医学院到抗日前线》，《通讯》第 22 期，1999 年 12 月 25 日 &第 23 期，2000 年 6 月 30 日。
[181] 《贵阳医学院——昨举行首届毕业典礼》，《贵州日报》1940 年 2 月 3 日。
[182] 《第一届毕业典礼盛志》，《院刊》16 期，1940 年 2 月 16 日。
[183] 《院长对毕业生临别赠书》1940 年 2 月 7 日，贵州档案馆，卷号 542。《院刊》第 16 期第四页，1940 年 2 月 16 日。
[184] 《李院长报告离校经过》，《院刊》第一期第五页，1939 年 1 月 15 日。
[185] 《一寸山河一寸血》，第 32 集《苦撑待变》，第 5 版，2007 年。
[186] 李彤《国立我与贵阳医学院》，《传记文学》第六期，第 66 卷，85-94 页。
[187] 刘慕虞(第十二届)，《贵阳岁月之四，在霍乱医院里的见闻》，《通讯》第 22 期，1999 年 12 月 25 日。
[188] 管必强(第十二届)《回忆我所经历的两次防疫经过》，《通讯》第 31 期，2004 年 6 月 10 日。
[189] 周诒春(1883-1958)，字寄梅，进士，翰林，著名民国教育家。1904 年赴美威斯康星大学获教育学、心理学学士，耶鲁大学硕士。1912 年任清华学堂校长。协和第二任董事长(1929-1939)，中华文化教育基金委员会常务董事兼总干事，北京图书馆创办人。1937 年，任贵州省政府委员兼财政厅长。1943 年任农林部长，1948 年改任卫生部长，次年冬辞职。1958 年 8 月 20 日在上海逝世。
[190] 清华中学档案。
[191] 作者于 2013 年在广西南宁采访李寿白时的录音记录。
[192] 贵州档案馆资料，卷号 496-497。
[193] Curriculum Vitae, May 1947, PUMC Archive.
[194] 《院刊》第 14 期，1940 年 1 月 1 日。
[195] 《院长社会兼职》，贵州档案馆，卷号 496-497。
[196] 《中学生进修科学应有的条件》1941，贵州档案馆，卷号 510。
[197] 《中学生升学选择医科前应有之认识》，《院刊》34 期，1941 年 10 月 16 日。
[198] 贵州档案馆档案，卷号 314（二）。
[199] 陈立夫信 1940 年 3 月 8 日，贵州档案馆，卷号 314（二）。
[200] 朱家骅 1938 年致李宗恩信，贵州档案馆，卷号 314。
[201] 李宗瀛《回忆李宗恩》，附录二。
[202] 洪士元《1940 年前后的贵医"学艺社"》，《通讯》第 39 期，2007 年 12 月 26 日；郑玲才《揭'煤水事件'》；《通讯》第 20 期，1998 年 12 月 6 日；潘友信《怀念同窗周之凤》，《通讯》第 21 期，1999 年 6 月 10 日。
[203] 刘慕虞，《深切的怀念 难忘的师情》，《通讯》第 33 期，2005 年 5 月 23 日。
[204] 郑玲才(第十二届)《热烈祝贺贵医母校 60 周年校庆》，《通讯》第 20 期，1998 年 12 月 6 日。 1947 年到协和医学院进修公共卫生，1948 年获 WHO 奖

学金赴美留学,获明尼苏达大学公共卫生硕士。1952 年任西南军政委员会卫生部防疫大队长,1953 年,任云南省卫生防疫站站长。

[205] 罗克聪(第十一届)《李院长师尊的去思》,《院刊》,复刊第 14 期,1947 年 10 月 15 日。
[206] 《医学院附属医院的任务》,《院刊》,59&60 合刊,附属医院二周年纪念专刊,1944 年 5 月 1 日。
[207] 杨集祥、窦光龄《附属医院概况》,《国立贵阳医学院成立十周年暨附属医院成立七周年纪念特刊》,1948 年 3 月 1 日。
[208] CU Lee to Dr. Lobenstine, May 10, 1943, RAC, CMB Inc. Box 96 Folder 685A.
[209] The Teaching Hospital. National Kweiyang Medical College, Report for the year July 1943 to June 1944, RAC, Page 2-3, CMB Inc. Box 96, Folder 685A,
[210] 《国立贵阳医学院报告书》,1938 年,贵州档案馆,卷号 282。
[211] 《贵阳医学院院史(1938-1984)》。第 10 页。
[212] 1 号作战是一场攻击性防御战:目的为 1.打通我国南北纵贯铁路,企图与东北、朝鲜的铁路网衔接,以维持南洋资源陆上运输网的畅通。2.控制我国西南军事要点,摧毁盟国空军基地。最终目的还是试图攻略四川。
[213] 骆炳煌《十年》,《国立贵阳医学院成立十周年暨附属医院成立七周年纪念特刊》,1948 年 3 月 1 日。
[214] Letter Lee to Forkner, Feb. 3, 1945, RAC, CMB Inc. Box 96, folder 685.
[215] 李贵真《我的回忆》,第 56-57 页。
[216] Interviews by Lobenstine: Helen K. Stevens, Dec. 26, 1944, RAC, CMB Inc. Box 96, folder 685.
[217] 孙元良采访,《一寸山河一寸血》2007 年,第五版,39 集:最后的坚持。
[218] Letter Lee to Forkner, March 8, 1945, RAC, CMB Inc. Box 96, folder 685.
[219] "黄鱼":搭车。
[220] 罗忠悃(第十四届),贵州省人民医院精神科主任医师。《难忘的快乐》,《通讯》第 20 期,1998 年 12 月 6 日。

第四章 重建协和医学院（1947 — 1948 年）

4.1 战后的中国医学教育

The professional education of doctors especially for work in the field of public health and preventive medicine serves one of the most important needs of the Chinese people.[1]

培养医生、特别是公共卫生和预防医学方面的医务人员的专业医学教育，是中国人民最紧迫的需要。

Alan Gregg, C. Sidney Burwell, and Harold H. Loucks, 1946

一、重返贵阳

抗战胜利的消息传来时，在重庆和贵阳的贵医师生一片欢腾，中国终于胜利了！ 在战火中诞生的国立贵阳医学院，白手起家，励精图治，在中国当时极其贫穷、落后和愚昧的贵州，把自己打造成了大西南的"小协和"。八年中，贵阳医学院筚路蓝缕，弦歌不辍，共培养出了 204 名医生、19 名卫生工程人员、87 名护士和 34 名助产士。[2]

实际上，更值得贵医师生庆祝的是，他们渡过了贵医自成立以来最险恶的关头！

1944 年后，中国进入了全民抗战以来最艰苦的阶段。一个贫穷、落后且分裂的国家，在经历了 7 年的破坏、饥饿、死亡和恐惧的煎熬之后，士气低落、恶性通货膨胀、资源耗尽，国民政府已经到了精疲力竭、山穷水尽的地步。贵医避难到重庆歌乐山，借读上海医学院后，也落到创建后的低谷。让李宗恩痛心疾首的是，几年来四处集资，辛辛苦苦修建的新校舍和员工宿舍，全部住进了军队。44年冬的贵阳奇冷，住在贵医校舍里的士兵将家具和门窗拆了烧火取暖，[3] 教学楼空空如也，实验设备不翼而飞，有一座楼的窗子连玻璃都没了。权衡利弊之后，李宗恩决定将这些校舍租给美军作为医药仓库。美军同意付给贵医租金，并帮助修理校舍，安装水电。2月8日，他把五年级学生接回贵阳；安排修理阳明路被破坏的院办公室；和省政府反复交涉，于3月15日收回了已变成难民医院的附属医院的自主权，学生又可以继续临床实习课了。[4]

额外的疏散及运输的费用，加上贵阳、重庆两地办学办公，使贵医原来勉强维持的收支平衡不敷周转。尽管获得了中华医学基金会的赞助453万元法币，[5] 贵医还是不得不向中央卫生实验院借贷20万元。[6] 1944年，大后方的物价已增至战前的2000倍以上，[7] 同时国民收入普遍降低，如大学教授的工资只是战前的二十分之一，[8] 连基本生活都难以维持，特别是那些子女多的家庭。那时，李宗恩已交不起三个孩子的学费。离开协和后，他一直使用在协和工作了14年的积蓄支付每年的人寿保险金，以防自己发生意外，何晋和孩子们不至于流落街头，但现在他已无力支付这笔保险金了。[9] 一个国立医学院院长尚且如此，其他教师的生活可想而知。王季午，1934年毕业于协和医学院，从美国进修回来后到贵医担任内科主任，他的月薪1600元(法币)，却无法接济在苏州一家人的开支(1800元)，两个三岁的孩子已有肺结核的先兆。[10] 尹觉民，1920年毕业于沈阳医学院，曾在协和医学院进修神经解剖学两年(1929-1930年)。[11] 抗战一开始，他逃难到贵州，任省立医院内科主任。当时不少医务人员因生活所迫，改行开诊所。[12] 尹教授有五个幼小的子女，却没有选择私人开

第四章 重建协和医学院（1947–1948）

业，自愿担任贵医首任解剖系主任。长期的营养不良和繁重的教学工作，使他的肺结核越来越重，从43年开始，他便卧床不起，一家人靠贵医依旧支付的薪水和同事们的接济[13]勉强糊口。抗战胜利后，尹教授于1945年11月28日病逝于歌乐山，[14] 年仅49岁。

为贵医教师的生计，李宗恩想尽了办法。他借鉴上海医学院的做法，让教授们能工作的太太到学校做一些杂务，用微薄的薪水贴补家用；为了帮助那些太太不能工作的家庭，他写信给中华教育文化基金董事会(China Foundation)和中华医学基金会,[15] 获得了他们的资助，暂时缓解了燃眉之急。[16] 安排好贵阳的大小事务之后，李宗恩返回重庆，于5月2日护送4年级学生从歌乐山回到贵阳，安排他们到附院上临床课和实习；两周后，他再次返回歌乐山。在3个月里，两次往返于重庆和贵阳之间500多公里崎岖的山路，身体和精神上的过度疲劳加上重感冒，李宗恩终于病倒了。[17]

这些客观上的困难，无论多么艰巨，李宗恩都义无反顾地迎难而上。然而，在他想方设法为全校师生奔命的时候，背后却射来冷箭。

5月25日，[18] 李宗恩拖着刚刚恢复的身体来到办公室，没想到等待他的，却是教育部要贵医与上医合并的传言。教育部长朱家骅对李宗恩的"独立不羁"早已心怀不满，抗战胜利在望，在大后方苦撑了好几年的众多学校都在准备回迁，贵医的绝大部分学生来自外省，此时也人心浮动。当权人士索性怂恿一些学生要求贵医并入借读的上海医学院，让上医院长朱恒璧担任院长。[19] 如果真被并校，一旦上医迁回上海，贵医就将名存实亡了。就在此时，贵医训导主任王成椿落井下石，到教育部诬告李宗恩和总务主任金大雄有贪污之嫌,[20] 中央社发表了"检察委员邓春膏弹劾国立贵阳医学院院长李宗恩及代理总务主任金大雄违法失职案"[21]。一时间,黑云压城,教育部令李宗恩辞职的传言四起。贵医成立之初,虽然条件简陋,学校的各项事务都有明确的规章制度,其财务严格执行"秘书处出纳组办事细则"[22],即使在撤退到歌乐山避难时也尽力执行。[23] 李宗恩的一片赤诚之心受到了深深的伤害。在呕心沥血惨淡经营贵医 8 年之后,他感到心力交瘁,遂登报声明:

> 窃宗恩服务教育事务已二十余年,自奉命创立贵阳医学院,迄今已八年余,兹尽心竭虑一意以学校之前途为重,自感未尝稍懈,以至于违法失职者。代理总务主任金大雄为寄生虫学副教授,平日潜心研究,亦非甘于违法失职之人。再四思维或以宗恩等书生习气,不通庶务,因而获罪于人,加以去冬黔南之变,学校于贵阳变危之时,师生徒步迁渝。当时群情惶惶,既无交通工具,后少迁校经费,苦为筹划,始得成行。迨至时局转稳而学校已为军队难民所占。后又多方设法恢复医院,筹备开学。于此迁播不定之时,只能急其所急,手续或有不能及时依照法令规定办理等,迫于紧急措施,只有候安定后补办之一法。宗恩一时应变之权宜,问心自无愧怍,而一二同事挟平素不恰之心,或即撮拾传闻,乘机控诉。邓委员至歌乐山查询之时,适宗恩以医院事物尚留贵阳,致未能作一全盘之陈述,兹邀弹劾。宗恩个人固感二十余年尽瘁教育之心,不无懊丧,而于学校,亦深受影响可否。
>
> 赐发弹劾案全文一份,使有答辩机会,苟却有违法失职之处,自甘制裁,不敢辞咎也,……[24]

对贵医的去留,李宗恩早就明确表示,贵医在战后存在的目的,是成为地区性的医学院,为发展西南医药卫生事业培养人才。这一主张得到了大多数贵医师生的支持。校长将被免职及并校的消息震惊了歌乐山大考前夕的同学们,他们连夜开会,发起了"护校"活动。骆炳煌和罗忠悃起草请愿书,力陈贵医存在的重要性,并派

第四章 重建协和医学院（1947-1948）

出六名代表，到教育部请愿。[25] 另外，蔡钺候立即去贵阳通知已返校的师生，徐国定同学到牛角沱 22 号朱家骅的寓所向其面陈全校师生的要求。[26] 已经返回贵阳的师生闻讯后，集合在三圣宫的礼堂，主持会议的周裕德大夫，[27] 历数贵医创业的艰辛及存在的理由，呼吁贵州省各界支持他们，平常最硬性的周大夫，讲到最后痛哭失声。[28] 从六月初开始，近 20 位学者、政要、工商界人士给教育部长朱家骅写信，[29] 支持国立贵阳医学院的独立，要求让李宗恩继续担任院长。著名地质学家李四光在给朱家骅的信中写道："闻贵阳医学院院长李宗恩兄有辞职之意，该校迁渝部份，人力与设备，皆甚缺乏，但宗恩兄个人人格及其热心办理该校之苦衷，则弟敢担保。"教育部派专人审查所有贵医的账目，得出结论"事出有因，查无实据"[30]。最后在周诒春先生的斡旋[31]和各界的压力下，朱家骅不得不收回成命，于 9 月 11 日令"国立贵阳医学院李院长，照原定计划迁返贵阳……"[32]

45 年 9 月，过去 7 年里迁到大后方的院校、机关和成千上万的难民，乘飞机、车、船，或步行，如滔滔江水般奔涌回乡。在这一洪流中，也有李宗恩带领的贵医师生们。他们回家啦！

二、坚守

回到贵阳后，因太慈桥永久校舍仍被盟军供应站征用，李宗恩与贵阳市政府交涉，借用前市立商业学校校址，为前期学生上课及住宿用，又租若干民房作为教职员宿舍，至十一月盟军撤退。[33] 国立贵阳医学院于 10 月 15 日开学。[34] 除了校舍和日趋恶化的通货膨胀给贵医造成的财政困难和师生们的生活窘迫外，李宗恩很快又遇到了新的问题。

还在重庆歌乐山时，二年级学生林敦英、卢亮和殷叙彝就经常讨论中国的一些问题，他们认为大学教育的物质条件落后，思想保守，不鼓励学生独立思考。回到贵阳后，他们征得李宗恩的同意，发起成立了"阳明社"，宗旨为"联络感情，开展业余活动，加强学术气氛，创立一个良好的学风"[35]，林敦英是主要负责人。他们办壁报，主张师生合力办好贵医；介绍科学知识，如显微镜的原理、鸭蛋的营养成分；请教授作学术讲座，如请周裕德教授讲"人体体温调节"。不久，阳明社又联络贵州大学、贵阳师范学院，一起举行座谈会，题为"大学是否需要训导制？"当时所有国立大学都设训导长一职，贵医的学生们对该校原训导长王成椿压制学生、强迫集体加入三青团的做法很愤怒，所以选了这个题目，还特别请来了各校的训导长参加。同学们在发言中讲到，大学生有自治能力，应该让他们发展个性，不需要训导。林敦英提出："现在国民党宣布退出学校，我认为这还不够，最好的办法是让国民党、共产党都进来，可以互相竞争。"他这一没有经过慎重思考的言论给自己惹来了大祸，不多日他便被捕入狱。林敦英并不是共产党员，严刑拷问也没能使他"出卖"同学和朋友。李宗恩获悉此事后，四处奔走，并用自己的身家性命作担保；[36] 经过半年的不懈努力，最终将林敦英保释出狱。林敦英后来在贵医完成了学业，留校在生化教研室工作，但被捕入狱的记录给他在文革中带来了灭顶之灾。1966 年 7 月 16 日，他不堪迫害，投水自杀身亡。[37]

不过，战后贵医面临的最严重的问题是生员流失。1945 年，贵医录取的 76 名新生中仅有 37 人报到，药学专业录取的 17 名新生中，也只有 8 人入学。[38] 另外，在校生大多来自沦陷区，本省学生只有 7 名。[39] 战后复员的潮流使很多原本到贵阳避难的外省学生也想回家乡就读。46 年 3 月 1 日，贵医 134 名在校生[40]中的 110 名学生联名

第四章 重建协和医学院（1947–1948）

写信给教育部，"恳请将本学院迁移武汉以利学业"[41]。更令人担忧的是，贵医教师们的心情也有过之而无不及，他们十之八九来自外省，抗战8年离乡背井，坚守在贵州，"交通梗阻，文化交流缓慢，其固有之学识自不能与外界之新知识并驾齐驱，而有彼此脱节之感。"[42] 因此，很多老师都想到沪宁平津等大城市去工作，发展自己的事业。应该说，师生们的这些想法，完全在情理之中。

眼看着自己亲手创办的贵阳医学院大有"散伙"的可能，李宗恩的心情万分沉重。其实，他自己也面对着几个选择。李宗恩在抗战之初从北平来到贵州，白手起家，创建贵阳医学院的业绩使他在医学教育界享有盛誉。抗战前，国民政府效仿美国大学制度，计划在每省办一所综合国立大学。李宗恩在1937年被任命为国立武汉大学武昌医学院的筹备委员会主任，后因战火西移未果。抗战胜利后不久，武汉医学院的筹办工作重新启动，李宗恩又受邀主持这一工作。[43] 国立浙江大学在抗战初期内迁到贵州遵义，和贵阳医学院有不少交流与合作。战后浙大返回杭州即开始筹建医学院，竺可桢校长几次邀请李宗恩担任医学院筹备主任。[44] 另外，李宗恩在香港医务卫生署的朋友也写信给他，请他考虑主持卫生署的工作。[45]

为了中国抗战，李宗恩离开工作了14年的北平协和医学院，放弃了优裕的生活，在医学研究事业顶峰时期改行从事医学教育，全家已在贵州坚守了8年。抗战胜利后，大后方学界的同仁纷纷返乡，回到沿海发达的大城市，和亲朋团聚。如继续留在贵州，不用多久，他在学术、知识和社交各方面，就会因交通闭塞、交流不畅，而落伍于同辈。无疑，战后复员是不可多得的一个机会，无论是去武汉、杭州，还是香港，对李宗恩的事业来说，都是上策。何况，贵医现在人心涣散，师生回乡心切，扭转这一局面必然耗力耗时,离开自然是最好的解脱,于情于理,无可厚非。理想和信念对于不同的人,有着不同的意义。在全民族同仇敌忾抗击日本侵略者时,放弃个人的事业和利益,加入抗战建国的行列,很多人都做到了。现在胜利在手,复员返乡潮流汹涌,同事和好友相继离去,还有人愿意继续坚守吗?

但是,对于李宗恩来说,真正的理想和信念,绝不是知难而退的半途而废,而是在逆境中、明知不可为而为之的坚持。离开协和的象牙塔8年,他亲眼目睹了贵州的贫穷落后,初到时街上的鸦片烟鬼、冬天毕节披着秧草编的背心沿街讨饭的母女、[46] 在霍乱流行时拒绝消毒饮用水的挑水工,这一切深深刻在了李宗恩的心里。近几年,贵州的医疗卫生事业得到了迅速的发展:卫生委员会、卫生事务所(后改为贵阳市卫生局)、中央卫生实验院贵阳产院、世界红十字会贵阳分会、卫生人员训练所相继成立,[47] 公共卫生系统从无到有,[48] 几次疾病大流行时的及时防控。这一切,贵医师生都参与其中。如果现在抽身离去,刚刚兴起的贵州医疗卫生事业将走向何方?

1943年7月23日,李宗恩在《医生业务的探讨》一文中,阐述了他对中国医疗卫生和医学教育事业的一些看法。

> 我国幅员广大,人口众多,就现有医师和全人口比例来说,数量上的缺乏,当然显而易见;但如果仅就各大都市的情形来说,实际上的问题却不完全在乎数量的不够。即就贵阳市而论,除公立医院的医生之外,开业医师亦不下四十人。假定贵阳市人口约为二十万人,则平均每五千人有医师一人照顾,以观医药事业最发达的美国,平均一位医师亦须照顾三四千人,相差不过一二千人。但关于人民医疗卫生问题,却不能像他们那样得到比较合理的解决。可见除了数量不足之外,还有其他因素,值得我们注意。
>
> 我觉得这里面的主要因素有四:1、是医师业务没有合理

的分配，人人各自为政，互不相谋。以致有许多力量互相抵消，不能尽量发挥他们的效能。2、是医师与患者之间，没有建立一种良好的关系，患者对医师不能完全信任，医师对患者不能诚意负责，结果医师与患者之间，仅是金钱的交易。3、是医师不能在社会上取得合法的地位，中国古时每以医诬并列，至今尚以医师与道士同流，即上层社会的人民，亦很少认识医师的责任与地位，因此医师不能彻底执行他的职务。4、是社会对于公立医院不能尽力予以支持，因此公立医院，也不能不藉收入来维持生命，也不能不受许多社会因素的障碍，结果，公立医院也不能做到它本身应尽的责任。[49]

简言之，李宗恩认为，中国劳苦大众的健康问题不是单纯增加医生的数量能够解决的，[50] 而是要有德才兼备、分工合作的医生；要有保障行医的法律和保险制度，以及能够无偿为大众服务的公立医院。他专注于医学教育，其目的就是为中国、为贵州培养德才兼备的医生。他明白，自己的去留，将会影响到贵医的命运和贵州医药卫生事业的发展。经慎重考虑，李宗恩做出了决定：谢绝所有邀请，留在贵医。李宗恩还向教育部送交呈文，提出解决目前师荒的几个办法：1.为教师提供国内外进修机会；2.延聘外籍师资；3.为保障教员生活安定，建筑教职员住宅，提供返乡旅费。[51] 几周后，教育部长朱家骅答复，同意实行或考虑这些提议。[52] 接着，李宗恩联络贵阳师范学院和贵州大学，向教育部递交了"贵阳国立三院校联合意见书"，请政府对黔省各院校教授加以优待，解决师荒问题；充实学校设备，提高学术程度，救济贫苦学生，解决毕业生的出路和增加经费。[53] 在这些提议得到部分实行后，贵州师生流失的问题得到暂时缓解。

贵医的各项工作开始走上正轨。[54] 1946 年《国立贵阳医学院院刊》复刊,[55] 教授会于 1946 年 5 月 5 日成立,[56] 以交换学术知识及促进同人福利为宗旨,[57] 并参与学校的管理,如教员聘用、升迁、组织各种活动等。在美国医药援华会和洛氏基金会的赞助下,病理科讲师于本崇、解剖科教授张作干、副教授刘占鳌、病理科教授李漪和金大雄、生理系药理科教授王志均、公共卫生讲师李方邑等 34 人[58]先后出国进修。协和外科主任娄克斯教授(Harold H Loucks)应邀到贵医讲学 1 个月。[59] 尽管这些举措暂时稳定了贵医教授们的情绪,但还是有一些教师离开了贵医。李宗恩明白,这些只是权宜之计,要想根本解决中国的医疗卫生问题,必须培养一大批与时俱进、学术精湛、融会贯通的优秀教师。在战后百废待兴、财政紧张、外援骤减的情况下,这个问题如何解决呢?

三、战后医学教育的现状

抗战全面爆发时,民国政府仅存在了 26 年,其中大部分时间里,军阀混战、民不聊生,真正相对和平的建设时期不过 10 年左右。1929 年 12 月,教育部和卫生部联合成立了医学教育委员会,[60] 1935 年朱章赓任秘书长,确定并开始在全国推行适应中国国情的医学教育,以及以预防为主的公医制度。[61] 抗战爆发前夕,全国已有 8 所国立医学院[62]、7 所省立医学院校或医学职业学校、[63] 14 所教会或私立医学校和三所军医学校。[64] 陈志潜在河北定县试行的农村保健网开始在全国推广,以培养公共卫生人员为主的国立中正大学于 1937 年春在南昌开学。[65] 虽然全国当时只有 9,098 位注册医生(1929 年为 908 位),[66] 且除协和外,其他学校设备简陋、师资匮乏,但这毕竟是中国西医教育本土化和公医制度的良好起点;而且这一进程,并没有因为战争而停止。

第四章 重建协和医学院（1947—1948）

8 年抗战，是对中国刚刚起步的医学教育的严峻考验。到 1938 年，29 所医学院校中的 22 所转移到大后方，加入到抗战建国的行列。医学教育委员会在战火中仓皇从南京搬到重庆，将撤退到大后方的医学院校组成 4 个医学教育中心：[67]

成都：国立中央大学医学院、齐鲁医学院、华西医学院

贵阳：国立贵阳医学院、国立湘雅医学院、公共卫生人员训练所（后迁重庆）、中央医院、红十字总会救护总队、卫生署战时卫生人员训练总所

昆明：国立中正医学院、国立同济医学院、国立上海医学院（后迁重庆）、云南大学医学院

重庆：国立药学院、国立中央妇产学校、国立江苏医学院

在中华民族生死存亡的危急关头，这些医务人员响应政府的号召，到大后方从事医学教育或上火线救死扶伤。协和医学院在 1942 年被关闭之前毕业的 294 名医学毕业生和 171 名护校毕业生中，各有 86 名和 68 名到大后方参加抗日工作。[68] 很多协和的教职员也参加了抗日，有几位还是在 1942 年协和被关闭后，越过层层封锁线到大后方去的。[69] 这些从象牙塔走出去的协和师生，不再有外国教授的引领，也不再衣食无忧，而是要和所有中国人一样，在艰难困苦中讨生活，在炮火和空袭的威胁下独当一面。虽然，他们之中也有人抱怨条件恶劣，也有一些难以适应残酷的现实，[70] 但是烈火炼真金，有不少协和人经受住了战争的炼狱，以他们坚韧的毅力和非功利的献身精神，实践了他们让医学服务于大众的理想，如战时全国医疗防疫总队长李廷安、四川省卫生处处长陈志潜、医学教育委员会秘书长朱章赓、红十字总会救护总队队长林可胜、国立湘雅医学院长张孝骞、国立贵阳医学院院长李宗恩等。艰苦的 8 年抗战，把他们历

练成为中国医学教育界的领头人物。

抗日战争，是中国近代史上的一个重大的转折点；对于医疗卫生和医学教育来说，也是如此。到抗战胜利为止，全中国仅有约12000千名注册医生(1/37500)，[71] 35所医学院校，5300名学生和975位教师。[72] 这是自中华民国成立34年以来，医学教育造就的、历经了8年战争幸存下来的宝贵医务人才，他们不但支撑着当时中国4亿5千万人口的医疗卫生事业，还支撑着8年抗战中的战地救护工作。不仅如此，医学院校的内迁，迅速地推动了医疗条件落后的西南各省的卫生事业，特别是四川和贵州两省。1938年，重庆市卫生局成立，梅贻林[73]任局长。在空袭不断、大量难民涌入的情况下，卫生局一方面组织重庆市救护队，在空袭后抢救伤员；另一方面大刀阔斧而又有条不紊地进行市政建设，如修建新的公共厕所、垃圾处理、清洁水源等；还组织医务部门为市民接种牛痘。[74] 不久，这座过去脏乱、流行病猖獗、鸦片泛滥、新生儿死亡率高的山城一改旧貌。1937年，贵州省只有两个有正规训练的卫生检查员负责全省的卫生工作。省卫生委员会于1938年4月成立，一年后几乎每个县都建立了卫生站。贵州当时每年有80万例疟疾，死亡人数在8万人左右。为控制疟疾和其他传染病，贵州省于1940年设立了流行病防治所，在监控疟疾、霍乱和天花的同时，还完善了贵阳市的供水系统。[75] 这些成就，都是那些到大后方的医务人员，在艰苦的战争环境中，凭着自己的学识，利用有限的资源，独立完成的。毋庸置疑，8年抗战建国，大大加速了西医本土化的进程。

历经8年战争的洗劫，中国人的体质已弱到令人难以想象的地步，其程度可从抗战后期军队壮丁的惨状略见一斑。[76] 1944年11月，一位美军上校和卢致德医生趁主管不在，去了贵阳的一个新兵接待

第四章 重建协和医学院（1947-1948）

站医务室。从远处，他们就闻到一股恶臭，顺着气味走去，他们看到一个在泥地上的大草棚，原有的围墙已被用来做燃料了。70多个骨瘦如柴的士兵，身上只有衬衫、裤子和草鞋，他们拥挤着躺在木板上，靠相互的体温取暖。有的士兵已经病得连坐起来的力气都没有了，他们当中几个已经去世，还有几个奄奄一息。[77] 魏德曼将军曾直白地告诉马歇尔将军，从中国农民中抓来的壮丁，到了目的地时，已病弱的只能进医院，而不是上战场。[78]

中国人当时病弱的体质，主要是战争带来的巨大心理压力、极度营养不良和疾病造成的。迅速提高中国大众的健康水平，是战后民族复兴的关键。

第六届中华医学院在重庆开会时，与会者认为中国在今后的10年中，需要培养出23万医务人员。中国当时的34所医学院校，每年共招生2000名，但只有750人毕业。[79] 大家讨论的结果，最大的可能，也只能在10年中培养出十万人左右。因为培养大批合格的医务人员的关键因素，恰是中国当时不具备的大批高质量的师资——那时三分之二的医学院急需讲师以上的教员。[80]

客观条件上，医学院校的校舍大多受到战争的严重破坏，如上海医学院的所有仪器和文件都丧失于长江轮船失火，[81] 湘雅医学院在长沙的校园成为杂草丛生的一片废墟，中正大学在南昌的9栋楼里有8栋被夷为平地。[82] 学习条件也极差，如笔记本的纸薄得一写就破，一沾墨水就模糊，好不容易写好，在昏暗的菜油灯下，没几天看上去就一团模糊。生活就更惨，甚至连老鼠都饥饿难耐，咬的鞋、衣服和墙上都是洞。[83]

内战一触即发，国民政府将84%的开支用于军费，用于教育的经费只有4.6%。[84] 在经费奇缺、条件恶劣、师资紧张、生源不足的情况下，如何造就中国急需的医务人员呢？

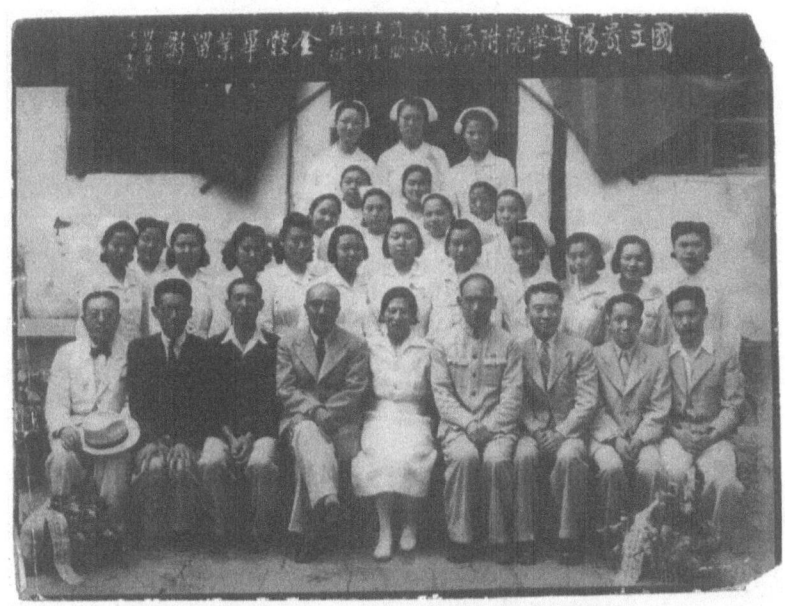

李宗恩（前排左四）贵医护校毕业生合影，1946年

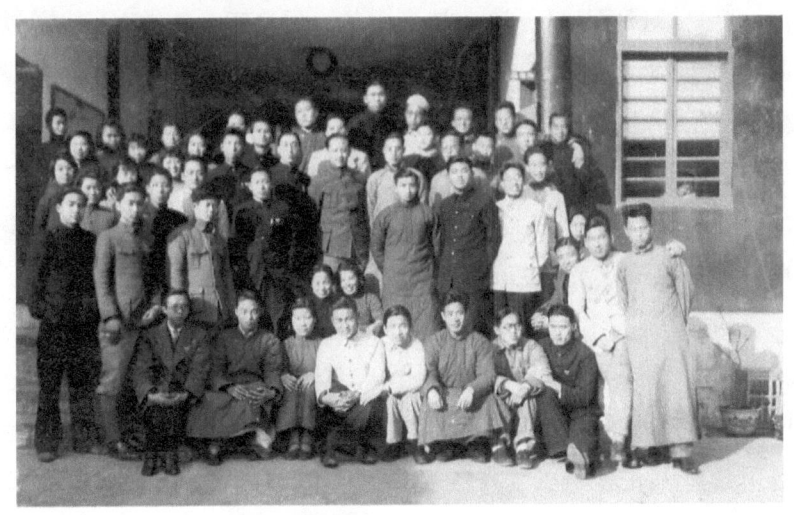

部分贵医师生，~1944年

第四章 重建协和医学院（1947-1948）

4.2 协和医学院第一次被关闭

> ……我在此谨向您表示中国政府的意愿，希望尽快恢复协和医学院。也希望协和医院和现代化的门诊，能在1941年被突然关闭后重新对外提供医疗服务。……[85]
> ———中华民国行政院院长宋子文致洛氏基金会主席弗斯蒂克[86]
> 1945年9月4日

一、北平沦陷后的协和医院

1937年10月，李宗恩离开协和，加入抗战救国的行列，那时的协和，还是整个中国难得的静土。然而，这块静土也并没有幸存多久。

1937年7月29日北平沦陷，9月9日，协和医学院照常开学，65%学生如期报道；10月底，110名医学生中的93名都回来上课了，还有护校全体学生和69名研究生。因战事滞留的学生想方设法，穿过封锁线北上，一位山西女生7月27日出发，为了躲避轰炸，藏入矿井，后来被日军抓获，险些被当成共产党枪毙。她逃离后沿着铁道走了80英里才蹭上了一辆火车，和难民一起站了24小时，于12月6日回到北平。[87]胡恒德院长(Henry Houghton)认为，"协和对中国大众的帮助，不应只限于科学和技术，也应该提供人道主义服务和精神上的引导。此刻，协和比日军有更多理由存在于北平，绝不能离开它的岗位；所有人应该镇定、愉快地工作，直到最后关头。"[88]

在沦陷区生活、学习和工作，需要有坚强的意志和必胜的信念。日军进城后，北平古都危机四伏，空气中弥漫着焦虑不安，因各种原因留下来的人们生活在莫名的恐惧之中。协和的院墙外，生活费用攀升不止，日伪特务无孔不入；院墙内，进出的邮件被检查，师生的举动受到监视，朋友、同事莫名其妙的失踪、被监禁和拷打，[89] 三位在周口店工作的考古人员被日军杀害。尽管如此，四分之三的协和师生留在了协和。[90] 协和医学院内尚存的一小片净土和每人心底的一线希望，给了师生们些许暂时的安宁。

因为战事，协和医学院的董事们已分散到各地，交通受阻，董事会无望定期召开；北平与纽约来往信件需数月之久，正常的管理程序无法施行。为了能在占领区的险恶环境中正常工作，胡恒德院长采取了一系列应急措施。他与还在北平的两位董事商量后，在美国大使馆将中华医学基金会和其财产注册，并得到了独立制定和执行决策的权力，自此担当起了在这一非常时刻管理协和医学院的重任。之后漫长的 4 年中，他多次穿越战火纷飞的大地，往返于北平、上海、重庆及纽约，向协和董事们汇报工作，向中华医学基金会面陈协和的困境，根据飞升的物价制定和调整财政预算。他坚定的使命感和临危不惧的领导能力，取得了协和董事和师生们的信任及中华医学基金会不遗余力的支持，还争取到了洛氏基金会追加的200万美金的基金，[91] 确保了协和医学院在瞬息万变的险恶环境中正常运行，继续以高标准培养医学人才。1938 年 6 月，医生和护士毕业人数分别是 26 和 15，均破往届记录。在北平沦陷后的四年(1938-1942)里，协和医学院一共毕业了 117 名医学生和 69 位护士。协和医院门诊部的病人暴增，很多病人远道而来，还有不少为能请协和医生看病，宁愿无限期地等下去。而协和医院也竭尽全力为每个病人诊治，尽管很多病人已无力支付基本的医疗费用。[92] 即使在这种情况下，协和师生并没有因为战争而放慢医学研究的脚步，仅 1938 和 1939 两年就发表文章近 180 篇。[93] 在沦陷区，协和已经成为中国医学教育的一座灯塔。

第四章 重建协和医学院（1947-1948）

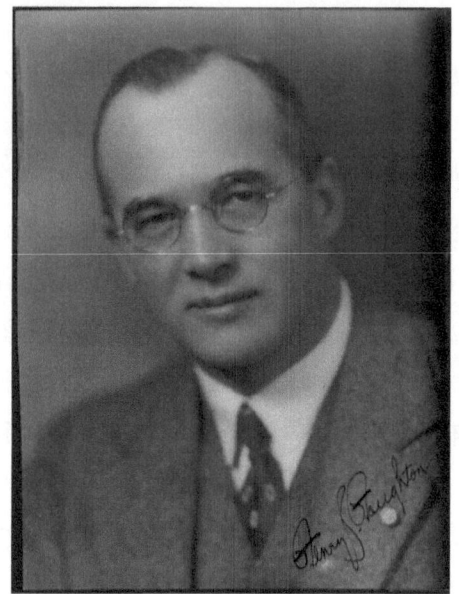

胡恒德院长　Henry S. Houghton

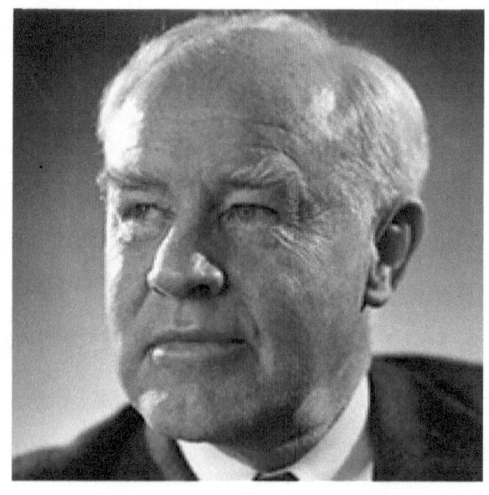

格雷格医生　Dr. Alan Gregg

1941年12月7日，日军偷袭珍珠港，重创美国太平洋舰队。12月8日，罗斯福(FranklinD. Rossevelt)总统在美国国会对日宣战。当日早8点，日本军队闯入并封锁了北平协和医学院。彼时，协和护校的毕业班刚刚开始中国护士协会(Nurses Association of China)主持的长达三天的资格考试，协和医院的医护人员正在准备每日早晨的查房。日军缴获了医学院和医院的所有钥匙，强行把指挥部设立在协和医院王锡炽院长的办公室里，又到胡恒德院长家里把他和财务主任鲍恩(Trever Bowen)带走羁留，下令协和医院门诊停诊，病房停止接收新病人。1942年1月19日，日军勒令协和医学院停课、关闭所有基础医学系，学生必须在两天内离校。同日，协和医学院教学部召开关校前的最后一次紧急会议，决定让42级医学和护士两班学生提前半年毕业。虽然没有任何毕业典礼，但同学们手中的那一张毕业证书分外沉重，上面有在软禁中的胡恒德院长的亲笔签字。1942年1月31日，最后一个病人出院，协和医学院在创立了25年之后，第一次被关闭。[94]

虽然北平的最后一片静土落入了敌手，但协和师生心中的希望并没有泯灭。协和的学生们凭协和医学院的成绩单，转学到原北平国立医学院、[95]上海圣约翰医学院和红十字会医学院，继续他们的学业。一些教师冒着生命危险越过封锁线，到敌后从事医学教育。聂毓禅校长带领协和护校的师生，穿上农民的衣服，分成小组，或坐车或步行，向西励行1000英里，终于到了四川成都，于1942年秋在异地开学。[96]没有走成的老师各尽所能，自寻生路。日本人不允许协和医院独立存在，北平中央医院就把协和医务人员一个个请过来，又把李宗恩的学生钟惠澜聘为医务主任。钟惠澜决定把这个原来由法国修女主持的小医院改名为"中和医院"。天津一所医院的名字也

第四章 重建协和医学院（1947-1948）

有个"和"字，这就是一些协和校友开的"天和"医院，由邓家栋医生任院长。[97] 两所医院的各科室都由协和医生主持，很快成为当时平津地区的一流医院。还有不少协和医生在北平和天津开起了私人诊所，如林巧稚、[98] 刘士豪、关松韬和孟继懋等。有的索性另起炉灶，如诸福棠建立了北平儿童医院。北平协和医学院这座灯塔虽然被熄灭，但协和的精神火种却因此撒在了硝烟弥漫的华夏大地。

外国教员的命运就悲惨多了。卢沟桥事变以后，各国政府给在中国的侨民发出了回国的敦促，后来战事不断恶化，一些家属在几次接到紧急通知后回国，但所有协和的外籍工作人员没有一位离开北平。日美交恶，他们旋即失去了工作的权利和行动的自由，在惊恐中等待了1年后，于1943年3月被集体押至山东潍县战俘集中营；又过了半年，才以战俘交换的方式得以返回美国，重获自由。最不幸的是胡恒德院长和财务主任鲍恩，他们和燕京大学司徒雷登(John Leighton Stuart, 1876-1962)校长一起，被软禁在外交部街的一所狭窄的房子里，随时会被审问，冬天冷到零下13°C，夏天热到43°C度，唯一和外界的联系是在日本不定期出的英文报纸，度日如年地过了3年8个月。[99]

协和医学院的关闭并没有停止中华医学基金会对中国医学教育的支持。他们不但继续资助转移到成都的协和护校及协和正在美国进修的教师，而且决定用原来资助协和医学院的经费支持转移到大后方的医学院。中华医学基金会驻华主任福克纳(Claude E Forkner[100])医生和医学教育委员会秘书长戴天佑医生一起，[101] 跋山涉水，到大后方各医学院实地考察，了解战时医学教育的状况和实际需要，有的放矢地解决每个医学院的燃眉之急。[102] 贵阳医学院的外科门诊部——罗公楼，[103] 1943-1945年的经费补助[104]和从贵阳疏散到重庆的紧急设备援助,[105] 都是中华医学基金会在急难中送来的雪中之碳。截止到抗战胜利之前的3年里,中华医学基金会为中国医学教育共捐献了100多万美金,受益者包括8所国立医学院和两所教会医学院(共44.5万美金)、医学教育委员会(5万3千美金)及很多需要进修资助的医学院的教师(4万7千美金)。[106] 另外,在协和医学院被关闭期间,中华医学基金会坚持帮助协和购买期刊和图书,他们坚信,胜利迟早会到来!

二、契机

战争还没有结束,协和复校的准备工作就已经开始了。1943年12月16日,在纽约的6位协和董事和中华医学基金会主席召开临时会议,听取娄克斯医生和福美龄女士[107]介绍他们的经历和所了解的情况。彼时,他们从战俘海轮格里普霍姆号(Gripsholm)登岸才过两周,船上的1500个战俘中共有10位协和的美籍医务人员。[108] 会议决定立即开始按协和于1942年1月31日关闭当天的汇率,清偿当时在协和工作的1200位医务人员的合同,这一复杂而艰苦的进程,一直到1949年6月30日才全部结束,清偿费共计230,229.80美金。[108] 这一笔完全可以以战争为由而忽略不付的巨款,表现了洛氏基金会信奉的契约精神。

此次会议之前,协和董事会一直处于瘫痪状态。卢沟桥事变后,协和的18位董事分散失联,胡恒德院长承担起了领导协和的责任。太平洋战争爆发,协和被关闭,胡恒德院长被羁押,8位董事仍滞留在沦陷区,其他董事在敌后或大洋彼岸,协和董事会名存实亡。因此,复校的第一步,就是整顿、恢复董事会的工作。中华医学基金会用了近10个月的时间,辗转联络到在沦陷区的8位董事,得到了他们卸任的书面许可,又聘任了陈志潜、李铭[110]和本尼特

第四章 重建协和医学院（1947—1948）

(Charles R. Bennet)，组成了下一届有13位成员的协和董事会。1944年10月13日，9位在美国的董事举行首次正式会议，推选著名外交家施肇基为协和董事长，[111] 并任命在中国西南的4位董事和刘瑞恒医生组成执行委员会(Executive Committee)，由周诒春先生主持工作，处理协和护校及其他日常事务，征求各方面对协和复校的意见。1945年5月，董事会受邀参加"联合计划委员会"，[112] 与洛氏基金会和中华医学基金会一起，共同商讨协和复校的预备工作。3个月后，日本无条件投降，财务主任鲍恩代表中华医学基金会于9月15日接管了协和医学院和医院；[113] 9月22日，释放后回到纽约的胡恒德院长参加了董事会议，大大加快了复校筹备工作的步伐。

虽然复校早已是人心所向，[114] 但此时重建协和医学院的时机还未成熟。据胡恒德院长介绍，返回美国之前，他和鲍恩检查了协和医学院和附属的协和医院。[115] 过去整洁有序的院舍脏乱不堪，东面的教室和女生宿舍里住着日本宪兵队，医院病房里还住着约700个日本伤兵。[116] 除了图书馆和病案室完好无损之外，照相机、显微镜、牙科椅、消毒机和打字机等器械都不知去向，发电厂年久失修需更换设备，厨房需要重新装修。显然，仅修缮和重新装备协和医学院和协和医院，就需要一笔巨款。1946年1月，受民国政府之邀，总统特使马歇尔(George C. Marshall, 1880-1959)上将来华进行军事调停，促成国民党、共产党和美方组成三人"北平军事调处执行部"[117]。经董事会执行主席周诒春同意，"执行部"将办公地点设在协和医学院。但是，这一调解的努力仅半年就失败了。1946年的中国与30年前协和创建时大不相同，一场8年的中日战争刚刚结束，又一场大规模的国共内战一触即发，中国的前途未卜。在这一剧烈动荡的时期，投资中国医学教育，何尝不是一个巨大的冒险？

1946年5月15日，洛氏基金会的格雷格(Alan Gregg，1890-1957)医生、哈佛大学医学院院长布尔维尔(Sidney Burwell，1893-1967)医生及协和外科主任娄克斯医生乘坐的飞机在上海降落。他们受洛氏基金会之托，考察战后中国的实情、需要和医学教育状况。在短短两个月里，他们奔走上海、南京、张家口、重庆和成都，实地考察，征求各界的意见。[118] 他们目睹了战争给中国带来的巨大破坏，也感受到年轻人对知识的急切渴求，以及中国对工业现代化的迫切需要。他们认为，中国当前最需要的是和平，但国共之间不可避免的对决和恶性通货膨胀却使和平的希望日趋渺茫。尽管如此，他们相信，战后的混乱和低谷只是暂时的，不管内战鹿死谁手，作为一个拥有4.5亿人口的农业大国，中国一定会绝处逢生，以其广袤的土地和人口的优势，在不久的将来恢复活力，自立于未来的世界之林。所以，在此时援助中国不仅是洛氏基金会不可推卸的责任，而且是一个难得的历史契机。[119] 战后的中国在各方面都急需援助，特别是在运输、农业、管理、医疗卫生和教育等方面，但从长远计，培养大批优秀教师最为关键。过去洛氏基金会已大量投资于中国的医学教育，积累了25年的丰富办学经验，协和的教师和294名毕业生在战时医学教育和医疗卫生中发挥的作用已赢得了各界的认可。因而，立即为战后中国培养高级医学师资，是协和医学院义不容辞的责任。

三、推陈出新

在中国西医教育发展史中，协和医学院是独一无二的。它是由外国慈善组织洛氏基金会捐赠给中国的医学教育机构。洛氏基金会捐赠的初衷是："使西方所能提供的最佳医学科学永远扎根于中国的土壤。"[120] 在创建后的25年中，协和医学院这个混血儿，在内战频

第四章 重建协和医学院（1947-1948）

繁、外敌入侵的恶劣环境中蹒跚起步，在中国激烈的社会变革和中西方文化的冲突中成长，其过程中既有不少成功的经验，但也有很多失败的教训。8年战争的炼狱，一些协和的教师和毕业生已磨练成为中国医学教育的精英。协和在关闭5年后的复校，恰好给了中美双方一个反省和推陈出新的好机会。

复校前一个急待解决的问题，就是调整协和医学院复杂的管理结构。1915年协和建立之初，所有资金来源于洛氏基金会的一个部门。在此后十几年的运作中，大洋彼岸的管理给协和医学院的正常运行带来的问题越发凸显。[121] 1928年，洛氏基金会成立了一个独立的非营利慈善机构——中华医学基金会（China Medical Board, Inc），又将1200万美金、协和医学院的房地产和其他财产捐赠给基金会，让其专门负责管理协和医学院的资金和运行。[122] 同年，协和董事会独立，在中华医学基金会的"监护"下，负责医学院和医院的具体行政管理、教学规划和财政收支。因为中华医学基金会尚不能提供协和医学院需要的全部资金，所缺款项需每年经过申请由洛氏基金会补偿，例如，至1941年的前五年的年均补偿达34.5万美金。[123] 所以，资金的运转和行政的"监护"，使洛氏基金会、中华医学基金会和协和医学院之间形成了相互制约的三角关系。多年来，这一奇葩的关系降低了协和医学院的管理效率，也给三方面造成了很多不必要的矛盾和误会。中华医学基金会驻华主任福克纳1943年上任后，到大后方和医务界人士广泛接触，征求他们对协和医学院管理结构的意见。24位医界人士在书面回答中指出，[124] 中华医学基金会于1928年成立以来，一直没有一位中国董事，也没有给予协和董事会足够的信任。最后福克纳医生得出结论，矛盾的症结在美国方面。[125]

小洛克菲勒在1921年协和的奠基礼上就宣布，协和医学院最终将由中国人接管，但 25 年来协和在财政上始终依赖于洛氏基金会，在管理上听命于"监护人"——中华医学基金会。继续这一模式，当初小洛克菲勒的理想，岂不成了空话！

在协和百年的历史中，此时应该感谢一个人，当时主持洛氏基金会医学教育部的格雷格医生。在洛氏基金会的发展史上，格雷格医生参与和主持医学教育工作 32 年(1919-1951)，他不仅设计了基金会对医学教育的慈善捐助政策，而且这些政策的成功也影响了今天美国国家科学院的资金分配模式。[126]格雷格医生也是协和人的老朋友，他早在 1933 年就预言，协和医学院将是东南亚医学教育的典范，它鼓舞着东南亚的所有中外医生，也将不断为各国培养优秀医学教师。[127]在 1946 年的两个月实地考察中，考察团咨询了各界人士对协和医学院的意见和建议，[128]经深思熟虑和充分讨论，由团长格雷格医生执笔，在书面报告中向洛氏基金会建议：把自主权交给协和医学院的时机已成熟。为最终达到小洛克菲勒的目标，洛氏基金会应给予中华医学基金会最后一笔捐赠，使其彻底独立于洛氏基金会，成为向协和医学院及东南亚其他医学组织提供资金的慈善组织。这笔捐赠应为 900 万美金，包括 600 万的基金和最初 5 年每年 60 万的经费。之后，协和医学院的经费将来源于中华医学基金会的投资回报和其他资金来源，从而成为像洛氏基金会创办的芝加哥大学一样的完全独立自主的学校。此外，中华医学基金会将有一位中国董事，成为管理协和的房地产和基金投资的机构，不再过问协和医学院的事务。协和董事会将应享有制定和执行教学、行政、财政和人事等所有权力。[129]

1947 年 1 月 16 日，这些提议在洛氏基金会举行的特别会议上得到了充分讨论，此时已退休的小洛克菲勒也参加并主持了这一历史

第四章 重建协和医学院(1947–1948)

性会议。经过近3个小时的激烈辩论,所有提议被一致通过,而且洛克菲勒基金会的捐赠为1000万美金。至此,洛氏基金会对协和医学院的投资已达4500万美金,除本次捐款,还包括建筑费1000万、中华医学基金会于1928年成立时的捐赠1200万和1921年后每年累计开支12,847,491美金。[130] 从此,协和医学院成为洛氏基金会有史以来捐款最高的一个项目。

行政上的自主权和资金的保障,为协和复校扫清了障碍,并为重建提供了充足的条件,也使得协和医学院向本土化迈进了一大步。另外,格雷格医生的报告还指出,协和复校的下一个步骤是,尽快推选一位院长。

遴选协和医学院院长,确实是非同小可之事。在协和被关闭前25年的历史中,3位美国院长对协和医学院的贡献最大。1916年,洛氏基金会任命麦克林医生为协和的首任院长。4年中,麦克林院长将一个占地5英亩的教会医学校扩建成为一所占地25英亩、中西合璧、有数位国际知名教授的世界一流医学院。他参与制定的如下办学纲要,一直沿用到1951年1月21日协和被军管。

1. 提供等同于欧美最好的医学教育,包括医本科、研究生和短期临床课程
2. 从事医学研究,特别是东南亚的多发疾病
3. 普及现代医学和公共卫生知识[131]

麦克林医生于1920年卸任,胡恒德于1921年在协和医学院的落成仪式上正式接任院长职务。他和洛氏基金会教育部主任皮尔斯(Richard M. Pearce)一起,建立了由医务委员会和行政委员会组成的管理结构,还为协和董事会争取到了适当的自主权。1928年1月1日,胡恒德院长成为美国依阿华大学医学院院长,经协和教授委员

会一致推荐，中华医学基金会批准，副院长顾临升任代理院长。顾临是传教士的儿子，哈佛大学毕业后到中国工作，参加了1915年的医学考察团，并成为中华医学基金会首任驻华主任。他在协和工作了21年，其中7年主持协和的工作。顾临院长上任时，正值中华医学基金会结构调整和国民党南京政府上台的关键时刻，他根据民国教育部的要求,[132] 将原来在纽约、只有一位中国董事的协和董事会，重组成为有三分之二中国董事、在北平办公的协和董事会。并且，他还同意时任卫生部长的刘瑞恒医生任协和医学院名誉院长，自己退居副院长，但实际上负责协和的日常工作。由于这一努力，协和医学院于1930年5月21日在民国教育部注册为医学教育中心。[133] 顾临认为，最好的医学院必须有最好的教授和充足的财政支持。1929年10月29日，华尔街股市狂跌，西方发达国家陷入了10年的经济危机。在各自收入减半的情况下，中华医学基金会和洛氏基金会要求协和医学院压缩经费。此间，顾临既要执行中华医学基金会的命令，又要维护协和的办学标准，最后他在财政、管理和宗教方面的意见与中华医学基金会产生了分歧。在小洛克菲的要求下，顾临于1935年7月1日辞去了副院长的职务。他的离去震惊了协和董事会和教授们，他们抗议中华医学基金会擅自罢免协和负责人的行为。最后，洛氏基金会请回了当时在芝加哥大学任职的胡恒德，通过他耐心细致的工作和过去与协和教授们的良好关系，用了几个月的时间，才平息了这一危机。之后，胡恒德重掌院长职务，领导协和渡过了最艰难的战争时期，并为此被日军羁押近4年。总之，这三位协和院长有着相同的特质，他们在协和工作之初都是富有理想的年轻人[134]，之后兢兢业业、敢作敢当，为把协和办成最高质量的医学院不惜付出任何代价。

第四章 重建协和医学院（1947–1948）

四、选举

实际上，协和董事会在医学考察团成立之前就已经开始酝酿院长的人选了。他们认为复校工作除了整修和装备，当务之急是由协和董事会推选一位全职院长，接替马上就要卸任的胡恒德院长。1945年底，董事长施肇基请董事们提名，并请了胡适等三人负责此事。[135] 1946年2月23日，董事会在美国纽约召集会议，7位候选人被提名：刘瑞恒、林可胜、张孝骞、李宗恩、陈志潜、金宝善和周诒春。[136] 在3天后的董事会年会上，胡适接任董事长，又有4位候选人被提名：朱恒璧、沈克非、颜惠庆、蒋梦麟。[137] 可是，协和董事会的积极努力被浇了一盆凉水。中华医学基金会会长回信，遴选院长应由特别的委员会决定，中国当前政局不稳，经济恶化，加上诸多不确定因素，一切决定须要等医学考察团调查了实情再做。[138] 这一冲突，是多年来协和董事会和中华医学基金会之间矛盾的继续。

1947年3月6日清晨，一架美国军用C47飞机载着胡适、聂毓禅和福美龄从北平起飞。一轮朝阳从云海上冉冉升起，朝霞从灰色神奇地变幻成金黄、粉红，峦峦西山在初春的晨曦中格外壮观。三人默默地观赏着，一时忘记了吊篮椅的不舒适和机舱里的寒冷。

4小时后，飞机在上海降落，三人分别去各自的住处。两点半，福美玲还没有在弟弟家坐稳，胡适就打来电话，要她通知刘瑞恒医生、李铭和邓勒普医生于当晚6点钟到他在南京路Park Hotel的房间开提名委员会第一次会议。几个人用了3个小时交换对形势的看法和对协和复校可能的影响。[139] 第二天傍晚6点钟，几个人又到胡适住处开了3小时的会，刚到上海的董事陈志潜也应邀出席。这次他们还是没有提任何候选人的名字，但确定下一任院长应该是一位医学专家，而且应该是中国人。3月8日中午，最后一次协和院长提名会议开始前，胡适收到了周诒春的信件。之前，周先生是所有人公认的院长最佳候选人。他曾任清华大学首任校长，在民国政府担任多项要职，也曾任协和医学院的董事长(1929-1939)，在协和及洛氏基金会都享有极高的声誉。周先生请大家不要考虑让他做协和院长，因为他不可能辞去农业部长的职务。周先生建议，如果要选一位非医学专家，他推荐蒋梦麟；如果要选一位医学专家，他推荐李宗恩。

李宗恩是一个大家都熟悉的名字。他在贵阳医学院的业绩、他的人格和品质及对中文的熟练运用，在医学界享有盛誉。而且，在给福克纳医生的 24 张答卷中，李宗恩的答卷[140]给几位的印象尤为深刻。李宗恩用 1938 年以前协和的 212 名毕业生和 114 名护士的业绩评估了协和的医学教育。他认为，协和是"一所移植到中国来的美国一流医学院，而不是中国医学教育规划的一部分"，协和的医学生缺乏"广博的人文基础知识"，而且，强调英文教学使"这些学生在一个象牙塔中，渡过了他们最宝贵的年华，接受高度专业的训练，但他们却失去了接触周围社会的机会"。所以，"协和毕业生中有很多技术精英，但他们对社会和思想领域的贡献还没有达到预期的程度"。这份答卷曾在中华医学基金会被广泛传阅。[141](也是 1957 年李宗恩被批判的主要材料)

接下来，大家开始讨论其他候选人中的医学专家：林可胜、张孝骞、沈克非、朱章赓……但每次都回到李宗恩。最后，刘瑞恒首先表示支持李宗恩为下任协和院长；接着，胡适、李铭和陈志潜表示赞同。9 个小时的提名委员会会议结束后，福美龄对诸位认真负责的态度不胜感叹，"当一位大学校长(胡适)、一位中国银行协会主席(李铭)、一位繁忙的医学专家(邓勒普)和行政院善后救济总署负责人

第四章 重建协和医学院（1947–1948）

(刘瑞恒)为协和的事务每天花 3 小时、连续工作 3 天，就知道他们对这件事多么认真了。"确实，这是协和董事会第一次独立选举自己的院长，他们怎么能不认真呢。

3 月 12 日上午 10 点半，协和董事会 1947 年年会在 Park Hotel 十四层的私人会议室举行。提名委员会向董事会推荐了沈克非、张孝骞和李宗恩，并提出李宗恩是最有资格的候选人。经投票，董事会一致通过任命李宗恩为下一任协和院长，格雷格医生为美方副院长。同日，胡适发电报将选举结果通知李宗恩。出人意料的是，周诒春于 3 月 21 日从南京发来电报，李宗恩被滞留在湖南，具体在什么地方不清楚。胡适第二天联系了衡阳站长，但还是没有李宗恩的下落，最后他只能通过委员长司令部紧急联系李宗恩。

福美龄惊呼："协和失去了一位院长！"

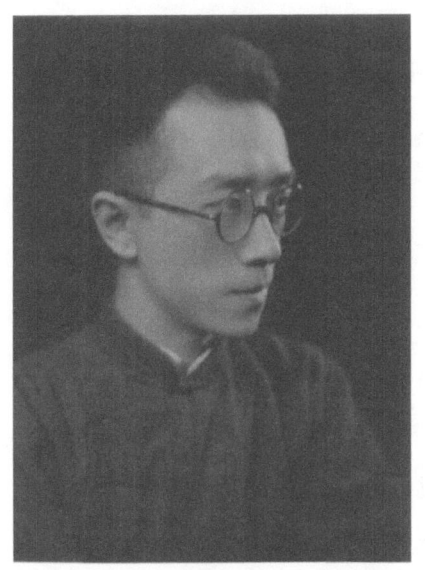

胡适

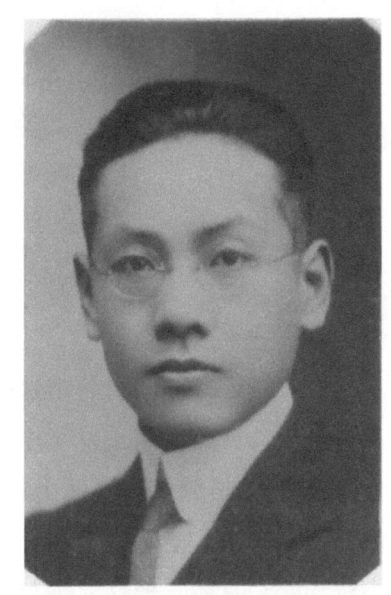

周诒春

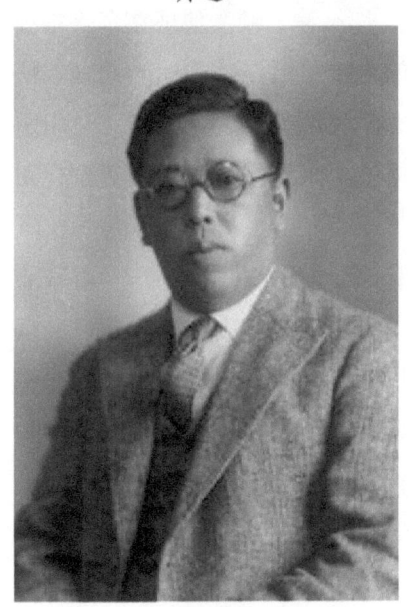

刘瑞恒

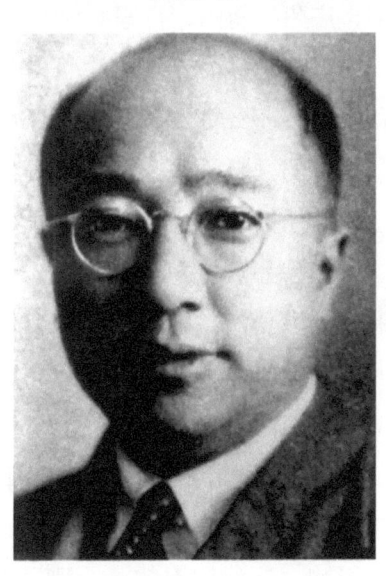

李宗恩，贵阳时期

第四章 重建协和医学院（1947-1948）

4.3 协和复校

> 李宗恩医生的献身精神和自我牺牲表明，他将会克服困难，完成这项艰巨的工作。我们相信，他的经验和人格将会感染师生们，而这也正是现在协和最需要的。[142]
>
> 胡适，1947 年 4 月 30 日

一、上任

1947 年 3 月 22 日，李宗恩回到贵医。[143] 4 个月前，他把贵医的事务全权交代给内科主任王季午医生，出发去杭州帮助筹建浙江大学医学院，[144] 再到汉口协助组建武汉医学院。[145] 之后，李宗恩经由上海到南京参加医学教育委员会会议，同时为贵医拓展关系，开发人力资源。1 月底，他在北平与协和同事重聚，回程中路经上海、香港、广州、衡阳，行程共 8000 英里。[146] 旅途劳顿，他现在多么需要安安静静地休息一下啊！可是胡适的电报早已在等待他的归来，协和董事会一致推选他为下一任协和医学院院长。这一消息完全出乎李宗恩的预料。来不及细想，他立即发电报给胡适，感谢董事会对他的信任，请求给他一周时间考虑。[147]

李宗恩的脑海里，浮现出在协和医学院的岁月，……专心致志地研究黑热病、把医学知识手传口授给年轻的学生、看着自己的病人恢复健康……，在离开后的这些年，这样的回忆每每给他带来愉快。暮然间，他意识到那已是很久远的事情了。环顾眼前简陋的贵阳医学院，这里的一草一木都那么亲切，这是自己为之倾尽了近 10 年心血的学校。李宗恩明白，他的去留对贵医的未来会有举足轻重的影响。让他欣慰的是，刚从教育部争取到的 5 亿元建筑和设备费，[148] 将保证贵医的永久校舍修缮完工。盟军供应站借用贵医校舍储

存的医药设备，已全部经由国际善后救援总署捐赠给行政院善后救济总署，从中贵医分配到了 160 张病床及医院设备。美国医药助华会[149]也捐赠给前期各科药械 20 余箱。[150] 至此，贵医将装备有长江以南所有医学院最好的教学设备。现在，贵医最需要的是师资，几位年轻教师正在国外进修，他们回来后这一情况应该有所改善。但是以后呢？

  一周后，李宗恩电告胡适接受任命，但需要把贵医的事务安排好之后才能上任，他恳切地希望格雷格医生能来助一臂之力，哪怕只是最初的 6 个月。[151] 李宗恩在后来给胡适的信中表述了自己做出这一决定的原因：

> 我在抗战中到贵阳开始从事医学教育纯属偶然，但我愿意把自己从中获取的经验用来解决(中国)医学教育的问题。同时，我也许可以在不同的层面上更有效地帮助贵医和其他类似的医学院。这一点，我若留在贵阳是无能为力的。[152]

  一想到要离开，李宗恩不由得为贵医的前途担忧。他始终很看好自己的学生王季午，认为他既能动脑又能动手，而且是一个不可多得的有责任感和管理能力的人才。[153] 在他离开的四个月里，王季午把贵医管理得井井有条，完全证实了自己对他的信任。可是，在自己谢绝邀请之后，[154] 王季午已被竺可桢校长聘为浙江医学院院长。那么，谁来接任贵医的院长职务呢？在院长人选没有确定之前，他绝不能离开。李宗恩请卫生部长周诒春先生[155]向教育部长朱家骅咨询，希望让一位有品质、有能力、受贵医师生尊敬和能服众望的人接任院长职务。[156] 在得知教育部愿意考虑他推荐的人选后，李宗恩给好友、公共卫生系主任施正信医生[157]写信，希望他接任院长职务。但是，施正信已决定回母校香港大学任教。李宗恩最后向教育部推

第四章 重建协和医学院（1947–1948）

荐协和毕业生、省立医院院长兼贵医教务长朱懋根医生任院长，[158] 又吩咐贵医各部门将所有财产造册，准备移交工作。[159]

就在李宗恩忙于交接贵医巨细事务时，又一件事情出乎了他的预料。董事会在任命他为协和下一任院长时，也邀请了格雷格医生来协和做美方副院长，用他在国际医学教育界的知名度，帮助协和重新组建一流的教授团队。但是，格雷格医生因为不能离开洛氏基金会医学教育主任的工作，谢绝了邀请。[160] 不仅如此，另一位候选人，哈佛大学的黑斯廷斯（Albert Baird Hastings, 1895-1987）医生，也不能脱身来北平任职。在百年历史中，协和医学院被关闭了三次，[161] 其中第一次复校最为艰难。协和被日军占据 4 年之后，校舍需要修缮，教室和医院需要重新装备，而且原班人马已天南地北，很多都已在其他医学机构担任要职，不可能离开。所以，重新组建一流的教师和医务人员的团队，对能否将协和恢复成为一流的医学院至关重要。现在，这一从未有人尝试过的工作，落在了李宗恩一人的肩上。

尽管如此，李宗恩有着协和董事会和同事们的信任。协和复校后的第一任教务长胡正详医生写信给李宗恩："大家得知你当选后都很高兴……。作为一个朋友，我祝贺你。作为一个医学教育者，我应该祝贺协和医学院。"[162] 娄克斯医生也写道："我认为你会对协和有很大贡献，你会是一个出色的院长。我可以肯定，你过去的同事们、董事们和所有与协和有关的人士都会无条件地支持你。"[163] 决心已下，李宗恩写信给胡适："我深入地考虑过协和医学院将在中国医学教育中起什么作用，并愿为之一试身手。如不成功，我准备随时隐退。"[164]

二、开学

1947年4月,协和医学院把报名表寄给全国有医预科和生物系的几所大学,由系主任负责通知考生,学校再把填好的报名表和推荐信寄回协和。[165] 1947年5月,军调部全部从协和医学院撤出;31日,李宗恩经由南京、上海回到北平,正式出任协和医学院院长。[166] 彼时,离董事会秋季开学的目标只有4个月的时间了。比较9年前在抗战初期创建贵阳医学院,在战后重建协和医学院有天壤之别。虽然不用为校舍发愁,李宗恩必须立即组建行政管理班子,做短期和长期的财政预算,根据工程师的建议整修发电厂、购置教学和实习设备,招收新生,以及聘任教师等。可是,中华医学基金会给协和1947-1948年的资金仅有20万美金装修制备费和32万运行费,[167] 而后者只够维持已从成都迁回的协和护校和在战争中坚持运行的公共卫生事务所,不可能再挤出资金恢复医学院。对于这一挑战,李宗恩调侃到,贵医好比是一艘漏水的破帆船,只要有一点风就能向前走;但协和却像是一艘玛利女皇邮轮,如果没有足够的人力和物力,寸步难行。[168]

李宗恩上任不久,中华医学基金会派娄克斯医生去帮助协和复校。在一起紧张地工作了几个月后,他深深地被协和工作人员的团队精神所感染。在李宗恩的领导下,这些新手们相互信任、不惜牺牲个人利益,为了一个共同的目标——协和复校,夜以继日、不知疲倦地努力工作着。[169] 娄克斯后来在给中华医学基金会主席帕克(Philo W. Parker, 1896-1980)先生的信中写到:

> 我很高兴地向你报告,回到协和之后,李医生给了我非常好的印象。他精力充沛、乐观、有常识,对大多数问题都能直接找到症结。他还能够激发其他人的自信和激情,具有出色的领导才能。在我们的讨论中,他坦诚、客观,迫切希望早日复

第四章 重建协和医学院（1947–1948）

校。在战争中领导一个医学院的经验使他在困难面前从不退却……[170]

一回到协和，李宗恩就开始仔细分析协和的资金状况、财政管理和行政机构，得知当时协和的资金购买力只有过去的八分之一！"巧妇难为无米之炊"，何况是协和这样一个有世界影响力的高标准医学教育机构。经过仔细的思考和筹划，他在就任演讲中坦述了他的想法：

> 协和虽然经过一个长时期的停顿，她的一种特殊精神依然存在，这种精神就是"不论任何一件事、一件工作，要么不做，要做的话就要达到一种标准。"绝不马虎，绝不苟且，这种精神目前在任何其他机关很少见到的，这种精神我们必须保持的。
>
> 我是最不赞成贴标语的。假设一定要提出口号，那么就是"在最经济的条件之下来维持我们协和的特殊的精神。"[171]

李宗恩精简机构，把书记（recorder）与秘书、会计与出纳之类重叠岗位，进行合并。1947年中期，北平的生活费用已上涨到战前的40000倍，如何维持教职员工的生计呢？李宗恩责成院务会做出新的工资标准。经慎重考量，院务会将战前教职员工的工资分为上中下三等：上等的教授工资最高，下等员工的工资在维持生活的水平。院务会制定的新标准是，上等工资将为战前的5000倍（相当于维持水平），中等为10000倍，下等为40000倍。院务会还规定，每人的工资都将根据生活指数的浮动进行调整。这样一来，所有人都可以维持生活了。[172]另一个突如其来的惊喜帮了协和复校的大忙。协和的资金都是美元，但物价飙升，兑换率随时会有波动。在开始预算时，官方的兑换率为1美金比12000法币，这样换算来的资金是无论如何都不够复校的。就在大家一筹莫展时，政府忽然宣布了新的兑换率

——1美金比40000法币！真是，"山穷水尽疑无路，柳暗花明又一村"。李宗恩立即请北大医学院和清华大学的教授帮助撰写考题，通知考生"协和医学院入学考试"将于9月1-3日在北京和上海举行。来自7所大学的34名考生应考，[173] 经出题教授阅卷后，19人于9月12日通过电报、电话或信函接到录取通知，加上1941年已通过入学考试的2位学生和一位加拿大学生，[174] 共有22人成为协和复校后第一班医学生。

上海的瞿敬贤、马贤凯、郑建中、孙国贤和白功懋几位同学欣喜异常，他们都接到了北平协和医学院的录取通知。因为战争阻断了上海至北平的铁路运输，几人结伴乘船北上。轮船自东海、黄海至渤海湾，船底的五等舱空气污浊，十分拥挤，船小浪大，同学们一路颠簸到天津，上岸后又换乘火车直奔北平。可到了前门火车站一下车，他们却找不见上海常见的黄包车，只能入乡随俗，坐进古老的马车，把行李高高地捆在车顶。夕阳西下，几人一路观赏高大的古城墙、运货的骆驼队和长安街的街景，在滴滴嘟嘟的马蹄声中，到了东帅府园胡同2号宿舍。迎接他们的是美式小洋房和美丽的庭院，卧室里还有新鲜的盆花。[175] 没几天，同学们接到通知，李校长要在家里轮流宴请同学。孙国贤和曹宗离一起来到外交部街59号院内41号，[176] 校长夫人问寒问暖，校长谈吐风趣，还拿出了从贵阳带来的茅台酒，[177] 两人紧张的情绪很快就放松下来。接着，胡正详教务长、林巧稚主任、王文彬大夫、福美龄女士也相继在家宴请同学。在其乐融融的氛围中，同学们开始了人生的新一页。

第四章 重建协和医学院（1947–1948）

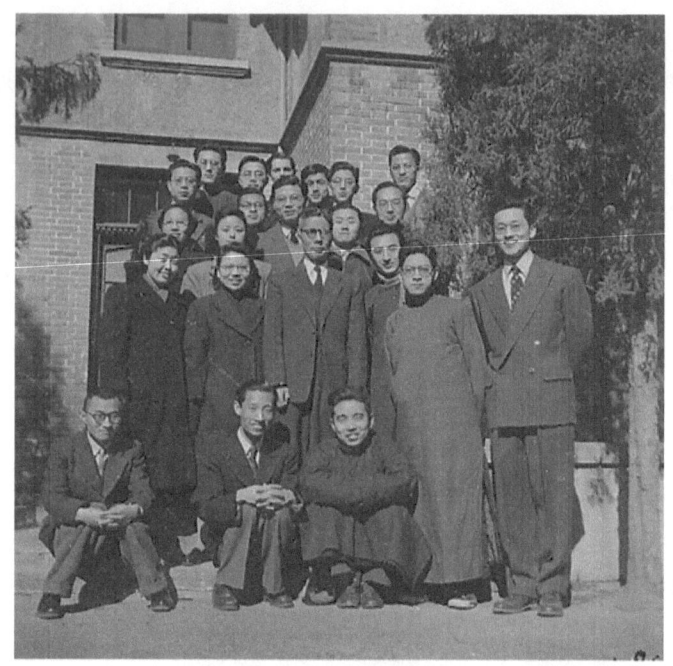

协和复校第一班学生合影

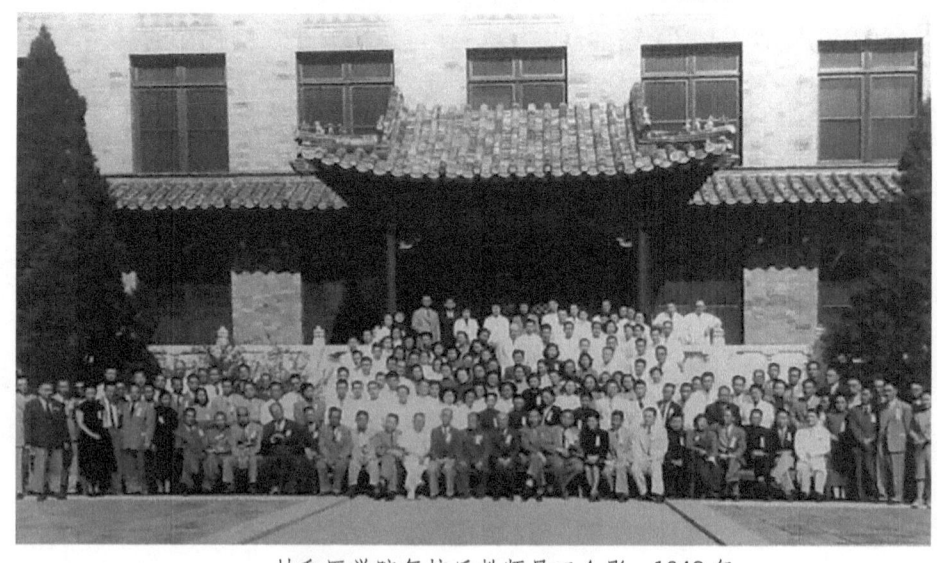

协和医学院复校后教师员工合影，1948年

协和医学院在关闭 6 年后，于 1947 年 10 月 27 日正式开学。[178] 时间仓促，来不及聘任前期基础医学课程的教授，学校为同学们请来了京津沪最优秀的老师代课[179]。上海东南医学院的张鋆教授是当时全国最有声望的解剖教授,[180] 他从不用讲稿，边讲边随手用五彩粉笔在黑板上绘出人体解剖图。在同学们眼里，每幅图都像一件美术作品。[181] 清华大学生物系的赵以炳教授和生化系的沈同教授、北大医学院组织学马文昭教授和神经解剖学臧玉洤教授也都来代课。老师和同学们一起把散落在各处的组织玻片和胚胎标本搜集起来，又把落满灰尘的显微镜擦拭如新。最初解剖尸体只有从北大医学院"借"来的两具，解了燃眉之急，不久又从各地找来了 6 具。教学楼和医院暂未恢复，同学们就在医院（J 楼）二楼的教室上课，在地下室解剖实习。经历了 10 年战乱的同学们，犹如久旱逢甘霖的幼苗，如饥似渴地学习着。王宝美同学写到："下课后我们每人带着骨骼回宿舍，抚摸着骨骼上的隆起、沟、孔……，寂静的夜晚到地下室的实验室，在灯下解剖尸体的神经、血管、肌肉……"[182]

三、1948 年

1948 年 1 月 1 日，《协和医刊》复刊，首页上是李宗恩院长从纽约寄来的新年祝福。[183] 1947 年底，李宗恩安排好了一年级的教学工作，应洛氏基金会之邀，到中华医学基金会述职，并访问美国。李宗恩于 12 月 22 日在旧金山降落，27 日飞到纽约时,[184] 到处都是厚达 20 多英寸的皑皑白雪。[185] 之后的两个多月里，李宗恩行至波士顿、华盛顿、巴尔的摩和芝加哥，与协和校友、进修教师和前客座教授叙旧，与医界精英、慈善家和美国政要广结良缘。他还应邀在纽约与小洛克菲勒共进午餐。[186] 所到之处，李宗恩都给大家留下了良好的

第四章 重建协和医学院（1947-1948）

印象。1948年2月2日，李宗恩在中华医学基金会特别会议上报告了协和复校的情况，[187] 经讨论，基金会同意拨给协和医学院1948-49年度60万美金的经费。[188]

2月17日，中华医学基金会在纽约Carlyle Hotel为李宗恩举行招待会，洛氏基金会主席弗斯蒂克先生、中华医学基金会主席帕克先生、洛克菲勒三世、范代克(Harry B. Van Dyke, 1895-1971)博士、朱章赓医生和协和校友等大约75人参加。李宗恩于2月26日经由明尼苏达启程回国。

3月初，李宗恩回到他的办公室，在桌上等待他的一堆文件中有一封来自格拉斯哥大学校长的信，授予他荣誉法学博士学位，以祝贺他在艰苦卓绝的战争中所取得的成就。[189] 李宗恩不禁心头一热，离开母校已经25年了，世事沧桑，恍如隔世。他提笔写到："在接受这一荣誉时，我深知自己的作用是有限的。应该说，这一荣誉属于所有在艰难困苦中坚持为中国提供医疗服务的医生们。"[190]

李宗恩的下一个目标是恢复协和医院，这是他1947年留下的遗憾。[191] 协和护校需要实习医院，北平市民翘首以待，为了能在48年春开放协和医院，院务会想尽了一切办法。按小时付工资的代课老师，暂时省去了全职教授的工资，也为双方提供了相互了解的机会。[192] 燃煤是复校后的最大支出。1941年，燃煤支出占预算的8%($4/吨)，而在1947年却占了29.5%($13.75/吨)。[193] 1947年冬异常寒冷，西北风刮来的寒流使北平的气温徘徊在摄氏零下18度。为了节省不必要的消耗，学校的大部分建筑和没有开门的医院都只维持在管道不冻裂的温度，教室、办公室、宿舍都搬到原住院处(K楼)。[194] 校委会和董事会还和中央银行反复交涉，使协和得到了高于市场25%的兑换率，大大增加了有限的美金的购买力。[195] 另一个鼓舞院务会的消息来自行政院战后救援总署(CNRRC)，他们将拨给协和医院装备250张床的设备，包括各种 X 机、电冰箱、洗衣机、培养箱、救护车等。[196]

除了资金匮乏，恢复协和医院还有一个更大的难题——聘任一流的医务人员。北方时局不稳，聘请中外资深医生异常困难。原来协和的资深医生在42年关闭后都到其他医院任职或自开私人诊所了，此时已"安居乐业"，其收入可高达协和收入的10倍。[197]但李宗恩相信，协和虽然付不起相当的工资，但却可以提供全国最好的医学研究条件。他在访美期间，特意拜访了正在美国讲学的张孝骞大夫，请他回协和担任内科教授兼主任。[198]临回国前，他还绕道去明尼苏达找到正在那里进修儿科的周诒春先生的儿子——协和医学院1940年毕业生周华康医生，请他回校帮助组建儿科。[199]李宗恩又请回了私人开业的林巧稚医生任妇产科主任，吴英恺任外科主任，还到天津亲自邀请邓家栋和朱宪彝医生到协和担任内科副主任。邓、朱两位医生商量后认为："我们都不愿意使二十余年的教育结果变为只为少数患者的金钱服务。而且，我们的兴趣是在教育与科研，愿意在这方面发挥自己的才能，同时也做临床治病救人的工作。"李宗恩的凝聚力，使一批医界精英汇聚到复校后的协和医学院。

不仅如此，李宗恩还亲自到天津面试住院医生。后来任协和医院副院长的方圻大夫在60年后回忆到："李宗恩院长十分和蔼可亲。他先问我的简历，然后向我提了几个有关内科疾病的问题，我都较好地做了回答，……最后他问我：'同位素碘怎样治疗甲亢？'我当时对同位素一无所知，只好说：'碘能迅速地被甲状腺所摄取，至于同位素碘我就不知道了。'李院长看出我的窘迫，微笑说同位素碘是具有放射功能的，我才恍然大悟。他接着说：'这种疗法我国还没有，美

第四章 重建协和医学院（1947–1948）

国也起步不久，知之为知之，不知为不知，很好。'我才释然。不久，我被接受为北平协和医院的内科住院医师，并于1948年4月下旬报到上任。"[200]

1948年5月1日，协和医院和门诊对外开放。第二天，The Peiping Chronical 报道：

> 昨天早晨，李宗恩院长召开新闻发布会，……下午两点半到六点半，一大群人走进了三条胡同的医院大门。他们之中有北平市长夫妇、市政府官员、各医院院长和文化教育机关的负责人。协和医院的整洁和专业的气氛给贵宾们留下了深刻的印象，……门诊将从明天起接受病人，但目前每天只能看15位；病房也将同时接受病人，不过现在只有25个床位，但很快还会再增加30个床位。

9月23日，李宗恩应邀到南京北极阁参加国立中央研究院成立第二十周年纪念暨第一次院士会议。[201] 他当选为第一届中央研究院院士，同时当选的还有协和医学院的张孝骞医生、林可胜医生和胡适董事长。李宗恩过去的内科同事、时任美国礼来公司首任药物研发部主任的陈克恢博士，贵阳医学院创始人之一汤佩松教授，以及协和1927年毕业生袁贻谨也同时当选。6位协和人几乎占了第一届中研院院士的百分之七。

9月6日，1948年新生入学，他们住进了上一班学生在暑假期间为他们整理好的宿舍。与一年前不同，所有科系都有了全职教授，同学们在新开放的生化、生理和解剖实习教室上课实习。在李宗恩的发起下，协和医学院在10月10日举行第一届"返校节"，[202] 79位校友与在校生和老师们欢聚一堂。但此时，董事会和院务会却在为协和的命运捏着一把汗。国共内战全面爆发，政治、经济、军事和社会开始了巨大的动荡。为控制通货膨胀，国民党政府于8月19日启用金元卷(GY)，硬性规定GY4:$1的兑换率，并冻结工资。刚到10月初，生活费用已上涨了8倍！为帮助职工维持生活，董事会决定发给每人相当于工资50%的"冬季补贴"，至10月底不得不又"补贴"一次。因面粉已定量供应，董事会又发给每个职工3袋面粉，以敷"无面之炊"。11月初，董事会继续"补贴"工资和面粉,[203]但如此下去，复校后精打细算的结余将在年底全部耗尽。就在董事会和院委会一筹莫展时，政府于11月12日又宣布了新的GY20:$1的兑换率，大家这才缓了一口气。

就在恶性通货膨胀发生的同时，解放军步步逼近北平古城，与傅作义军队的冲突近在旦夕。尽管如此，协和医学院依旧平静如水，医院的95张床位使用率高达95%，月门诊3千多人;[204]医学生和中国教员坚持上课，尽管7位外籍教授都接到了各自使馆的敦促，也没有一人离开。[205] 12月13日，北平西郊枪声大作，国共军队打了起来，城门紧闭，全城傍晚开始戒严，协和院墙内外谣言四起。[206]唯一的航班St. Paul挤满了中外乘客，董事长胡适和太太也于15日乘机南下。[207]这样一来，北平只剩下两位协和董事[208]了，协和的管理机制又一次面临瘫痪。12月底，中华医学基金会决定继续支持协和医学院，只要："协和医学院在其院长和院务会的领导下，有效地进行医疗和教育工作。"[209]

1948年圣诞夜，北平城断电停水，一片漆黑，只有协和医学院里还有灯火和温暖。[210]全校师生在东单三条协和礼堂欢度圣诞，人群中最兴奋的是身穿毕业礼服的1943级的10位同学，他们在1942年1月底被迫离开协和医学院，不得不到其他学校完成学业，但因教育部的规定至今没有毕业文凭，或如叶惠方同学所说："不愿接受'伪北大医学院'的文凭。"[211]李宗恩知道了他们的苦衷后，亲自给他们出题

第四章 重建协和医学院(1947–1948)

考试,所有同学都通过了这一特殊的"毕业考试"。[212] 同学们当天正式被授予协和医学院的毕业证书[213]。师生们高兴地在圣诞树周围边唱边跳,同学们的歌舞声和远处传来的隆隆炮声混杂在一起。

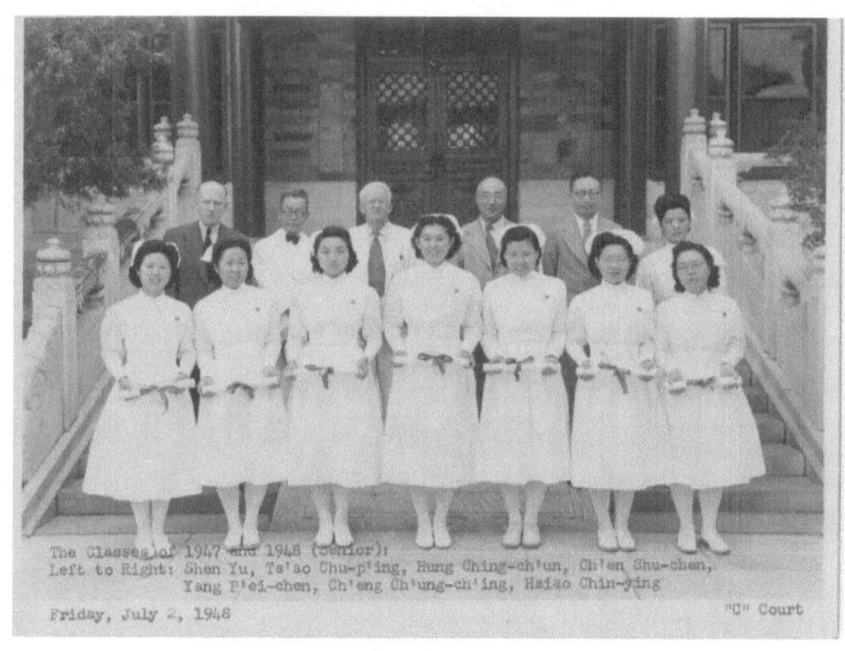

1948年7月2日,1947、1948级协和护校毕业生合影
后排左:娄克斯(一)、李宗恩(四)、聂毓禅(六)

[1] Report on the Commission Sent by the Rockefeller Foundation to China to Study the problem of the development of medicine and public health. November 15, 1946, RAC, Rockefeller Foundation records, RG 12, F-L Officer: Gregg, Alan (abbreviated as Alan Gregg's report)
[2] 《复员后国立贵阳医学院概况(1946)》贵州档案馆，卷号 532-533
[3] John R. Watt, *Saving Lives in Wartime China*, pp185.
[4] Letter Lee to Forkner, March 8, 1945, RAC, CMB Inc. Box 96 Folder 685.
[5] Letter, Forkner to CMB, Dec. 1, 1944; Letter, Pearce to Tai, December 22, 1944, RAC, CMB collection, Records (FA065) Box 22, Folder 151
[6] 民 34 年，本院(民)34-35 年大事记，四月十九日，贵州档案馆，卷号 608。
[7] Suzanne Pepper，国民党统治的衰落，《剑桥中华民国史》第十三章，平均价格在 1937 年到 1945 年 8 月间上涨了 2000 倍以上。
[8] 数字来自《一寸山河一寸血》第五版，第 38 集，山穷水尽。
[9] Letter Lee to Forkner, Feb. 3, 1945, RAC, CMB Inc. Box 96 Folder 685.
[10] Forkner Diary, Nov. 30 1943, RAC, CMB Inc. Box 96 Folder 685A.
[11] National Kweiyang Medical College, Reported by Chung-un Lee, Director, Oct. 14, 1943, RAC, CMB, Inc. Box 96, Folder 685A.
[12] 陈志潜，1944 年，在教学医院阑尾手术 1—5 万元、生产 3 万元，而四川省卫生处职员的月薪只有 400 元。RAC, RG1, 601/18/162, report, 1944.
[13] 罗克聪《十周年纪念 忆觉民师》，《国立贵阳医学院成立十周年暨附属医院成立七周年纪念专刊》1948 年 3 月 1 日。
[14] 民 34 年(1945 年)12 月 12 日，本院 34-35 年大事记，贵州档案馆，卷号 608。
[15] Alan Gregg's report.
[16] Letter from Forkner to Lee, May 18, 1945, RAC, CMB Inc. Box 96 Folder 685.
[17] 民 34 年 5 月 16 日，本院(民)34-35 年大事记，贵州档案馆，卷号 608。
[18] 民 34 年 5 月 25 日，本院(民)34-35 年大事记，贵州档案馆，卷号 608。
[19] 李宗瀛《回忆李宗恩》，附录二。
[20] 李贵真《我的一生》，1991 年。
[21] 《中央社讯，检察院顷发表自七月二十日起至八月二日止纠弹案》，贵州档案馆，卷号 441。
[22] 秘书处出纳组办事细则，贵州档案馆，卷号 466-467；其他规章制度保留在此卷和 314 卷。
[23] 《本院卅四—卅五大事记》贵州档案馆，卷号 608。
[24] 《本院长钧鉴敬呈者本月十日报载》，贵州档案馆，卷号 441。
[25] 《贵阳医学院院史（1938-1984）》，第 33-34 页。
[26] 徐国定《忆 1945 年的'护校运动'》，《通讯》第 13 期 1995 年 12 月 25 日

179

第四章 重建协和医学院（1947-1948）

[27] 周裕德(1906-1998)，1934 年毕业于协和医学院，先后就职于湖南湘雅医学院、长沙仁术医院外科医师。1938-1947 年，就职于贵阳医学院，任讲师、副教授、教授、外科主任。后任贵州省立医院院长、汉口协和医院院长、同济医院院长。选自《周裕德教授生平》，《通讯》第 19 期 1998 年 6 月 1 日。

[28] 骆炳煌《十年》，《国立贵阳医学院成立十周年暨附属医院成立七周年纪念专刊》，1948 年 3 月 1 日。

[29] 朱家骅档案，中央研究院近代史所档案馆，册名，国立贵阳医学院，馆藏号 301-01-09-157。写信请愿者和政府官员：李四光、何辑武、傅启学、谭克敏、李寰、杨公达、谢耿氏、何玉书、叶纪元、施政信、周达时、贺鸣缨、尚传道、赵连福、马守援、宋思一、蔡堡。

[30] 李贵真《我的回忆》，58 页。

[31] 李宗瀛《回忆李宗恩》，附录二。

[32] 教育部训令 045909，贵州档案馆，卷号 314。

[33] 《本学院现状及今后计划》，《院刊》复刊第一期，1946 年 9 月 15 日。

[34] 呈教育部，阳字 4643 号，民三十四年十月二十三日，贵州档案馆，卷号 530-531。

[35] 卢亮，殷叙彝《回忆"阳明社"》《通讯》第 45 期，2012 年 7 月 20 日。

[36] 李宗瀛《回忆李宗恩》，附录二。卢亮，殷叙彝"回忆'阳明社'"，《通讯》第 45 期，2012 年 7 月 20 日。1946 年大事记，贵州档案馆，卷号 608。

[37] 包怀恩《沙河烟云 — 贵医文革往事》2011 年 4 月。

[38] 呈教育部，阳字 4643 号，民三十四年十月二十三日，贵州档案馆，卷号 530-531。

[39] 《国立贵阳医学院为谋发展所拟各项建议之呈文》，民国三十五年三月十一日贵州档案馆，卷号 502。(以下简称《呈文》)。

[40] 此为 1946 年度第一学期学生人数，医学生 117 人，药学专修科 6 人，先修班 11 人，贵州档案馆，卷号 503。

[41] 贵州档案馆，卷号 314(二)。

[42] 《呈文》。

[43] Mary Ferguson's Diary, Jan. 26, 1947, RAC, CMB Inc, Box 57, folder 401.

[44] 《竺可桢全集》第 9 卷，1945 年 12 月 15 日，第 587 页；第 10 卷，1946 年 9 月 18 日，208 页。

[45] 李宗瀛《回忆李宗恩》，附录二。

[46] 李贵真《我的一生》，第 57 页。

[47] 《贵阳市地方志—卫生志》第十章 大事记。

[48] 1941 年，贵州 84 个县中有 76 个设有医务中心，*Public Health and Medicine, China Handbook, 1937-1943.* pp667, 674；《贵阳市地方志—卫生志》第二章 卫生防病工作

⁴⁹ 《医生业务的探讨》,《贵州日报》1943 年 7 月 23 日。

⁵⁰ 《医学生的质与量的问题》,《院刊》43 期第四页,1942 年 8 月 1 日。。

⁵¹ 《呈文》。

⁵² 朱家骅,教育部指令,民国三十五年四月八日,贵州档案馆,卷号 314。

⁵³ 《贵阳国立三院校联合意见书》贵州大学、贵阳师范学院、贵阳医学院,民国三十五年十二月,贵州档案馆,卷号 314。

⁵⁴ 《本学院现状及今后计划》,《院刊》复刊第一期,1946 年 9 月 15 日。

⁵⁵ 《复刊词》,《院刊》,复刊第一期,1946 年 9 月 15 日,第一页。

⁵⁶ 教授会议记录,民三十五年元月七日;教授会第八次成立会会议记录,民国三十五年五月五日,贵州档案馆,卷号 504-5。

⁵⁷ 国立贵阳医学院教授会组织章则,贵州档案馆,卷号 504-5。

⁵⁸ 《教员出国进修情况志略》,《国立贵阳医学院成立十周年暨附属医院成立七周年纪念特刊》,1948 年 3 月 1 日。

⁵⁹ 1945 年 11 月 6 日至 12 月 4 日,贵医 1945-1946 大事记,贵州档案馆,卷号 608。

⁶⁰ Council on Medical Education, *China Medical Journal*, 1932, Vol 46(11): p1131.

⁶¹ Peiping Chronical, Nov. 25 & 26, 1936; RAC, CMB Inc. Box 22, Folder 155.

⁶² 国立中正医学院、国立中央大学医学院、国立中山大学医学院、国立上海医学院、国立北平医学院、国立同济医学院、国立药学院、国立贵阳医学院(原国立武汉大学医学院)。

⁶³ 河南医学院、吉林医学院、山东医学职业学校、云南大学医学院、江苏医学院、广西医学院、山西医学药学职业学院、福建医学职业学校。

⁶⁴ John R. Watt, *Public Medicine in Wartime China*, pp35-37.

⁶⁵ National Chungcheng Medical College. RAC, CMB Inc. Box 22, Folder 155.

⁶⁶ 金宝善《战时地方卫生行政概要》1940 年 3 月,不包括 486 位外籍医生。

⁶⁷ John R. Watt, *Public Medicine in Wartime China*, pp43-48.

⁶⁸ Forkner, The Contribution of PUMC Graduates and of PUMC Staff to the Medical Work of China During the War. May 17, 1944. RAC, CMB Inc. Box 118, Folder 855.

⁶⁹ From above report, 袁贻瑾(公共卫生)、张光璧 (内科)、冯德培(生理)、Dr. J.J. Huang (生理), and 吴宪(生物化学)。

⁷⁰ Forkner, Defects in the Former PUMC and Suggestions for their Correction. In Memorandum on Planning for the Post-war Program of the CMB, Inc., and the PUMC. May 11, 1945 RAC, CMB Inc. Box 118, Folder 855.

⁷¹ Alan Gregg's Report.

⁷² ABMAC, Box 42, Medical Education – General, T. Y. Tai to Dr. Jean A. Curran, Appendix: Present Status of Medical and Pharmacy Schools in China (end 1945). The

第四章 重建协和医学院（1947-1948）

numbers do not include pharmacy students and teachers of pharmacy colleges.
[73] 梅贻林是清华大学校长梅贻琦的弟弟，毕业于清华大学、拉什医学院（Rush Medical College）霍普金斯大学。
[74] Nicole Elizabeth Barnes and John R. Watt, "The Influence of War on China's Modern Health Systems" in *Medical Transitions in Twentieth-Century China*.
[75] 姚克方, "A Brief Account of Kweichou Health Work." Received November 12, 1942. ABMAC, box 21, folder "National Health Administration 1942".
[76] John Watt, in *Saving Lives in Wartime China*, pp194-198, 蒋纬国口述,《一寸山河一寸血》第39集《最后的坚持》。
[77] Powell, Lyle Stephenson (1946): , in *A Surgeon in Wartime China*, pp287
[78] Romanus, Charles F. and Riley Sutherland : in *Time Runs Out in CBI*, pp67
[79] Alan Gregg's report
[80] T.Y. Tai to Curran, April 5, 1946, ABMAC, box 42, Medical Education –General
[81] Forkner Report, 1944-1945 (on stability) RAC, CMB Inc., Box 96, folder 687; CMA Association Activities in Free China," *Chinese Medical Journal* 64 (1946):300-302.
[82] National Medical Colleges, miscellaneous, National Chung Cheng College. ABMAC, box 41, CME.
[83] 朱恒璧 Medical Education During the Anti-Aggression War, *Chinese Medical Journal*, 64 (Jan.-Feb. 1946): 17-23.
[84] Alan Gregg's report.
[85] Letter, T.V. Soong to Raymond B. Fosdick, Sep. 4, 1945. RAC, CMB, Inc. Box 118, Folder 856.
[86] 弗斯蒂克，Raymond B. Fosdick, 1883-1972, 洛氏基金会主席(1936-1948)。
[87] PUMC in Time of War, RAC, CMB, Inc. Box 2, Folder 19.
[88] Mary Ferguson, in *China Medical Board and Peking Union Medical College*, pp138.
[89] Report by Dr. Stephen Chang on PUMC, July 1943, RAC, Office of the Messrs, Rockefeller Record, Series O, Box 13, Folder 111.
[90] Mary Brown Bullock, in *An American Transplant*. pp193.
[91] John D. Rockefeller, Jr. to Henry Houghton, Dec. 21, 1938, RAC, CMB, Inc, RG 1, Series 100, Box 2, folder 22.
[92] Mary Ferguson, in *China Medical Board and Peking Union Medical College*, pp140.
[93] Mary Ferguson, in *China Medical Board and Peking Union Medical College*, pp152.
[94] Mary Ferguson, in *China Medical Board and Peking Union Medical College*, pp175.
[95] 北平国立医学院是战前8所国立医学院中唯一没有转移到大后方的国立医学院。
[96] John Z. Bowers, in *Western Medicine in a Chinese Palace*, pp99-214.
[97]《邓家栋画传》, 第92-93页。邓家栋，1933年毕业于协和医学院。

[98] 《林巧稚传》，第三章洁白的颜色，第二节东堂子胡同 10 号的诊所。
[99] Mary Ferguson, in *China Medical Board and Peking Union Medical College*, pp178-9.
[100] Claud E. Forkner, Professor at PUMC from 1932-1937. Faculty at Cornell Medical School when he accepted the position of Director of the China Medical Board.
[101] Hsu to Forkner, Sep. 3, 1943, RAC, CMB, Inc. Box 22, Folder 151.
[102] Lobenstine to Tsur, March 31, 1943, RAC, CMB, Inc. Box 155, Folder 1131.
[103] Minutes of CMB, Inc, Feb. 9, 1944, RAC, CMB, Inc. Box 96, folder 685A.
[104] Report of National Kweiyang Medical College (1943-44), Aug. 1, 1943; Oct. 14, 1943; RAC, CMB, Inc. Records, FA065, Box 96, Folder 685A.
[105] Pearce to Lee, March 7, 1945, RAC, CMB Inc. Records, FA065, Box 96, Folder 685.
[106] A Brief Report on the Utilization of the China Medical Board Appropriations for the Calendar Year 1945 by the Commission on Medical Education. May 24, 1946, prepared by T. Y. Tai, RAC, CMB Inc. Box 22, Folder 152.
[107] 福美龄(Mary E. Ferguson)，协和董事会秘书，协和医学院秘书长、注册主任。
[108] Dr. H. H. Anderson, Dr. J. L. Boots, 福美龄、海丝典(Betty Hirst), 娄克斯, Miss M. McMillan, Mrs. U. I. Pratt, Miss E. E. Robinson, Dr. F. E. Whitacre, Miss F. Whiteside, and Miss M. Wyne.
[109] Mary Ferguson, in *China Medical Board and Peking Union Medical College*, pp186-7.
[110] 李铭，浙江兴业银行总经理，协和医学院董事（1944-1951）。
[111] 施肇基(Sao-ke Alfred Sze, 1877-1958)，上海圣约翰大学学士、康奈尔大学文学硕士、哲学博士，中国近代著名外交家，协和董事长(1926-29，1944-46)。
[112] 联合计划委员会成员：洛氏基金会：弗斯蒂克、格雷格、Dr. Robert A. Lambert; 中华医学基金会: Dr. Chester S. Keefer and 范代克; 协和董事会: 鲍鲁(E.H. Ballou)、陈志潜、邓勒普、刘瑞恒。
[113] Bowen to Messrs. Sep. 17, 1945, RAC, CMB Inc. box 3, folder 25.
[114] Report to Trustees of the Peiping Union Medical College from Miss Mary Ferguson, March 13, 1946, RAC, CMB Inc. Box 118, Folder 855.
[115] Notes on informal remarks by Dr. Houghton re PUMC – Sep. 13, 1945, RAC, CMB Inc. Box 118, folder 855.
[116] Bowen to Messrs, Sep. 17, 1945, RAC, China Medical Board, Inc. RG1, series 100, box 3, folder 25, 靠哈德门大街的教室：Lockhart Hall；女生宿舍：Oliver Jones Hall。当时北平还没有被接管，日本宪兵队还在维持北平的治安。
[117] 三人小组由美国代表马歇尔(主席)、国民党代表张群，张治中(后)和共产党代表周恩来组成。一切事宜均须三名委员一致通过，三名委员均有否决权，下设 38 个执行小组。1946 年 7 月，内战全面爆发，马歇尔宣布调停失败，"三

第四章 重建协和医学院（1947-1948）

人委员会"和"军调部"随之解散。

[118] Alan Gregg diary, May 15 to July 22, 1946, RAC, RF records, Box 40 folder 457.
[119] Alan Gregg's report.
[120] Addresses & Papers, Dedication Ceremonies and Medical Conference, PUMC. pp75.
[121] Mary Ferguson, Chapter 2, Early Development, 1916-1921 & Chapter 3, Years of Groh: 1922-1936, in *China Medical Board and Peking Union Medical College*,
[122] The Function of the CMB Inc., and its relations to the Trustees of the PUMC (Statement by CMB Nov.24, 1936 and by the PUMC Trustees March 27, 1937).
[123] Meeting of Trustees of the Rockefeller Foundation, Jan. 16, 1947, RAC, RF, Box 2, Folder 15.
[124] 24位医务界人士为： 陈志潜、张孝骞、金宝善、李宗恩、李廷安、俞焕文、白施恩、谷韫玉、丁德泮、Chen Eva Liu, His, W.K.、张光壁、潘铭紫、刘纬通、周金黄、王季午、Yen, C.T.、Huang, K.、陈恒义、Chen, Leslie.、王乐乐、谢敏秘、王琇瑛、朱章赓、戴天佑，RAC, CMB Inc, Box 118, folder 856.
[125] Forkner, Memorandum on Planning for the Post-war Program of the CMB, Inc., and the PUMC. May 11, 1945, RAC, CMB, Inc. Box 118, Folder 855.
[126] William H. Schneider, *Journal of the History of Medicine and Allied Sciences*, 70(2): 279-311.
[127] Mary Ferguson, in *China Medical Board and Peking Union Medical College*, pp196
[128] Alan Gregg Diary, May 15, to July 22, 1946.
[129] Alan Gregg report.
[130] Meeting of Trustees of the Rockefeller Foundation, Jan. 16, 1947, RAC, CMB Inc, Box 3, Folder 24.
[131] This statement was approved by the Trustees of the College on April 14, 1920.
[132] 1929年，民国政府要求所有高等院校必须由中国人担任校长，董事会需有三分之二的中国董事。
[133] Mary Ferguson, in *China Medical Board and Peking Union Medical College*, pp66.
[134] 1916年麦克林(28岁)被任命为协和院长；1928年顾临(32岁)被任命为中华医学基金会驻华主任；1921年胡恒德(36岁)被任命为上海协和医学院院长。
[135] 三人提名委员会：胡适、鲍鲁、威尔逊(Stanley D. Wilson)。
[136] Nominations for the Directorship of PUMC， Feb. 23, 1946, RAC, CMB Inc, Box 49, Folder 342.
[137] Report of the Committee on the Directorship, March 26, 1946, RAC, CMB Inc. Box 96, Folder 685.
[138] Mary Ferguson, in *China Medical Board and Peking Union Medical College*, pp194-5
[139] Mary Ferguson Diary, March 6-22, 1947, RAC, CMB Inc. Box 118, Folder 855.

[140] C. U. Lee, Memorandum on the CMB and PUMC, Sep. 2, 1944, RAC, CMB Inc. Box 118, folder 856.

[141] Letter from Forkner to Lobenstine, Jan. 18, 1945, RAC, CMB Inc. Box 118, Folder 855.

[142] Letter from Hu Shi to Mr. Parker, April 30, 1947, RAC, CMB Inc. Box 118, folder 855.

[143] Dr. C. U. Lee's telegram, P42, March 26, 1947, RAC, CMB Inc. Box 47, folder 331. 1947年1月8日起，福美龄致皮尔斯(Agnes M. Pearce, 中华医学基金会秘书)信编号为P(北平致纽约)和NY(纽约致北平)。

[144] 《竺可桢全集》第10卷，第208页；1946年9月18日；第219页，10月4日，。

[145] Mary Ferguson Diary, Jan. 27, 1947, RAC, CMB Inc. Box 57, folder 401.

[146] 李宗恩致胡正祥信，1947年4月4日。协和医学院档案室。

[147] Dr. C. U. Lee's telegram, March 26, 1947, RAC, CMB Inc. Box 47, folder 331.

[148] 李宗恩致施正信信，1947年4月16日。协和医学院档案室。

[149] 美国医药助华总署(American Bureau for Medical Aid to China, ABMAC)成立于1937年12月，为中美医生为支援中国抗战的民间慈善组织，抗战期间在美国募捐集资一千万余美元，为中国红十字会、各医学院校提供人力和物力的援助。

[150] 《本学院现状及今后计划》，《院刊》复刊第一期，1946年9月15日。

[151] Minutes of the PUMC, April 7, 1947, RAC, CMB Inc. Box 154, folder 1126.

[152] Letter Lee to Hu, Aug. 30, 1947, RAC, CMB Inc. Box 47, folder 332.

[153] C. U. Lee, Sep. 2, 1944, RAC, CMB Inc. Box 118, folder 856.

[154] 《竺可桢全集》1945年12月15日，第10卷，587页。

[155] 周诒春先生于1945年8月被任命为农林部长，于1947年4月被任命为国民政府政务委员、卫生部长。

[156] 李宗恩致施正信信，1947年4月16日，协和医学院档案室。

[157] 施正信(1909-1998)美国霍普金斯大学公共卫生博士(1938)。后回国参加抗战，在中国红十字会救护总队和战时卫生训练所工作。1942年到贵阳医学院任教。抗战胜利后，他先后任当时贵州省卫生处长、中央卫生署保健处长、保健司长。1948年回母校香港大学任社会医学教授。1952年赴瑞士日内瓦担任世界卫生组织(WHO)社会及职业卫生组官员。1966年回国。1971年调卫生部外事局。1975年任中华医学会常务理事，1980年任副会长。

[158] Letter Lee to Pearce (P92), June 25, 1947, RAC, CMB Inc. Box 47, folder 332.

[159] 移交清单，贵州档案馆，卷号439。

[160] PUMC Executive Committee, May 5, 1947, RAC, CMB Inc. Box 47, folder 332.

[161] 协和医学院在1942年被日军关闭、1953年停止招生、1966年在文革中被关闭。

第四章 重建协和医学院（1947–1948）

[162] 胡正祥致李宗恩信 1947 年 4 月 15 日。协和医学院档案室。
[163] Letter Loucks to Lee, (NY 58) May 12, 1947, RAC, CMB, Inc. Box 47, folder 332.
[164] Letter Lee to Hu, Aug. 30, 1947, RAC, CMB Inc. Box 47, Folder 332。
[165] 朱贞英《我班同学从入学到分配的追忆》，《情系母校》，第 14 页。
[166] Mary Ferguson, in *China Medical Board and Peking Union Medical College*, pp203.
[167] Letter Pearce to Ferguson NY62, May 22, 1947, RAC, CMB Inc. Box 47, folder 332.
[168] Letter Dr. Loucks to Mr. Parker, July 19, 1947, RAC, CMB Inc. Box 118, folder 855.
[169] Letter Dr. Loucks to Mr. Parker, Oct. 15, 1947, RAC, CMB Inc. Box 47, folder 332.
[170] Letter Dr. Loucks to Mr. Parker, July 19, 1947, RAC, CMB Inc. Box 118, folder 855.
[171] Letter from C.U. Lee to Shih Hu, Aug. 30, 1947, RAC, CMB Inc. Box 47, folder 332.
[172] Second draft of annual report 1947–1948, PUMC Archive.
[173] Enrolment in School of Medicine and School of Nursing 1947–48, RAC, CMB Inc. Box 47, folder 332. The 7 institutions are: Fu Jen University, Fukien Christian University, National Peking University, Pei Ta Medical College, Soochow University, St. John's University Medical School, Yanching University.
[174] 这两位同学是金汝煌、赵福权。加拿大学生是 Bruce Smith.
[175] 瞿敬贤《难忘的一刻》，《情系母校》，第 6 页。
[176] 孙国贤《亲切的师生初次见面》，《情系母校》。第 5 页。
[177] 张大酥《师生情结》，《情系母校》。第 11 页。
[178] Mary Ferguson, in *China Medical Board and Peking Union Medical College*, pp204.
[179] Letter Ferguson to Loucks, P172, Dec. 23, 1947 RAC, CMB Inc. Box 47, folder 333.
[180] Letter Loucks to Parker, Oct. 15, 1947, RAC, CMB Inc. Box 47, folder 332, p6.
[181] 顾景范《在协和的五年》，《情系母校》。第 13 页。
[182] 王宝美《抚今追昔忆当年》，《情系母校》。第 12 页。
[183] PEIPING UNION MEDICAL COLLEGE NEWS BULLETIN, Vol XLII, No.1, Jan. 1, 1948.
[184] Cable from Lee to CMB, Dec. 15, 1947, RAC, CMB Inc. Box 47, folder 333.
[185] Letter Pearce to Ferguson, NY114, Dec. 31, 1947, RAC, CMB Inc. Box 47, folder 333，纽约三天前刚刚下过 26.8 英寸的大雪。
[186] Letter Lee to Rockefeller, Jr. June 1, 1948; Letter Rockefeller, Jr. to Lee, June 22, 1948, PUMC Archive.
[187] Report made by Dr. C.U. Lee, Director of Peiping Union Medical College, at China Medical Board meeting held on Feb. 2, 1948. RAC, CMB Inc. Box 47, folder 334.
[188] Letter Loucks to Ferguson, NY135, Feb. 19, 1948, RAC, CMB Inc. Box 47, folder 334.
[189] Letter Hector Hethmington to Lee, Jan. 16, 1948, PUMC Archive.

[190] Letter Lee to Fordyce, March 6, 1948, PUMC Archive.
[191] Letter Lee to Hu, Aug. 30, 1947, RAC, CMB Inc. Box 47, folder 332.
[192] Letter Ferguson to Pearce, P172, Dec.23, 1947, RAC, CMB Inc. Box 47, folder 333.
[193] Second draft of annual report 1947-1948, PUMC Archive.
[194] Letter Ferguson to Loucks, P173, Dec. 23, 1947, RAC, CMB Inc. Box 47, folder 333.
[195] Letter Ferguson to Lee, Jan. 13, 1948, PUMC Archive.
[196] Second draft of annual report 1947-1948, PUMC Archive.
[197] 《邓家栋画传》,96页。
[198] 同上
[199] 作者采访,2009年6月,北京外交部街59号。
[200] 方圻《忆李宗恩院长》,2008年3月,于北京协和医院。
[201] Letter Lee to Pearce, Sep. 3, 1948, RAC, CMB, Inc. Box 89, folder 635.
[202] 包括53位医学毕业生和26位护校毕业生,Lee's report to Board of Trustees, Nov. 22, 1948, RAC, CMB Inc. Box 47, folder 334.
[203] Board of Trustees Executive Committee Meeting Minutes, Nov. 11 & 20, 1948, RAC, CMB Inc. Box 154, folder 1126.
[204] Letter Lee to Parker, Dec. 28, 1948, RAC, CMB Inc. Box 125, folder 910.
[205] Letter Loucks to Gregg, Nov. 30, 1948, RAC, CMB Inc. Box 3, folder 26.
[206] Letter Ferguson to Pearce, Dec. 15, 1948, RAC, CMB Inc. Box 47, folder 334.
[207] Letter Ferguson to Pearce, Dec. 16, 1948, RAC, CMB Inc. Box 47, folder 334.
[208] 诸福棠、威尔逊。
[209] Mary Ferguson, in *China Medical Board and Peking Union Medical College*, pp209.
[210] 协和医学院有自己的发电厂和水井。
[211] 作者采访,2012年9月22日,北京。
[212] Letter Lee to Members of the Board of Trustees, Dec. 28, 1948, RAC, CMB Inc. Box 47, folder 334.
[213] Mary Ferguson, in *China Medical Board and Peking Union Medical College*, pp209.

第五章 特殊的年代与未竟的事业（1949—1962年）

5.1 协和医学院第二次被关闭

We must not feel that this necessarily means a curtailment of the College's usefulness, but rather only a change in its management attended very probably by certain limitations in its ideals and standard.

我们不应该觉得这就一定会使协和医学院失去其作用，而只不过是由不同理想和标准的人来管理她罢了。

——小洛克菲勒，1951年4月4日

一、中华人民共和国成立

1949年1月31日，北平和平解放。2月3日，人民解放军举行入城仪式，北平市民上街迎接解放军进城，协和的十几位医学生和几名职工也参加了这一活动。[1] 同学们的热情很高，为了防止校方阻拦，他们出了校门才亮出事先准备的纸旗。这次活动是地下党参与组织的。[2] 北平地下党于1948年9月在协和成立"秘密读书会"(后改为"协新社")，组织学习《新民主主义论》等文件，还在1948年12月围城期间将《中国人民解放军前线司令部布告》和《告北平同胞书》用邮件发给李宗恩及协和的其他负责人，让他们负责保护好医学院的财产和设备，严防被破坏。也是在1948年12月围城期间，蒋介石授意朱家骅等人谋划了"平津学术教育界知名人士抢救计划"，李宗恩作为中研院院士，也在"抢救"的名单上。[3] 12月15日，傅作义的军队暂时从解放军的手里夺回了南苑机场的控制权，南京派出飞机冒着解放军的炮火在南苑机场紧急降落，傅作义命人通知胡适等数十位教授立即前往登机。12月21日，清华大学校长梅贻琦率领第二批被"抢救"的学人,于新修成的东单机场乘机飞往南京。[4] 李宗恩没有走,他留在了协和。其实,他早已考虑过自己的选择。在《大公报》工作的李宗瀛回忆道:

> 好像是在 1946 年秋天,宗恩突然出现在我的采访室里,神情很严肃。他告诉我,香港的医学界朋友问他能否考虑去香港主持医务卫生署的工作,他想听听我的意见。我把自己对形势的看法对他讲了一讲,我认为战争最多不会再超过三年,到时候取胜的将是共产党。'您如果一如既往,想对国家对同胞继续有所贡献,可以留下来,共产党是重视知识分子的。否则,您就此去香港做事也好。'大哥走时没有再提去留,只是谢谢我给他提供了这些情况。[5]

北平解放后几个月,李宗恩在给好友施正信的信中解释了自己的决定:"关于中国,不管是哪个政府,只要能改善 95%的人口的生活,就应该支持。"[6] 他的这一选择,使协和又平安地渡过了一个危险时刻,但也决定了他之后的命运。

最初,政权的交替对协和医学院似乎没有什么影响。[7] 1 月份新开的病房里,医生护士来来往往,病人中也有解放军;学生们复习考试到深夜,考完到西山去野餐春游;唯一的改变是进出城门需要通行证。[8] 为了排除干扰,李宗恩从 2 月 1 日开始,[9] 组织了 12 次教授午餐会,探讨中国医学教育的目标和协和医学院应起的作用。他总结到:一个合格的医生,不但需要扎实的基础知识、综合能力和适应能力,还应该身心健全、德才兼备,富有同情心,对自己有充分的了解,最重要的是,能够担当起一个公民与医生的责任。[10] 报告还推荐了协和医学院应采取的招生制度、学制和考核制度。这个报告凝聚了老协和人数十年来从事精英教育、在抗战的艰苦环境中坚持不懈,以及亲手重建协和之后的集体智慧。他们要在协和医学院为

第五章 特殊的年代与未竟的事业（1949-1962）

中国培养未来从事医疗工作、医学研究和公共卫生工作的领军人物，推进全中国的医学教育，培养出为亿万中国民众服务的合格的医生。信心满满的老协和人们哪里知道，实现这一理想的那一天将离他们越来越远了。

从5月开始，新政府的邀请接踵而至。5月5日，李宗恩应邀参加了北平军管会、文化接管会在北京饭店召集的有二百余学术界人士出席的座谈会，周恩来亲临讲话，鼓励学界参加新民主主义国家建设工作，使科学真正为人民服务。[11] 6月1日，华北高等教育委员会成立，李宗恩是委员之一。[12] 6月19日，他又成为全国首届自然科学筹委会成员。[13] 李宗恩一向远离政治，对突如其来的头衔和接连不断的会议甚不习惯，特别是长达3-4个小时的讲话，唯一的庆幸是可以和从外地来的友人团聚。[14] 他认为，这些赘长而不解决问题的会议说明新政府缺乏执政经验，对制定大城市的政策犹豫不决，但这一不确定性也使协和无所适从，如究竟下属于卫生部，还是教育部。[15] 而且，学校里的繁杂事务必须及时处理，特别是从未发生过的劳资纠纷。

5月1日，协和工会成立。27日，总务长鲍恩让机务处解聘11名工人和一名职员（均是工会会员），原因是经费困难，而且复院工作大部分完成，不再需要瓦、木和油漆工了。[16] 6月1日，工会代表邹德馨[17]等8人与李宗恩院长商谈被解雇工人的问题，并在接下来的一个月里，与院方共交涉了16次。教授会也参加了调解，最后院方于29日书面答复工会，同意安排11个工人，并于7月29日完成安插工作。在这一长达两个月的纠纷中，工人们体会到了集体的力量。李宗恩经历了这16次大会小会，觉得只要能和职工们协力把学校搞好，时间也算没有浪费。[18] 这次劳资纠纷的另一个后果是，在战争中被关押了 4 年、战后为协和复校立下汗马功劳的总务长鲍恩, 辞职回美。[19] 他觉得在新形势下, 自己对协和将不再有任何用处。[20] 按照他临走前的工作移交, 大部分担子落在了已经超负荷工作的李宗恩的肩上。[21]

1949 年 9 月 21 日下午 7 时, 中国人民政治协商会议第一次全体会议在中南海怀仁堂开幕。李宗恩和 600 多位代表[22]及 300 位来宾, 聆听着场外标志着新中国成立的声声礼炮, 热烈鼓掌达 5 分钟之久。毛泽东致开幕词:

> 占人类总数四分之一的中国人从此站起来了。……我们的民族从此列入爱好和平自由的世界大家庭, 以勇敢而勤劳的姿态工作着, 创造自己的文明和幸福, 同时也促进世界的和平和自由, 我们的民族再也不是一个被人侮辱的民族了……[23]

协和医学院为庆祝中华人民共和国的诞生成立了庆委会, 李宗恩是主席团成员之一。10 月 1 日上午 10 点钟, 300 位工会会员整装出发, 张锡钧教务长和聂毓禅护校长与 100 多位教职员和学生也于 12 点 15 分出发, 沿途欢呼, 精神勃勃。[24] 下午 3 点, 天安门广场鸣礼炮 28 响, 升国旗, 毛泽东主席宣告中华人民共和国成立, 游行开始。一位同学写道"大家高兴的唱着歌, 热情的呼着口号, 迈着整齐的步伐, ……走过毛主席台前的一霎那, 每个人的心情都激动着, 大家高呼万岁, 与主席台上所发出的万岁声混为一片!"[25]

李宗恩在观礼台上亲眼见证了这一切。

二、终结

1949 年 8 月, 协和地下党公开身份, 工会主席邹德馨是党支部保卫委员,[26] 儿科助教祝寿河是支部书记。祝寿河的父亲祝海如是贵医病理科寄生虫学教授, 也是李宗恩的表兄。[27] 祝寿河按照地下党的

第五章 特殊的年代与未竟的事业（1949-1962）

指示，于 4 月份通过和李宗恩的亲属关系，从北医第一附属医院申请到协和医院儿科工作。[28] 地下党在未公开之前，除了组织秘密读书会，还于 49 年 2 月成立了学生自治会，于 5 月成立了工会和教授联谊会，[29] 参与劳资纠纷、说服教授和学生留下来以及组织教授去老解放区参观。国庆前夕，师生们对新中国的成立满怀期待。在政协开会期间，政府与学校商谈，让政协代表借住文海楼宿舍，学校决定放假三天，学生搬到临时宿舍，所缺课程将在学期结束前补上。[30] 1949 年秋天，北京郊区发生 50 年未有的涝灾，32.7 万亩农田减产三成。[31] 国庆当天，学生会、工会及教职联响应市救灾委员会的号召，发起"万斤"小米救灾运动，全校师生职工踊跃参加，一周后超额捐献小米 12,089 斤。[32] 10 月 8 日是协和第二届返校节，来自重庆、杭州、上海、唐山、天津和北京的 130 人签到，14 位因交通不便不能返校的南京校友发来贺电"在全国新生北京新生的大时代里，我们又嗅到了协和校园内新气息的芬芳，……"[33] 返校毕业生和在校同学举行排球比赛、游艺晚会和座谈会。李宗恩院长在座谈会上致欢迎词：

> 今天，我们一向所憧憬的大时代已经来临，我们在欢欣鼓舞之余，又能和诸位校友欢聚一日，共同庆祝此盛典，实在是一个难得的机会，……今天的时代是一个集体工作的时代，我们每个人都应该站在我们的岗位上，负起我们神圣的建设使命，过去我们之间，可能有着个人主义的思想存在，但在今天，我们要完全抛弃一切不合理的作风和思想，而团结起来，以便配合着社会的需要而为大家服务！[34]

除了上课，同学们现在又有了很多课外活动。10 月 22 日，中国新民主主义青年团团支部成立，北京市团筹委书记许立群作报告，让同学们思考协和的本质问题。[35] 一个月后，26 位同学宣誓入团，党支部赠与他们的红色锦旗上用金字写着"作毛泽东的好学生"。[36] 师生们走出协和，义务到王府井为修建林荫大道铲土；在49年暑假中到华北公卫人员训练所学习，到清河镇和西北旺检疫站防疫；[37] 在1950年暑假里到汲县、察北和内蒙古防治鼠疫及其他疾病流行，参与培养当地医务人员。[38] 孙国贤同学出席了北京市第一次妇女代表大会，陆维善同学出席了北京市第二届各界人民代表会议。[39] 这些曾在战乱中求学的学生，对战后国民党政府的种种作为早已愤怒不已，此时大都对共产党新政府满怀希望，积极响应党团的号召。10月初，高教部决议各校添设政治课，从10月19日开始，同学们在紧张学习中，每周日上午到大礼堂连上3小时政治课，华北大学的何思敬先生担任教授，中宣部的于光远和中央党校的艾思奇也应邀多次来演讲。[40] 李宗恩院长、聂毓禅护校长和张锡君教务长每次必到。[41]

建国初期，协和医学院好像是一只孤舟，虽然在资金上可以自给自足，但不得不在惊涛骇浪中小心翼翼地前行。李宗恩和其他几位负责人，[42] 过去在协和董事会的监督下管理协和，而现在既要坚持洛氏基金会的办学原则，又要顺应新政权的各项政策，很多决定都要与学生会、工会和教职联协商。比如，新发布的劳工法要求付给工会相当于全院工资总额2%的资金作为活动经费；[43] 新的工资标准须由10余位工会成员和5位教职联成员组成的委员会讨论决定。[44] 代理秘书孙邦藻感慨到："在我们生活的新世界里，集体主义至上，个人兴趣被视为是堕落甚至反动的。虽然这也可以，但任何事如果对个人没有一丁点儿好处，又怎能对全社会有益呢？"个人如此，协和医学院又何尝不如此？

1950年6月25日拂晓，朝鲜人民军的坦克和步兵突破三八线，直驱汉城，朝鲜战争爆发。[45] 27日，联合国安理会决定采取紧急军事措施。[46] 7月1日，首支美军地面部队进入朝鲜半岛，此后几个月中，

第五章 特殊的年代与未竟的事业（1949-1962）

又有 18 个国家的军队加入联合国军。战争爆发后，美国改变其对华战略，第 7 舰队开进台湾海峡，使海峡两岸不得不放弃"解放台湾"、"反攻大陆"的军事行动。周恩来总理为此发表声明，认为这是"针对中国领土的武装入侵……"，并称韩国在美国的指示下入侵朝鲜是"美国为侵略台湾、朝鲜、越南和菲律宾制造借口"。[47] 最初，朝鲜人民军攻势凌厉，4 天就占领了汉城，并迅速向南推进。9 月 15 日，美军海军陆战队在仁川登陆，战局很快逆转。联合国军的反攻势如破竹，于 10 月 9 日越过三八线，19 日攻陷平壤。在金日成的紧急请求下，中国人民志愿军于同日跨过鸭绿江，赴朝作战。[48]

朝鲜战争，使中美两国从二战中并肩作战的反法西斯盟友，反目成为战场上你死我活的仇敌。志愿军赴朝参战后，抗美援朝变成全国工作的中心，各地反对美帝国主义侵略的呼声日益高涨。过去美国对中国的所有慈善援助，均被视作对中国"文化侵略"的工具，协和医学院及中国所有接受美国资助的团体陷入万般尴尬的窘境之中。中华医学基金会经慎重考量，决定继续为李宗恩领导下的协和医学院提供资金，[49] 但让之前因不同缘由返美的四名美籍教职员暂时留在美国。[50] 闻讯之后，福美龄为不能分担李宗恩繁忙的工作而深感内疚，[51] 在协和工作了 20 年的娄克斯医生写到："我相信你们国家并不想打仗，我知道我的国家是不想的，既然如此，我们为什么还要不由自主地向这个方向走下去呢？"[52]

11 月 8 日，卫生部为接受伤病员，向协和医学院暂借 250 张病床，成立军委总后卫生部直属中国医院(始称北京第二医院)。[53] 协和医学院此时刚恢复到战前的规模，学生和进修人员共 252 名，[54] 四年级医学生已开始临床学习，眼科和耳鼻喉科病房才开始接收病人。暑假期间，胡正详教授主持的临床病理讨论会对全北京市开放，每次到协和礼堂的听众达 500 人以上，连走道和窗台上都挤满了人。卫生部已经着手把这些临床病理讨论会的病例和讨论结果汇集成册，即将在全国发行。这是小洛克菲勒多少年前就期望的——使协和医学院成为中国医学教育的中心。但这一可喜的发展刚刚开始，卫生部却就要从协和有限的教学床位中，一下子抽出 250 张病床！对此，李宗恩又有什么选择呢？他到卫生部了解情况，又到教育部协商（协和医学院当时已隶属于教育部），接连几天和卫生部代表、医院各科室及管理人员整日开会，安排教学、管理、财政上的所有细节。55 无奈中，李宗恩只是乐观地希望，这一合作也许可以让卫生部了解协和医院的高水准。56 但他这一谨慎的态度，却成为了日后被批判的口实。

11 月底，全北京大张旗鼓地开展"抗美援朝，保家卫国"运动，协和医学院也掀起爱国主义的热潮，医护校的一些同学花了 4、5 个夜晚，用自己的双手，把白布、棉花、被褥和毛衣为志愿军做成了棉背心、棉手套、毛围脖、内裤……。57 11 月 30 日，联合国安理会讨论中国的"美国侵略台湾案"和美国的"中国侵略朝鲜案"，最终否决了中国的提议。中国代表伍修权义正辞严地声明："只准帝国主义侵略，不准人民反抗的时代已经过去了。"58 12 月 13 日协和医学院停课，批判奥斯汀在联合国的发言，学习《人民日报》社论，900 余人在学生会支持联合国伍修权大使的电报上签名。59 医校二年级全班提议并摘下会议室内的洛克菲勒座像，全场立刻报以热烈的掌声。60 56 年后，协和医学院 90 年校庆，洛克菲勒被承认为协和的创始人，他的半身像才被重新"请"回了协和医学院东单三条小礼堂的前厅。61

终于，对协和医学院釜底抽薪的最后一刻到了。12 月 18 日，美国财政部宣布冻结所有给中国提供资助组织的银行帐户。20 日，李

第五章 特殊的年代与未竟的事业（1949–1962）

宗恩急电中华医学基金会，恳请想办法通过香港、瑞士或其他国银行转账，[62] 但一切尝试不久均告失败。[63] 而且，发电厂急需的两只锅炉，也在途中被阻运了。[64] 12月28日，中国政府冻结所有美国在华财产，并于次日作出《中央人民政府政务院关于处理接受美国津贴的文化教育救济机关及宗教团体的方针的决定》。[65] 1月20日，中央人民政府卫生部正式接收协和医学院，[66] 1951年1月22日，李宗恩给中华医学基金会发出了最后一封电报："协和医学院收归国有。"[67]

洛氏基金会和北京协和医学院34年的"母子"关系宣告终结，4900万美元的投资被视成为"文化侵略"，[68] 协和的所有房地产及设备被没收。3个月后，小洛克菲勒写信给福美龄："我们不应该觉得这就一定会使协和医学院失去其作用，而只不过将由不同理想和标准的人来管理她罢了。"[69] 之后，中华医学基金会决定将原来资助北京协和医学院的资金，用来发展东南亚其他十几个国家的医学教育和医疗事业。[70]

三、协和医学院第二次被关闭

李宗恩发电报的两天前，教育部长钱俊瑞和卫生部部长李德全到协和医学院向全院职工公布政府接管协和的决定，同时宣布学校仍由校长李宗恩负责，组织机构、规章制度及教职员薪金不变，经费由教育部拨给。[71] 全院千余人集会庆祝政府接管，《康健》报称，"该院从此割断了与美帝国主义的任何联系，回到了祖国的怀抱。"[72] 李宗恩及很多过去担心政府接管会降低协和经费和薪金，改变协和的精英教育模式的人，也稍稍松了一口气。但没过多久，由卫生部副部长贺诚为组长的10人接管小组就解散了协和董事会，将原协和的校委会取而代之。[73]

接管后的协和医学院，最初似乎一切依旧，学生每日照旧上课，有的还可以领"人民助学金"。但不久，变化就从协和医院开始了。2月，吴英恺医生带领抗美援朝手术队赴朝，接管小组决定中国医院与协和医院合并。从3月开始，全院准备迎接志愿军伤员，工会组织了400人的担架队和300余人的输血团，连年迈的张鋆和胡正详教授也参加了。协和师生员工还响应中国人民抗美援朝总会的号召，为飞机大炮捐款，园艺工人捐了一个月的工资，医生捐出新增加的周日门诊收入，科技人员捐出稿费，放射科的胡懋华教授连她在燕京大学荣获的金钥匙也捐了。5月21日，118名志愿军伤员入院，李宗恩校长和李克鸿院长等亲临照料。[74]

1951年6月22日，北京市军事管制委员会第73号命令委任张之强为协和医学院军代表，主持全面工作。时年36岁的张之强，在抗日战争爆发时是北平师范大学教育系一年级学生，1938年加入地下党，先后在国民党军队、八路军和解放军工作，到协和之前，张之强是第二野战军军政大学一总队政治委员。[75] 他在正式主持协和工作之前，已于51年春季由聂荣臻市长[76]任命，以军代表的身份来协和医学院了解情况。[77] 自此，协和医学院的变化开始加速。在协和的历史上，非医学专家也曾主持过医学院的管理工作，如胡恒德和顾临。但他们都是从一流学校毕业的、有多年医学院管理经验的专业人才，在协和与医学专家、教育家合作，尽心尽责地保证协和的高标准精英医学教育。然而，张军代表虽没有专业背景，却有丰富的政治思想工作的经验。在批判"亲美、崇美"的呼声中，政治思想工作以压倒一切的态势彻底改变了协和的面貌。在党委的领导下，全校师生分批参加土改工作团：金荫昌和周华康教授于5月初去了西北，邓家栋和裘祖源教授去了四川，张锡钧教务长去了川西，张孝

第五章 特殊的年代与未竟的事业（1949–1962）

骞教授去了安徽。7月25日，李宗恩和何观清教授赴湘鄂老解放区访问。[78] 不仅如此，三反和思想改造运动也开始进行，协和的教授们人人被"洗澡"，李宗恩首当其冲，此为后话。

为抗美援朝需要，政务院发布119号命令"为加强国防建设，决定于1952年1月1日起，中国协和医学院划归中国人民革命军事委员会建制。"协和医学院的领导机构也按军队建制被重新组建，设立政治部、干部处、组织科、宣传科……，所有科室由军委总后政治部刚批准的党委书记张之强及6人党委会领导。不仅如此，协和的行政、业务和政治工作由军委卫生部以及总后政治部领导，统战、保卫和工会受北京市委领导。整体工作由院党委安排，定期向双方汇报工作。同样一个协和医学院和附属协和医院，过去由李宗恩带领的5人校委会在协和董事会监督下的高效率管理，现在却需要这样一个庞大的军队建制掌控。而李宗恩本人，被完全置之局外，眼看着自己亲手重建的医学院一步步地被置于和医学教育不相干的层层"领导"之下。

军管后的协和医学院，外貌依旧，只是东单三条九号大门外的牌子从"北平协和医学院"变成了"中国协和医学院"，过去自由出入的大门，现在必须向门卫出示证件。门内，不久前每日清晨学生们读书的身影和宁静宽阔的庭院，现在是解放军的队列和操练的口号；曾经安静的办公室，宽阔而静谧的走廊，现在到处是身穿军装或蓝制服，带着制服帽的工作人员，只有偶尔出现的身穿白大衣的医务人员，暗示着医学院依然存在。院内所有英文标志都改为中文，连楼号也从英文字母改为阿拉伯数字。过去院长办公室所在的C楼，现在是3号楼，一楼大厅正中间的洛克菲勒画像，被毛泽东的半身像所取代。变化最大的是，李宗恩院长的办公室现在与教务长公用。不远处是党委书记张之强的办公室，那里才是协和的决策中心。[79]

最使李宗恩和所有老协和人痛心疾首的事情接踵而至。1952年秋，协和护校停止招生，因为总后勤部卫生部认为，招收大学预科二年级学生培养护士是"浪费时间和人才"。护校第一任中国校长聂毓禅，在日本军队占领协和后，带着师生跋涉两千里路，在四川成都坚持办学，47年又历尽艰辛回到母校，完璧归赵。现在她眼睁睁地看着这所中国的第一所高级护校被关闭，自己竟成了她的最后一任校长！如此厄运不久也落到了协和医学院和李宗恩的头上。1953年，协和医学院停止招生，计划于4-5年内完成向干部进修学院过渡，为中国人民解放军培养高级师资和提高医务干部水平。[80] 在战后殚精竭虑，将协和医学院恢复到战前水平之后，李宗恩也成了第一任和最后一任协和董事会任命的中国院长！

协和复校后第一班学生47年入校，17名[81]毕业生中大多数都希望做临床医生。[82] 1951年6月，他们正在准备结业会考，向院方递交自己选择的下一学期的实习专科。突然，卫生部指令，全国医学院校毕业生，在最后一年转为"高级师资训练班"，协和也不例外。除瞿敬贤同学在朝参加抗美援朝，孙国贤参加土改之外，其他同学匆匆填表，几天之后方案就下来了。2个去了大连医学院，2个去了上海医学院，剩下的11位同学留在本校的高师班。哪知在协和被军管后，1952年9月，这11位同学，除一人外，又都被分配到在上海刚成立不久的中国人民解放军军事医学科学院。同学们当医生的梦想破灭了，曾经朝夕相处5年的老师们也为此惋惜不已。11月14日傍晚，同学们离京赴沪，李宗恩院长到火车站送行话别。当火车最后徐徐开动时，车上车下一片歌声"别难过，莫悲伤，祝福我们一路平

第五章 特殊的年代与未竟的事业（1949-1962）

安吧！……"同学们拭着眼泪，李宗恩被这一场面深深打动。

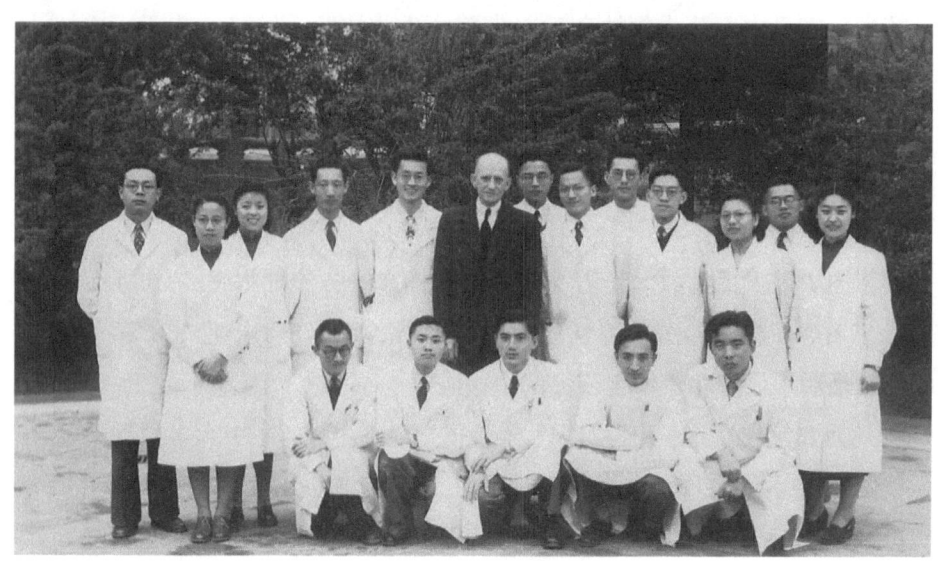

协和复校第一班学生与娄克斯教授（中）合影，1950年

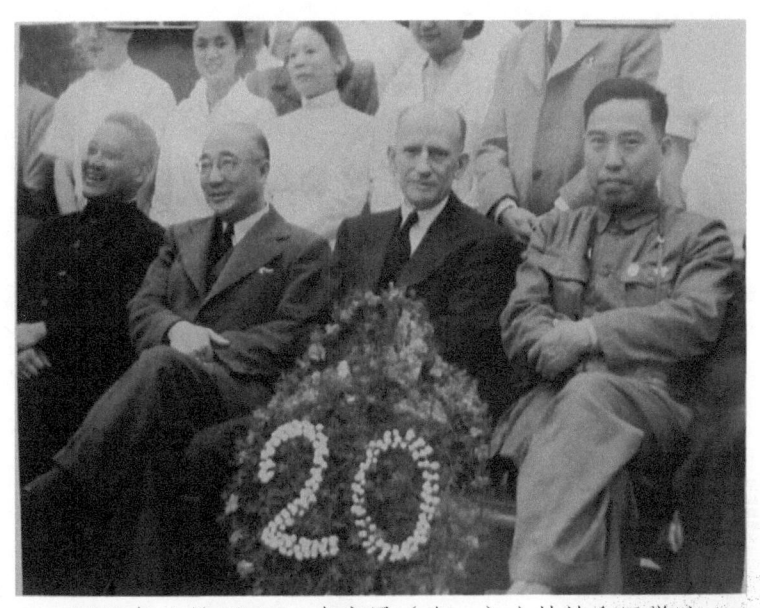

1950年4月23日,李宗恩(左二)主持协和医学院
庆祝娄克斯教授(左三)从医20周年

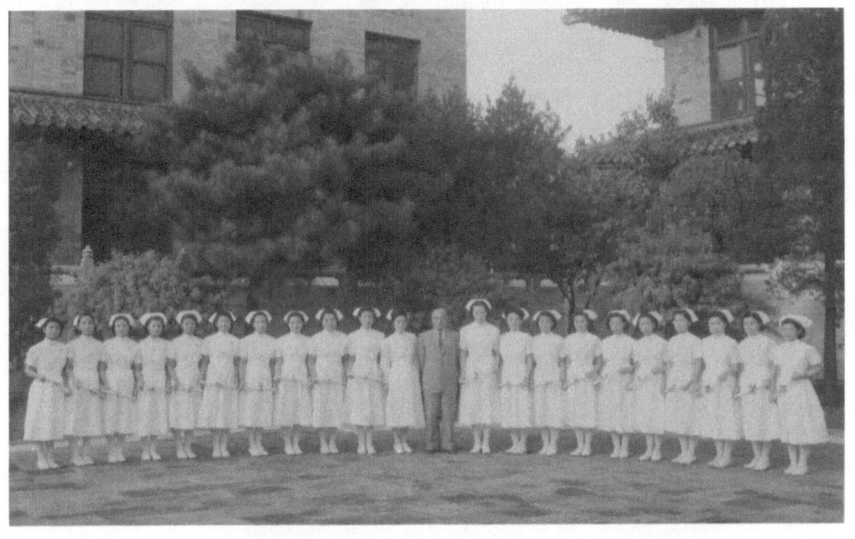

李宗恩院长(中)、聂毓禅校长(左)
与1950班协和护校毕业生合影

第五章 特殊的年代与未竟的事业（1949-1962）

5.2 灰暗年代

政府接管协和时，李宗恩表示："我几年来心理上的矛盾解除了。"[83] 他此时刚满 57 岁，在抗战中创建了贵医，战后又亲手把协和医学院恢复到接近战前的水平，积累了丰富的医学教育和管理的经验。李宗恩对"政协委员、人民代表"等虚名毫无兴趣，只希望继续为中国的医学教育做些实实在在的事情。没想到，在政府接管后不久，他就被"靠边站"，成了一个有名无实的院长，看着不懂医学教育的军代表发号施令，自己还要以协和医学院院长的名义出席各种会议和活动。[84] 抗美援朝运动把协和从中国医学教育的中心，变成了"美帝国主义文化侵略的堡垒"。之后，一个个政治运动，迅速将这个一向学术气氛浓厚的医学院推入了一个灰暗的年代。

一、思想改造

1951 年底，"反贪污、反浪费、反官僚主义"的"三反"运动在全国展开。除夕，军委总后勤部党委召开紧急会议，部署"三反"工作，不少人提出，协和是美国人开办的，肯定贪污现象严重。张之强政委连夜召集协和党委开会，与会者认为，协和付给技术人员高薪，又有严格的管理制度，"三反"的重点应放在行政管理和总务后勤部门。[85] 可是，全院动员大会后没有人坦白交代；组织教授、医生审查账目，仍找不到"大老虎"。在日伪统治期间，日军士兵把大批的协和可动产偷到市面上去卖。[86] 在查抄中，工作组发现张承平工程师家中有一些医院的设备、家具，就把他定为"大老虎"。院秘书长陈剑星也成了"大老虎"，因为他拿医学院的东西的时候，贿赂了门卫。结果两人都被送去隔离审查。[87] 每个科室也不马虎，连与财务毫无关系的内科，一名用实验室的酒精私自制作"不冻水"（汽车防冻液）的实验员也被揪了出来，挨了一通批斗。[88] 一时间，各管理部门人人自危，谈"虎"色变。最后，根据中央"凡解放前的贪污问题，不作贪污处理"的规定，协和原定的贪污分子，被宣布免于追究。但就在"三反"运动的收尾阶段，一场针对知识分子的思想改造运动又轰轰烈烈地开始了。

解放后留在大陆的知识分子中，绝大多数是朴素的爱国主义者，他们厌恶国民党政权的腐败，希望中国改变落后的面貌，但是他们对共产主义的理论和新政府的治国方略并不了解。在"三反"开始之前，北大的一些教授响应周总理于1951年8月的改造思想[89]的号召，自发地开始了政治学习。[90] 这一自我教育运动得到了毛泽东的赞赏。[91] 1951年9月下旬，李宗恩加入了有3000名京津高校教师参加的学习会议，并被任命为副主任委员。[92] 周恩来受中共中央委派，在会上做了5个小时的《关于知识分子思想改造问题》的报告。他用自己参加革命30多年的经历，力陈通过不断改造思想，站到人民的立场的必要。[93] 他还强调，"改造需要时间，一下子要求很高、很快，这是急躁的，不合乎实际的。应该由浅入深，循序渐进。"周总理的现身说法及和风细雨般的态度，对在坐的知识分子有不小的启发性和亲和力。集中思想改造学习后，李宗恩写下了《我和协和医学院》：

> 在英国，我的思想就深深地被个人主义、改良主义所支配。……这种改良主义的看法使我走入"教育救国"的歧途；我的这种"超阶级"、"超政治"的态度影响了部分与我相处的人们；我的纯技术观点对我个人、对这所医学院教师的思想造成了最大的阻力；我在自然科学的范畴内是一个机械唯物论者，实际上并未脱离唯心主义的羁绊。[94]

李宗恩和很多知识分子一样，看到共产党在建国后致力国计民

第五章 特殊的年代与未竟的事业（1949-1962）

生、治理北京市容、加强防疫工作、大力发展教育，[95]开始对新政权有了信心。在协和的政治大课上，他初步接触到一些马克思主义的理论，又在集中学习后有了进一步的认识。上面那些话，在当时的情况下，也许是李宗恩经过思考后的由衷之言。但是，"思想改造"远非他想象的那么简单。仅半年时间，思想改造运动就从和风细雨、循序渐进式的"自我教育"，变成了疾风暴雨式的"批判资产阶级思想运动"，运动的主要目标成为：[96]"一，彻底打击学校中的封建、买办、法西斯思想(如崇美、亲美、恐美、反共、反苏、反人民的思想)，划清敌我界线；二，暴露和批判教师中的资产阶级思想，划清工人阶级和资产阶级的思想界限，初步树立工人阶级的思想领导。"知识分子从运动的主体变成了被批判的对象，按规定的比例[97]被不同程度地"洗澡"过关。作为"美帝国主义文化侵略的堡垒"，协和医学院首当其冲。而李宗恩作为院长，就成为洛克菲勒的代言人，美帝国主义文化侵略的执行者，也自然成了协和思想改造运动的众矢之的。

1952年5月8日，以北京市委常委张大中为组长的工作组进驻协和医学院，[98]"团结、争取、教育、改造"协和的教师。工作组没有想到，最初的大力动员并没有得到教师们的响应。这些教授们大多是协和的优秀毕业生，或在协和医院经历了严格训练的医生。他们经历了多年的医学研究和临床实践，已成为当代中国的医学权威。[99]现在让他们站出来批判辛勤栽培自己多年的外国老师，于情于理，实在是强人所难。[100]最后，有人在讨论会上发言，外籍教授曾用中国的健康人和病人做实验，顿时语惊四座。

但凡有一点医学常识的人都知道，治疗人类疾病需要科学的研究方法，即比较正常对照和实验组对同一药物的反应差异。否则，将未经过严格检验过的药物用于治疗，就有可能造成类似于服用"丹药"和使用"鸡血疗法"后的恶果。可是，在那个特殊的年代，科学的人体实验方法，却成为美帝国主义残害中国人的罪证，也是很多协和教授被批判的罪名。刘士豪教授是1925年协和医学院的优秀毕业生，文海奖学金获得者。他的钙磷代谢及维生素D的经典研究，曾救治了无数骨软化的妇女和佝偻病患儿。在思想改造、反右和文革中，刘教授却因此屡遭劫难。李宗恩和他的学生钟惠澜的热带学病研究，为中国在50年代根除血吸虫病、疟疾、黑热病、回归热等疾病提供了科学依据。他们在实验中需要用人血喂养虱子，梅莱尼教授用铁丝网制作了一个屏蔽的装置，在自己前臂上试验后，招聘自愿者，每次供血付给一银元的报酬;[101]这个实验装置也成为罪证。工作组"乘胜追击"，发动群众深入揭发检举，搜集标本、图表、纪录、照片和文献，举办了"揭发和控诉美帝国主义分子用中国人做实验罪行展览会"。

  李宗恩被批判的远不止使用了上述的实验装置。他在49年6月调解劳资纠纷的努力，49年安排政协代表借住协和宿舍的交涉，50年11月对成立中国医院的谨慎态度，都被视为是阻挠党的领导的行为。此外，他还被加上了一个更严重的罪名——包庇"美海军情报局特务"钱宇年。钱宇年是协和复校后第一班的高材生，因为在入学推荐信中的一句"……He did the O.S.S. work（他曾做过 O.S.S.工作）……"，在1949年9月被逮捕并判刑20年，罪名是反革命罪；1969年刑满释放后强制劳动10年。钱宇年案被称为"协和第一大冤案"，他于1989年平反，同年被评为全国优秀教师。钱宇年之所以冤，就是工作组对于O.S.S.的曲解。[102] 不幸的是，在钱宇年被捕之后的各政治运动中，包括李宗恩在内的无数人受到了牵连。

第五章 特殊的年代与未竟的事业（1949–1962）

当时的学生党员祝寿嵩在 56 年后回忆到："在 1951 年协和思想改造运动中，工作组的人和我哥哥祝寿河等，多次找我谈话，启发动员我在大会上发言，责问李宗恩为什么从协和档案中知道钱是美海军情报局特务，不先通知政府？并在 49 年钱宇年被逮捕之后表示不满，说：'政府逮捕学生，为什么竟连校长也不通知？'我不知道此事，一直未同意。他们郑重地对我说，这由组织负责，不必顾虑，……还说'这是一颗重磅炸弹'，'是大义灭亲'(院长是我表伯)，最后我还是在会上发了言。"在批判会上发言的还有李宗恩的二儿子李寿晋，他在南开中学读书时参加地下党，解放后在天津市委文教部门工作。工作组把他从天津叫来，住在家里，帮助父亲写检查。[103]

即使这样，在众多的检讨中，唯独李宗恩院长的检讨"最差"。他在大大小小的批判会上检讨了 16 次都通不过，[104] 帽子一再加码。[105] 著名剧作家曹禺来协和体验生活，创作了话剧《明朗的天》，由人民艺术剧院在首都剧场演出，剧中李宗恩被勾划成美帝国主义的代理人。学校的很多地方都贴着批判他的大字报，还有不少丑化他的漫画，有的甚至还贴到他的办公室对面。[106] 瑞士教授何博礼是李宗恩的同事和好友，也是协和被接管时留下来的唯一的外国人。[107] 在思想改造运动初期，他到李宗恩的办公室时(还没有分用之前)，问及李宗恩对新政权的印象，李宗恩答道："过去在某种程度上还可以说是人民专政，而现在专政的是'愚众'。"一脸悲凉和无奈。[108] 何博礼不理解李宗恩为什么不一走了事，[109] 而要做这个名义上的院长。李宗恩解释道，也许在政治运动之后，协和还会继续医学教育，那么他作为校长，对医学院还是会有益处的。

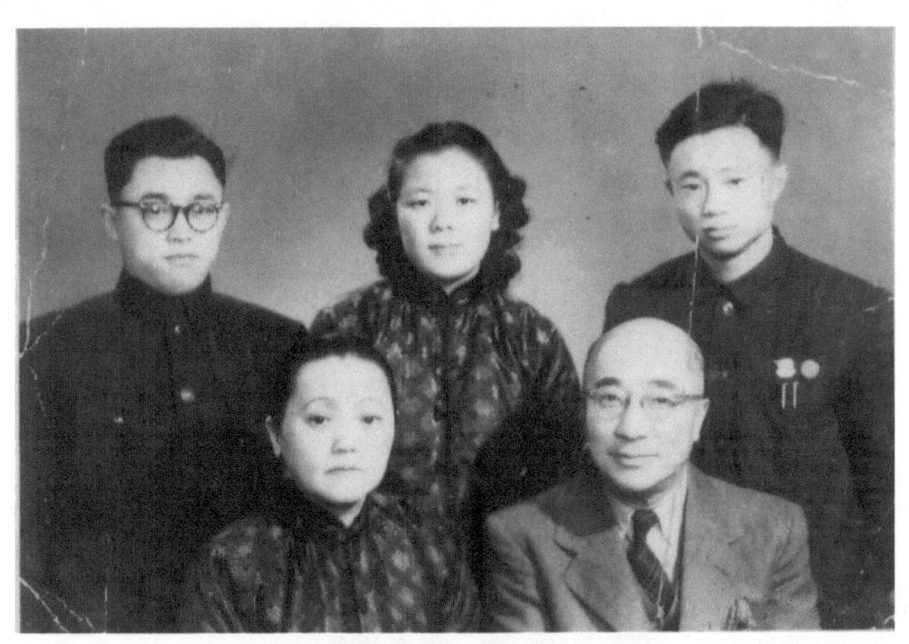

1952年，前左起：何晋、李宗恩；
后排左起：李寿复、欧阳宗仁(儿媳)、李寿晋

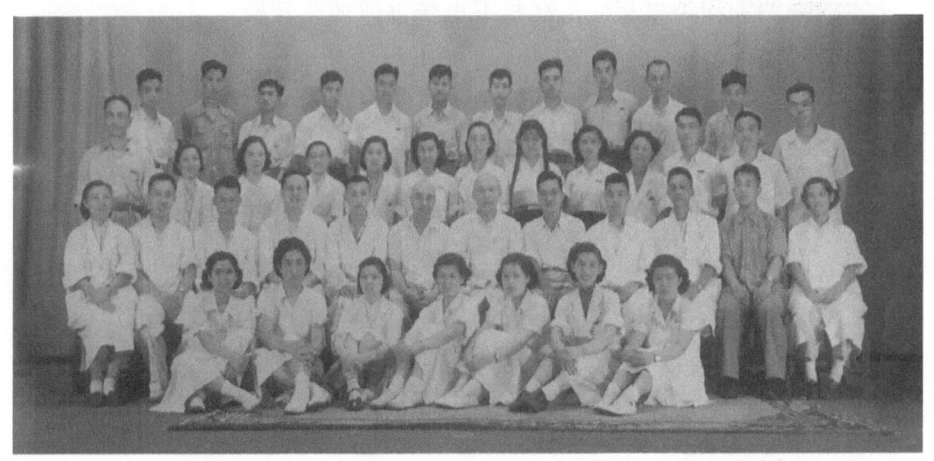

1956年8月，协和内科1955学年进修生结业合影
第二排左五起：邓家栋、李宗恩、张孝骞、张之强

二、改造协和

老协和人的思想,是由他们的家庭环境、医学教育、社会实践和工作经历,在几十年中形成的。将医学知识传授给学生,用自己的学识和医术治病救人,是他们一生的追求。这些,真的可以被疾风暴雨式的政治运动改变吗?

1951 年,朝鲜暴发了出血性天花(Hemorrhagic smallpox),中朝指责联合国军在朝鲜进行细菌战,以及美国在北朝鲜散布鼠疫杆菌,[110] 美国对此坚决否认。1952 年初,朝鲜战争的停战谈判陷入僵局。2月,北朝鲜外交部长再次指责美国多次空投携带霍乱和其它疾病的昆虫,中国也抗议美军在东北散布细菌的罪行。[111] 中国保卫和平反美侵略委员会组织调查团,前往东北和朝鲜调查,[112] 协和医学院的李宗恩、谢少文、何观清等也奉命参加。[113] 协和医学院的寄生虫实验室被隔离起来,准备生物标本,供李约瑟(Joseph T.M. Needham, 1990-1995)教授等检查,或送到"人民博物馆"去展览。[114] 准备这些标本的冯兰洲和钟惠澜分别在私下里告诉何博礼教授,这些标本只说明有细菌实验的可能,但不能证明大规模的细菌战。[115] 他们的话说明,尽管在思想改造运动的巨大压力下,他们并没有失去科学家的理智和常识;因为他们只负责准备组织标本,并没有参与样品的获取,而且当时中国没有发生大规模的疾病流行。几十年后的档案材料表明,这些样品是在中、苏、朝共产党高层知情的情况下,由苏联科学家提供的伪证![116] 当时的志愿军卫生部部长吴之理在 50 年后回忆道:"52 年细菌战是一场虚惊。这事是我几十年的心病,只觉得对不起中外科学家,因为他们可能知道真相,但服从了政治斗争的需要,他们是被我们骗了!"[117]

科学为政治服务,政治操纵科学,是那个时代的特色。1953 年春，总后卫生部规定了协和医学院的教学任务和总方针——为国防卫生建设培养政治坚定、技术优良、身体健康的师资人才。[118] 可是，在思想改造中大批特批"亲美、崇美、恐美"之后，医学教育如何进行呢？协和医学院党委按中共中央"改革旧教育、学习苏联"的指示，成立了"苏联先进经验推行委员会"，各科系于1953年初成立教研室，采用苏联教材，如解剖学的"活质"学说、细菌学的免疫学、病理学的病因论、生理学的条件反射和大脑与内脏相关学说等。在教学方法上，生搬硬套苏联式的课堂讲课、集体讨论、辅导、实验和实习作业，[119] 完全抛弃了协和的传统——重视实践，培养自学能力，教学、医疗和科研兼容并进的精英医学教育。在医学研究中，党委执行军委的《科学研究工作暂行办法(草案)》，"基础服从于临床，临床服从于需要，积极学习苏联的先进医学思想和技术"。各科系也调整科研题目，从过去的基础医学研究，改为与学习苏联、学习中医和国防医学相结合，以解决部队实际需要为目标的研究。[120] 为克服语言障碍，学校开办俄语速成班，以20天一期的时间突击学习。1953年共办了7期，李宗恩和张孝骞等老教授在内的662名教师和进修生都参加了学习。[121]

在军委的领导下，协和医院的主要服务对象从北京市民变成了中国人民解放军：在门诊，军队优先于市民；500张床位的分配为：军队干部350张，市民130张，外交和政府人员20张。治疗中推行苏联的无痛分娩、组织疗法、睡眠疗法和封闭疗法。学校还派人去苏联参观学习，林巧稚教授回国后，在妇产科开展了无痛分娩的应用。协和医院过去有一套经过实践检验行之有效的管理体系，如著名的社会服务部和家政科、护理系统、住院医师和总住院医师制。党委将这些"美帝国主义的文化侵略工具"一概取消，全面实行苏联式的"科主任负责制、计划医疗制、保护性医疗制"三大制度。[122] 这些繁琐的多层次管理形式,要求按时计划、汇报及总结,浪费了大量的人力资源和宝贵的时间,结果导致医疗质量下降,[123] 过去以干净整洁著称的协和病房,变成了"脏、乱、差"的地方。[124]

何博礼教授离开协和前,李宗恩向他表示了自己对现状的失望,希望在政治运动之后,协和的医疗标准会逐渐恢复。这不仅是李宗恩的希望,也是老协和人的意愿。体制的改变引起了协和教授们的强烈不满,但他们刚在思想改造中被"洗澡",不得不对党委的作为保持沉默。但是,协和医学院在四十多年中形成的传统,不只存在于形式上,而是保留在老协和人的心里,表现在他们的行动中。他们自觉地坚守着自己行医的高标准,如张孝骞、林巧稚、吴阶平和邓家栋等,始终担任中共国家领导人的保健医,[125] 也在到协和看病的外国人中享有盛誉。[126] 赵绵、梁植权和王世真都是解放后从美国回来自愿到协和生化系任职的副教授,他们倾心基础医学研究,在甲状腺、钡餐造影实验和核医学方面上取得了世界一流的成绩,在国内外权威学术期刊上发表论文 30 余篇,被称为生化系的"三剑客"。[127]

1956 年 1 月 14 日,张之强参加了中共中央召开的知识分子问题会议,周总理在《关于知识分子问题的报告》中提出"正确地解决知识分子问题,更充分地动员和发挥他们的力量,为伟大的社会主义建设服务,也就成为我们努力完成过渡时期总任务的一个重要条件。"张之强回到协和后召开党委会,检讨党政干部与科技人员的关系不协调的问题,随后又召集教师座谈会,向全院职工广泛征求意见。[128] 这一变化给协和的老教授们带来了希望,他们通过不同的渠道,呼吁恢复协和医学院、加强对医学研究的重视、尊重老教授的劳动。他们的声音最终传到了周恩来总理的耳中,他指示中央卫生部和军委卫生部组成工作组,到协和听取教授、专家的意见。[129]

协和被军管后,大批军队干部到协和担任政治和行政干部。他们大多不懂医学,又不虚心学习,不少还以"解放者"自居,个别的还说:"老子打北京时,你们还在为美帝国主义侵略者服务呢!"[130] 在工作组召开的会议上,军队干部主张全面改造协和医学院,办成一个"真正为人民服务的医院";而老教授们则主张坚持原来的办院方针,医疗与教学、科研相结合,发挥专家集中、经验丰富的优势。[131] 双方各持己见,言辞尖锐,争执不下,最后政治色彩变得越来越浓,刚经历思想改造的老教授们,又开始沉默了。会后,妇产科主任林巧稚医生找工作组陈述自己的意见,恢复协和医学院,既培养医学人才,又进行基础和临床医学的研究,绝不能把协和办成一个单纯的医院。实际上,工作组也对这两种意见争执不休,最后上报中央,周总理拍板,支持专家们的意见,并亲自给军委卫生部打电话,建议立即恢复协和的原有建制。1956年3月,中央正式下达文件,协和医学院归属中央卫生部领导。

协和为三年多的军管付出了沉重的代价。在9月1日交接工作完成之前,协和医学院的17名教授、20名主治医、23名医师、50名毕业生及35名护士长和护士被调往军事医学科学院、解放军301医院和胸腔外科医院。[132] 协和医学院失去了全部业务骨干的三分之一,元气大伤。而且,协和医学院归属于中央卫生部之后,医学教育并没有恢复。原来军委派来的党政干部,全部脱下军装,带着对知识分子的偏见,转业留在了协和医学院的各级领导岗位上。

三、落聘学部委员

1955年6月4日，《人民日报》发表了中国科学院学部233位委员的名单,[133] 其中46位是1948年当选的中央研究院院士。在59位留在大陆的院士中，除已去世的梁思永和余嘉锡外，包括李宗恩在内的11位院士落聘。

院士制度是西方近代科学研究体制化的产物，诞生于17世纪科学革命蓬勃发展的欧洲，到20世纪已经成为西方国家科学院促进学术发展的成熟建制。1928年4月17日，在民国政府成立的前一天，建立中央研究院的决议就在国民党中央政治会议上一致通过，中研院于6月9日正式成立，"直隶于国民政府，为中华民国最高学术研究机关,"[134] 蔡元培被任命为第一任院长。不过，从中研院成立到第一届中研院院士的选举还要等20年。民国政府成立之初，现代科学在中国刚刚起步，世界级的杰出科学家还凤毛麟角。而且，中研院的永久院址和下属的研究机构还在筹建之中，选举院士的评议会不仅没有成立，连组织条例都迟迟没有起草。

民国政府成立以后，国内政局日趋稳定。中研院在成立的一年内，在上海、南京和广州筹建了10个研究所，次年又成立了北平研究院。在此后的"黄金十年"中，科学研究在中国快速推进，北京大学、清华大学、中央大学等近10所大学相继设立了研究院，全国主要学术团体到1935年已达142个，科学技术领域的全国性专业学会到1937年基本成立。1934年，享有国际声誉的地质学家丁文江出任中研院总干事，他既精于科学，又有办事才能，为中研院苦心孤诣，费尽心血，很快起草了中研院评议会的组织条例。次年，由中研院院长和国立大学投票选举的第一届中研院评议会——"全国最高学术评议机关"，于9月7日成立。

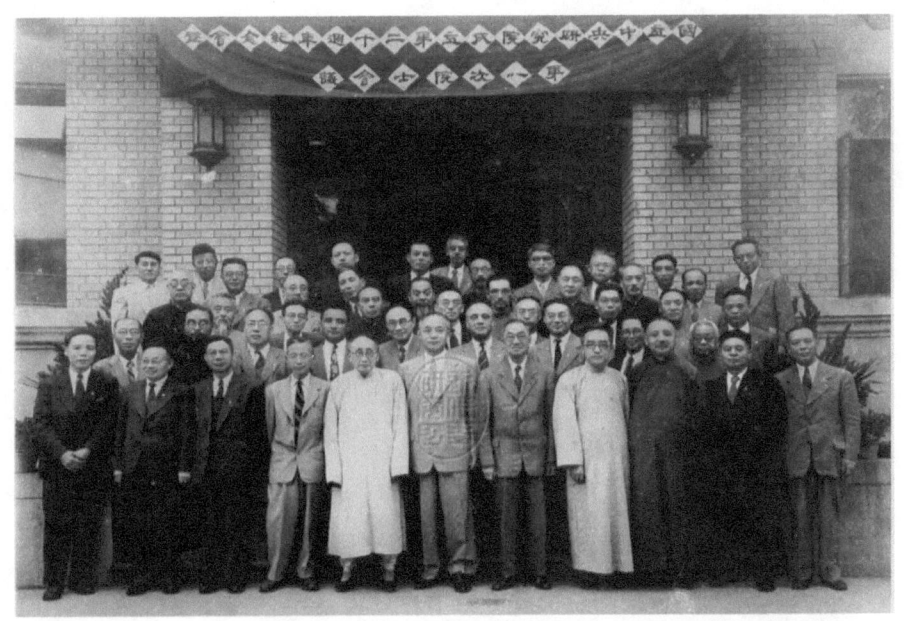

第一届中央研究院院士合影，1948年9月

第一排左起：萨本栋、陈达、茅以升、竺可桢、张元济、朱家骅、王宠惠、胡适、吴学周、饶毓泰、庄长恭

第二排左起：周鲠生、冯友兰、杨钟健、汤佩松、陶孟和、凌鸿勋、袁贻瑾、严济慈、李书华

第三排左起：杨树达、余嘉锡、梁思成、伍献文、周仁、萧公权、戴芳澜、叶企孙、李先闻

第四排左起：邓叔群、谢家荣、李宗恩、秉志、陈垣、胡先骕、李济、贝时璋、汤用彤

第五排左起：吴定良、余大绂、陈省身、殷宏章、柳贻徵、冯德培、傅斯年、苏步青、姜立夫；第六排：钱崇澍

第五章 特殊的年代与未竟的事业（1949–1962）

1937年抗战爆发，中研院奉命西迁，总办事处和各研究所一再转徙，加上物质条件恶劣，运输困难，正常工作和发展举步维艰。一直到1940年，在第一届聘任评议员的选举基础上，经国立高校和推选委员会的同行专家海选的30位评议员组成了第二届中研院评议会。抗战胜利以后，中研院机构回迁，研究工作逐渐恢复。1947年3月13日，国民政府立法院通过了中研院评议会提交的《组织法》和《评议会条例》，院士选举被正式提到日程上来。

根据评议会起草的《院士选举规程草案》，第一届院士候选人的提名于1947年5月开始，由符合规定的大学、独立学院、专门学会及研究机构在本机构或全国范围内提名；至8月20日，有67个机构共提名510人。经选举筹备委员会初审，包括李宗恩在内的150位提名人成为第一届院士候选人，名单和资历在政府公告和京沪各大报纸头版连续刊载3天，邀集各方的批评意见。[135] 4个月后，选举筹备委员会将具名的可资参考意见提交给评议会第五次年会，中研院第一届院士选举正式启动。

1948年3月26日下午三时，25位评议员来到中研院礼堂，中研院代理院长朱家骅担任院士选举的主持人，翁文灏任秘书。根据《院士选举规程》第14条规定，院士候选人得全体出席评议员人数五分之四(20票)同意票者方可当选。150位候选人中，67人在普选中获得的票数达到或超过20票，其中姜立夫、吴有训、李四光、陈桢、李宗恩、林可胜、胡适、陈寅恪和赵元任9人获得全票，即25票。[136] 这一不记名的投票结果，折射出评议会对他们的学术成就、贡献或学术领导成绩的一致认可，也说明了他们当时在各自领域中的威望。李宗恩在当选的院士中也同样享有盛誉，在同年9月23日中研院第一次院士会议预备会上，他和秉志被推定为生物组24位院士的召集人；在次日召开的首次院士会议上，他又在院士普选中以高票(40/48 票)当选为第三届评议员。[137] 从以学术独立为宗旨，没有政府介入的民主选举结果可以看出，李宗恩在当时的学术领导地位无可置疑。

7 年后，时过境迁，今非昔比。在 1955 年的学部委员选举中，李宗恩不仅落聘，而且在 1954 年医学专家应邀推荐学部委员人选的 54 封信中，他仅得 4 票，距入选标准甚远。[138] 此时，李宗恩仍然是协和医学院院长，而且还是第一届和第二届政协委员。究竟是什么原因使他在学界的地位一落千丈？比较一下中研院院士和中科院学部委员的评选资格，或许可以找到一些答案。

中研院院士基本沿用了丁文江起草的评议员的两项资格：(1)对于所专习之学术，有特殊之著作或发明者，(2)对于所专习之学术机关，领导或主持在五年以上，成绩卓越者。当选者至少需要具备其中一项。[139] 李宗恩以他在热带病研究方面的贡献和领导贵阳医学院的业绩满足了两项资格，由北京大学、国立武汉大学和国立贵阳医学院三所院校提名，在普选中全票通过。再看学部自然科学领域委员的评选资格：(1)具有较重要的学术成就或贡献；(2)对所在学科或学术上能起到推动作用；(3)忠于人民事业。[140] 显而易见，两者最大的区别在于学部委员必须"忠于人民事业"。

1949 年 6 月，中华人民共和国成立之前，中国科学院的筹建工作已经开始。李宗恩应邀参加了中华全国第一次科学界会议的筹备工作，[141] 并在 7 月 18 日被选为全国自然科学工作者代表大会筹委会常委。[142] 在中科院组建之初，丁瓒提议由科学工作委员会取代评议会，并参与计划问题。[143] 10 月 29 日确定了 83 名科学工作委员会的人选，其中有李宗恩在内的 32 位原中研院院士。[144] 中科院于 11 月 1 日成立后，中共中央领导人否定了科学工作委员会及院士制度，认为科学家的事权不宜过重。[145] 因此，中科院继承了中研院和北平研究院留在大陆的研究所，也继承了中研院的院所两级结构、研究所的建制和职称，唯独彻底废弃了中研院的院士制度。

科学家不宜"事权"，但其专业知识却取代不了。中科院成立之初，名义上是全国的科学中心，实际上学术领导力量薄弱，无法组织、领导全国的学术工作。[146] 1950年元旦，主管生物地学部的竺可桢到李宗恩家拜访[147]，商量中科院的组织、分工、经费及研究项目问题。同年3月7日，李宗恩入选中国科学院研究计划委员（共33人），[148] 又于6月参加首届全国高等教育会议。[149] 为发展中国的医学教育出谋划策，他心甘情愿，因为这正是他多年来为之倾注心血的事业。但是，抗美援朝后中美交恶，三反、五反，思想改造、肃反等一个个政治运动把大批心甘情愿为建设新中国出力的知识分子推到了无产阶级的对立面。过去一直接受洛氏基金会资助的协和医学院更是雪上加霜，成了"亲美、崇美"的反面典型，卫生部和军委卫生部党组都希望中科院尽量减少学部委员中的协和教授。[150] 在这一政治背景下，李宗恩落聘学部委员完全在意料之中。

不仅如此，李宗恩在抗战时期发展医学教育的业绩被视为历史政治问题，领导协和复校使他成为执行美帝"文化侵略"的代理人，在"一边倒"学习苏联的热潮中，他的医学教育思想已经被束之高阁，毫无用处了。

四、1957年春

1956年3月，政协常委会议上决定增设医药卫生、民族和妇女三个工作组，推举李宗恩为医药卫生组组长。[151] 两个月后，《人民日报》发表了社论《向科学进军的正确道路》[152]，并得到了全国高校的响应。5月26日，李宗恩和众多自然科学家、社会科学家、医学家、文学艺术家一起，在怀仁堂聆听了中宣部长陆定一《百花齐放、百家争鸣》的讲话，毛泽东不久前在政治局扩大会议上提出的"艺术问题上百花齐放，学术问题上百家争鸣"的方针在讲话中被重点传达。和其他在坐者一样，李宗恩似乎看到了一线光明，开始摆脱思想改造后羁留下来的苦闷。春天真的来了吗？

约1956年秋，李宗恩参加了农工民主党。他一向远离政治，既没有主动参加过国民党，也没有要求加入共产党。李宗恩务实重行，亲历了中国几十年的巨变，深谙抽象的政治口号只是浮面的虚文，他只想有始有终，继续在协和医学院从事医学教育。现在他身为协和医学院的院长，却不能谋其政，任凭军委把原来一所好端端的医学院拆散。岁月不饶人，已经63岁的李宗恩，完全可以充耳不闻，随波逐流，但他不甘心就此消沉下去，只要做一天协和医学院的院长，他就不会放弃重操医学教育的希望。协和被接管后，李宗恩的很多建议不受重视，深感孤掌难鸣。他决定加入以医药界高中级知识分子为主的农工民主党，准备和他的一些好友、同事及学生一起，做些对中国医学教育有益的事。 加入农工党两个月后，李宗恩成为党中央执行局委员，并由章伯钧主席推荐，担任科学规划委员会委员。[153]

1957年3月，政协第二届三次会议召开。此时李宗恩因高血压住院治疗，协和请了6位医生会诊，商量他能否参加会议。[154] 3月14日，李宗恩在政协全体会议上做了《有计划有组织地向科学进军》的发言：

第五章 特殊的年代与未竟的事业（1949–1962）

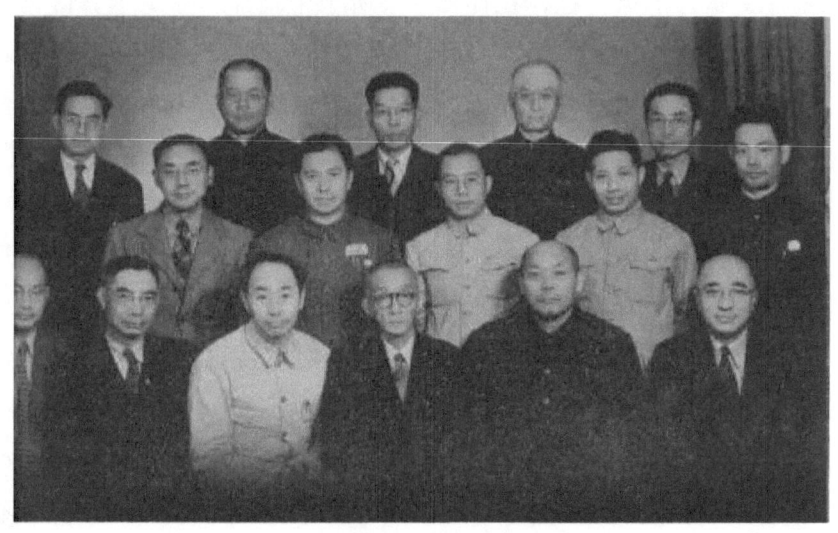

出席第一届政协会议的中华全国第一届自然科学工作者代表大会
筹备委员会代表合影，1949年
前排左起：曾昭抡、茅以升、刘鼎、梁希、侯德榜、李宗恩
第二排左起：姚克方、贺诚、沈其益、丁瓒、乐天宇
第三排左起：涂长望、恽子强、严济慈、勒树梁、蔡邦华

> 科学是个集体的事业，每个人都应该热情地、实事求是地做好本岗位的工作，这是向科学进军的首要条件；必须密切各个科学部门、各单位之间的联系，加强统一领导；注意恰当地安排目前的利益和长远的利益。[155]

从这一段话可以看出，李宗恩的心情和三年前在政协会议上发言时[156]截然不同。宁鸣而死，不默而生，那种公式化的"自我批判"已经变成充满自信的号召，以及发挥自己能力的期待。他和小妹宗蕖谈起自己的一些倡议：把协和的学制改为八年，高屋建瓴，在提高的前提下普及；把护校改为五年制；协和基础好，培训应该以有一定学历经验的年轻医生为对象，部队或地方上的一些有工作经验的医护工作人员，如部队的卫生员等，可以另办培训班。[157] 不久，李宗恩还被农工党任命为协和支部的主任委员，开始在协和医学院及医学界发展党员。

1957年4月27日，中共中央发出了关于整风运动的指示，"在全党重新进行一次普遍的、深入的反官僚主义、反宗派主义、反主观主义的整风运动。"[158] 这次中国共产党内部的整风运动是对国际共产主义运动的重大转折的反应。斯大林于1953年3月5日去世之后，苏共高层进行大改组。1956年2月25日，赫鲁晓夫在苏共二十大作了《反对个人崇拜及其后果》的报告，批判斯大林的七大错误，提出"三和路线"[159]。苏共对斯大林的全面否定，引起了世界社会主义阵营的强列反应，如各国的退党潮和1956年10月发生的波匈事件，苏联出动坦克到布达佩斯镇压。这一系列事件也使中共领导人意识到，已经取得的政权仍有丧失的可能，其根源既可能来自群众对共产党执政的不满，也可能来自共产党内的各种问题。1956年下半年，东欧动荡的余波也传到了中国，知识界[160]和工商界[161]纷纷

第五章 特殊的年代与未竟的事业（1949-1962）

用各种方式表达对中共现行政策的不满，不少地方还发生了农民退社[162]、工人罢工[163]和学生罢课[164]。在波匈事件的阴影下，这些中国社会底层的骚动，引起了毛泽东和中共领导人的担忧。这次邀请党外人士帮助共产党整风，就是中共采取的一个安抚措施。

整风运动开始后，从国家机关到基层单位，纷纷展开鸣放座谈会，但协和医学院里却冷冷清清，最后一班医学生即将于暑期毕业，他们需要应付毕业考试，大多不关心政治。1957年5月15日，李宗恩在北京饭店主持农工民主党北京市委员会召开的西医座谈会，主题为"党与非党的关系问题"[165]。他鼓励与会者向党提意见，不要有顾虑。他说："协和以往是党委领导，'党委领导'四字对我很抽象，连党委是谁我也不知道。……协和有两道墙，一是党群之间的墙，一是军人与非军人之间的墙。"五月下旬，张之强政委做了动员报告，声明"知无不言，言无不尽，言者无罪，闻者足戒"。[166]协和党委召开了六次教授座谈会及其他人员座谈会，众多教授和中、青年医护人员普遍表示，"几年来，协和医学院的方针任务不明确，领导心中无数，有时说以医疗为主，有时又以教学为主，最后又说以研究为主，长期摇摆不定。……七、八年来无论医疗方面、教学方面、研究方面，协和医学院都没有做它应该做出的成绩。"[167]

李宗恩院长在发言中强调："我虽然是一位院长，但院里许多重大的问题我都不知道，譬如拆掉护士学校，成立胸腔医院等，事先我都不知道。教授等调动也很少和我商量，许多事情都是在事后才告诉我，或许党委已做出决定后，再问我的意见。（"有职无权"和"要三权"论[168]）……在协和医学院的各科室里，除了科主任或系主任以外，都设有一个政治委员或秘书，都是党员，他们对业务都是外行，可是什么事情都管，对老教授很不尊重不信任，科（系）里的工作实际上不是由科主任领导，而是由协理员领导。（"外行不能领导内行"论）他们和年青人与老教授之间，党与非党之间筑起了一道高墙（"墙"和"沟"论）。许多教授都要求改善。另外，在提拔干部方面不重才只重德的宗派情绪也很严重。"

不久，一位妇产科的青年医生贴出了第一张《协和春迟》大字报，接着，有人在大字报上指出张政委住院治疗溃疡病，出院以后长期免费吃医院的病号饭。[169]最引起轰动的是一张《政工干部缺德症候群》的大字报，文中列举了政工干部们上班无事喝茶聊天、瞎指挥、整群众、生活腐化和违法乱纪等"症候"。诸如，党委组织部长（一位上校女军官）提前得知粮食统购统销等消息后，囤积了大量粮食；附属医院党委书记（一位文化水平较低的长征干部）做工作敷衍了事，作报告言不及义，下班后却热衷于聚众打麻将；有的干部进城后喜新厌旧，大闹离婚等。这篇大字报一经贴出，当即有数十人签名支持。[170]很快，医院的地窖子里贴满了大字报，人们上下班路过都停步观看，人群中也有李宗恩和5岁的小孙子李苏。[171]

1957年6月8日，毛泽东在《人民日报》发表社论《这是为什么？》，并指示共产党《组织力量反击右派分子的猖狂进攻》。一场波及全中国，即将影响几十万人命运的反右运动开始了。李宗恩对医学教育的使命感，被视为是他的"政治野心"，而以上在报纸上发表的善意批评，就成了李宗恩的"右派"言论。

五、协和的反右运动

北大、清华、北师大和协和是首批反击右派的高校。中共中央对协和反右派运动的重视非同一般。中宣部长陆定一和卫生部副部长徐运北亲自领导协和的反右运动，国务院副总理贺龙到协和来看

第五章 特殊的年代与未竟的事业（1949-1962）

大字报，[172] 毛泽东也派他的保健医李志绥到协和看大字报、参加批判会。[173]

在协和医学院的政治运动中，"三反"的对象是行政管理人员，思想改造的对象是所有知识分子，肃反的对象是干部，反右的对象则是个别敢于讲真话的知识分子，而批判他们的正是他们的知识分子同事。在内科医师鸣放座谈会上，一位高年住院医师以两位同事的遭遇为例，批评肃反运动搞得过火，是对人民群众的残酷斗争。这几句抱不平的话，使他成为内科的头号围攻对象，最后被定为"极右分子"，押送到北京劳改农场服刑，妻离子散。虽然后来因"表现较好"，得以留场做医务工作，却在三年"自然灾害"期间病死在农场。那张《政工干部症候群》的大字报，不仅作者们被划为"右派分子"，就连在大字报上签名的党员们也被开除党籍。[174] 即将毕业的最后一届 125 个医学生中，被《健康报》披露有一个"有组织的右派小集团"，最后十几个被打成右派。而 51 年入学，此时刚分配到科室工作的 40 人中，有 8 人成为"右派"，比例高达 20%![175] "右派"们全部被逐出协和，不少还被送到边远地区劳改。51 级的全如珹同学被作为反动思想批判的典型，因为他曾说"现在这个时代是一个告密者的时代"。1958 年 2 月全如珹被捕入狱，因"反革命"罪判刑 20 年，待 1978 年彻底平反、从新疆劳改农场回到北京时，已经 50 岁了。[176] 显然，反右运动在协和的中青年医、教、研人员和学生中，被严重地扩大化了。其主要原因，就是党委在最后定性时，将鸣放中对党政领导干部的工作和作风提的意见，一律按照"反党"论处。

协和专家教授的反右运动是在另一个层面上进行的。1956 年，党委在高级知识分子中发展了 24 名党员。[177] 他们在入党后的第一次政治运动中，自然而然地从思想改造时的批判对象变为协和反右运动的先锋。而其他人呢？有了思想改造中自我批判的经历，目睹过被隔离审查的人的遭遇，大家心知肚明，与其自己被批，不如先发制人。反右的号角一吹响，一些过去和颜悦色的医生和专家，立马变得咄咄逼人、声色俱厉，对在鸣放中发言的同事，群起而攻之。

在专家教授中，李宗恩是被攻击的头号对象，为他陪绑的"右派分子"中，还有协和医院院长李克鸿[178]、护校校长聂毓禅以及两任卫生事务所所长裘祖源和何观清。他们和李宗恩一起在战后恢复了协和医学院，并成为军管前的管理核心。军管后不久，护校被关闭，医学院停止招生，他们已有职无权。即便如此，他们始终在医生和专家中享有很高的威信，成为老协和的象征，也代表着协和人对西方医学教育和医疗管理体制的留恋。在鸣放期间，他们提出的一些意见，反应了他们对医学教育理念的追求。而站在"阶级斗争"的制高点上，他们善意的建议，被批判为顽固地"坚持协和医学院传统和标准"的"右派"言论。[179] 虽然有中央的保护，仍有四位协和教授成为"右派"分子。[180] 李克鸿院长被打成"右派"后被免职，"下放"到云南一所小学当图书馆员，数年后客死他乡。[181] 生化系赵绵教授坚持科学的严谨性，认为"实验的是人吃的药品，马虎不得"；而采买的同志在购买实验器材和材料时一味追求廉价，以次充好，还问他，实验室的量瓶为什么必须用烤箱烘干，自然晾干不也是一样？他只好比喻，烙饼用香油可以，用煤油就不可以。最后，赵绵教授被认定是恶意攻击军队干部，被打成"右派"，不得不离开瘫痪在床的母亲，降职降薪，到辽宁锦西化工厂工作。[182]

通过上面两位老协和人的遭遇，可想而知，作为院长的李宗恩遭受的批判在协和更是史无前例。1957年7月25日，《人民日报》发表《李宗恩从章伯钧手中接受圣旨兵符　协和医学院围攻"医药界

第五章 特殊的年代与未竟的事业（1949–1962）

统帅"》[183]，记录了 3 天前农工民主党北京市委整风领导小组召开的协和医学院支部扩大会议。一年前入党的放射科主任胡懋华教授发言："李宗恩有组织、有计划地向党进攻，是有历史根源的。他出身于官僚地主家庭，受的是英帝国主义教育，回国后又投靠了国民党和美帝国主义分子。解放后，李宗恩极力为美帝国主义保存协和这个据点，抗拒人民政府的接管，……他破坏工会，迫害个人，开除进步分子，包庇特务学生。……李宗恩加入农工民主党以后，章伯钧要李宗恩挂帅，篡夺医药界领导权。……由于章伯钧的推荐，李宗恩还参加了国务院科学计划委员会，企图当中央卫生部长，与章伯钧一起制定反社会主义的科学纲领。"护校教师张惠阑和皮肤花柳科主任李洪迥教授上台揭发李宗恩"为农工民主党拉人的丑恶活动"，在鸣放座谈会上"火上浇油，制造对党不满情绪"。内科邓家栋教授是李宗恩复校时从天津请回协和工作的，于一年前入党。他指出："李宗恩反抗军委卫生部的接管，也反对中央卫生部的领导。实质就是反对党的领导。"解剖系张作干教授曾在贵阳医学院工作，李宗恩帮助他出国进修，又请他到协和工作。他驳斥李宗恩"有职无权"的谬论："解放前，李宗恩在贵阳医学院当院长时，人事不敢动，钱财不能动，业务搞得一塌糊涂，在旧协和的时候，他更说不上有所谓三权，但那时没有听到李宗恩说'有职无权'，反而工作得很积极。"

对于这些斥责，李宗恩只是实事求是地讲明真相。批判者要他交代与章伯钧、李伯球和李健生等人在整风运动中的阴谋活动，他只说，"我和章伯钧的关系除了听大报告和在公开场合下吃饭外，没有私人接触过。我感觉他'能说，能讲，很有气魄'，这就使我愿意接受他的领导。"[184] 他承认自己始终不赞成学习苏联，希望政府成立有决策性的医学教育委员会，协和成为医学教育领导核心，他就可以"大出主意"，这就是他的"政治野心"。李宗恩还说："我主要是思想问题，希望大家帮助分析思想根源。"[185] 在与会者同仇敌忾的批判会上，这样的检查无疑是火上浇油。从7月到9月，北京市人代会先后对他召开了十次批判会，他做了八、九次检查；医学院民主党也召开了几次揭发批判会。

9月7日，医学院党委召开有协和助教、主治医师以上人员和北京著名专家、教授共200多人参加的"大论战"。会上，李宗恩的长子李寿复上台揭发父亲的"反党言行"。[186] 寿复自幼为人忠厚，心地善良，曾和他一起生活过的、比他大五岁的小姑李宗蕖，在七十五年后还不能忘却他的两件小事：

> 寿复5岁时，一天一家人去国子监，寻找甲午恩科中试的士子的名字。一排排高大的石碑，大部分字迹已经漫漶，穿行在林立的石碑中，直到找到甲午年的那块。寿复当然不可能是碑文的辨认者，他最关心的是草丛中的雨蛙，唯恐踩着它们，踮起脚，低着头一步一步走去。太专注这些小动物的安全，竟撞在粗砺的石碑上，额头碰出一个大包，还擦落了小银毫大小的一块皮。大人心痛得不行，他却说，自己连一个小青蛙也没踩上。
>
> 六舅公是家里的常客。一天，她用车子送我们回家，关车门关得太快，把寿复的手夹在车门里了。大家都很急，六舅公更是不安。寿复却一声不吭。直到车子开走，看到六舅公没有下车，他才大哭起来。伤得不轻，大拇指的指甲全紫了，几天以后脱落了。一个五岁多的孩子，为了不让人感到窘迫，竟能有这样大的克制力。[187]

李宗恩的三个儿子中，寿复和他在一起的时间最长，感情也最近。寿复抗战中从贵州花溪清华中学毕业，考上了湘雅医学院，毕

第五章 特殊的年代与未竟的事业（1949-1962）

业后被分配到中央卫生部编辑出版科任编辑，当时是协和公共卫生系的助教，全家和父亲住在一起。在鸣放中，寿复和父亲一起在座谈会上发言，提出协和应该成立校务委员会。但令人费解的是，仅3个月后，他竟走上讲台用粗暴的语言批判自己的父亲。这是一种多么强大的精神压力，使这样一个为人忠厚、心地善良的32岁的年轻人做出如此违背自己良心的事。在场的所有人中，只有一个人为他感到悲哀，那就是在台上为万夫所指、被他批判的父亲。寿复在文革中被打为"漏网右派"，劳改后又到江西五七干校劳动十年。一直到去世，[188] 寿复始终没有对任何人吐露过他的心历路程。

这样的大型批判会在两周内又举行了4次。全院50多位专家、教授中，30多位上台发言。[189] 他们坚决表示：一定要和右派分子斗争到底，李宗恩不缴械，战斗绝不停止。他们之中不但有党员教授，也有和李宗恩在一起工作了多年的同事和好友，如胡正详、张孝骞、林巧稚、胡传揆、吴英恺、诸福棠、孟继懋……[190] 李宗恩有口难辩，一个人孤零零地站在被告席上，任凭发言者的轮番揭发、批判和质问——他成了名副其实的众叛亲离的孤家寡人。9月21日举行的第五次大会有来自协和、中国医学科学院、胸科医院等单位的职工和北京市著名的专家教授共1600多人[191]参加，卫生部副部长徐运北在会上发言：

> 李宗恩披着"医学教育家"的外衣，利用他在协和以及全国医药卫生界的地位，千方百计地把持协和，抗拒党的领导，以"保护协和标准"、"保护协和的完整性"、死守协和为标榜，作为他反党反社会主义的阵地。解放以来，坚决反对党和政府对协和的领导，反对历次政治运动，并利用合法地位，散布帝国主义奴化思想，反对党和政府的医学教育和科学方面的方针政策等。[192]

毛泽东的保健医李志绥，把协和全院批判会上的情况向他汇报：发言人斥责李宗恩、李克鸿一贯不服从党的领导，向党争三权，即人事调动权、财务支配权和行政管理权。毛笑着说："这三权是党领导的具体表现，将这三权交出去，党还领导什么？打了这么多年的仗，死了这么多的人，共产党才从国民党手里夺来这三权，他们要争这三权，谈何容易。"[193] 李宗恩就此成为毛泽东"钦点"的"右派"。

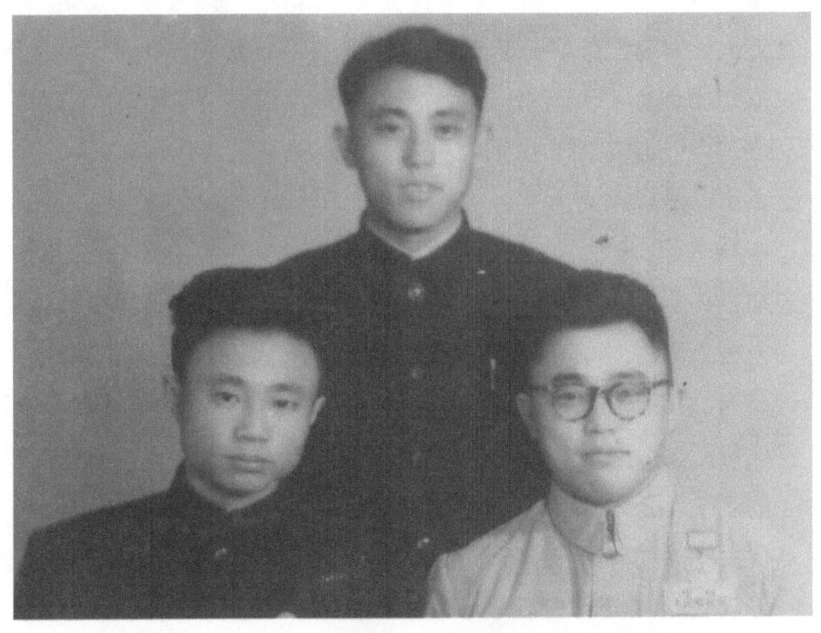

1954年，前左，李寿晋、李寿复；后，李寿白

第五章 特殊的年代与未竟的事业（1949-1962）

5.3 客逝他乡

我将无怨无悔地平静离去。

李宗恩，1962年2月28日日记。

一、离别

从反右斗争的人间炼狱中挣扎过来之后，李宗恩感到身心极度疲惫，渴望充分的休息和内心的安宁。他向来是一个乐观的人，即使是在极端艰苦的时刻，对未来也满怀信心；[194] 同时，他也是一个理性的人，对自己的言行勇于承担责任。他认为："自己有一种思想，也应该勇敢地发表出来，这不但是你的权利，也是你对人类文化的义务。"[195] 一生中的几次重大抉择，李宗恩从未后悔过，对鸣放中的言论，亦是如此。

1957年10月15日，中共中央发出《划分右派分子的标准》的通知。10月底，在北京市的30多所高校近12万师生员工中，有4700余人被划为右派（其中学生3000多人），占各校总人数的近4%。[196] 至1958年的"反右补课"完成后，全中国的400万知识分子中，55万被打成右派。[197] 可是，如何处置这几十万上至政府部长，下至十几岁学生的"右派份子"呢？ 1958年1月31日，中央发给各地通知，将96名民主党派的"右派分子"作为"标兵"，并以对他们的6类具体处理意见，作为全国处理右派分子的参考标准。[198] 医药界的李宗恩、薛愚（北医药学系主任）和金宝善（北医卫生系主任）被列为第五类，受到降职、降级和降薪的处理。在2月7日的农工民主党会议上，李宗恩获知中央处理右派问题的决议。[199]

2月10日，李宗恩在日记中写到："农工党市委会来电话说王人旋主委要约谈……在全国民主党派人士中有96名'标兵'，经过详细讨论后作出决定，包括本人在内。"在这几周内，他一直在阅读哲学书籍，如《唯物辩证法的基本规律》、《斯大林时代》以及《一个正在消亡的文化》等，[200] 即使是过春节也没有停止。[201] 李宗恩试图搞懂这些荒唐的政治运动究竟有何道理；即使找不到答案，阅读也可以给他片刻的安宁，帮助他排解内心的苦闷，当然也给他提供一些写检查时可以选用的词汇。3月5日，在国务院科学规划委员会上，秘书长范长江宣布国务院关于撤销李宗恩在内的8个右派分子的委员职务的决定。[202] 3月21日，张之强政委正式通知对他施行"降级、降薪"的处理，[203] 其实张政委只是走一下程序而已，中央文件对他的处置早有明文规定。李宗恩对此坦然接受，如果不能从事医学教育，职位、薪水和级别都不再有任何意义了。

"降级、降薪"简单，但"降职"却还要等待共产党对他的发落。在李宗恩的一生中，这是他第一次对自已的命运完全失去了决定权。按他的年纪(64岁)和身体状况，辞去一切职务，在北京退休，于已于协和，都是理所当然的选择。可他不但没有选择的自由，而且必须在当时对他充满敌意的气氛中无可奈何地等待。在之后的6个月里，李宗恩每天的时间花在了看大字报、阅读大字报汇编、听张政委向右派分子作报告[204]、到解剖教研室参加名目繁多的政治学习。除此之外，他还要写个人改造计划[205]、自我检查[206]、写交心材料[207]、写红专计划[208]，每周一晚还要参加农工民主党的政治学习。曾在批判会上严厉批判他的解剖系教授张作干[209]受邀去苏联学术交流，请他修改组织化学的英文稿；[210] 发表文章批判他的解剖系主任张鋆[211]也请他帮写英文文摘，[212] 这些份外的工作，李宗恩都尽心尽力地在业余时间做好。他还被要求参加大扫除[213]、植树[214]、围剿麻雀[215]和熏鼠运动[216]。久而久之，脑力和体力上的消耗及持续的精神重压，

第五章 特殊的年代与未竟的事业（1949-1962）

使李宗恩的身体严重透支，黄宛医生把他服用的利血平从半片加到两片，但他的血压仍徘徊在 200/100。[217]

8月2日，人事组长李子和正式通知李宗恩去昆明。[218] 这种"流放"式的处理无疑是苛刻的，但李宗恩对此并不介意，如果能停止无休止的学习、批判和检查，远离北京这个政治漩涡，即使远走他乡，也未尝不好。自从思想改造开始，李宗恩已经在无数次批判中渐渐失去了昔日协和人对他的尊敬，在过去的6个月中，"右派"院长的身份，使他到处受到人们的冷眼、嘲笑和回避。人情冷暖，世态炎凉，去昆明的消息似乎给已经麻木的李宗恩带来了一丝新鲜空气，他立即开始做动身的准备。知道今后回北京的希望渺茫，他和何晋去银行出售银器，去荣宝斋和人民市场出售字画、砚、墨和瓷器。收拾书籍，把行李打了23件托运，修理血压表，订飞机票，……大事小事，每一件他都自己动手。[219] 临走前，李宗恩特地领孙子苏苏去吉祥剧院看戏[220]，与何晋到文化宫、故宫游览[221]，和古都告别。

9月5日，临走前一周，李宗恩帮助寿复一家搬家，4天后，他和何晋到寿复的新宅看望[222]，把跟随了自家近40年的郝婆婆留下，帮助照料一双幼小的孙儿孙女。寿复和儿媳欧阳宗仁是湘雅医学院的同班同学，51年毕业结婚后到协和工作，一直和父母住在一起，孙子李苏（苏苏）和孙女李华[223]，是李宗恩在北京的最后几年生活里稀有的欢乐。在苏苏的记忆里，爷爷是一个开心、神气的好老头，总是很忙，不是上班就是开会，可回来得再晚，也一定要和奶奶来他和妹妹的房间看一看。最让苏苏开心的是休息日，爷爷给他讲故事，带他去公园玩游艺，看电影，去舞会，吃好吃的，还去看政协礼堂的春节联欢会。1958年，苏苏已经6岁了，他很喜欢看小人书，奶奶晚上给他讲书里的故事，白天教他认字。一天，奶奶带他去协和办事，一进大门就看见铺天盖地的大字报，把原来干净整洁的庭院搞得面目全非。已经认字的苏苏高兴地读起了大字报，当他读到"打倒李宗恩"的时候，就大叫到："奶奶，快看呀！有我爷爷的名字！"奶奶赶快低声对他说："苏苏，那是写爷爷的大字报。"看到奶奶小心翼翼的样子，苏苏明白发生了不好的事情[224]。此后，苏苏的生活发生了变化，家里的东西越来越少，楼下搬来了索太太，妈妈也不再去协和工作了[225]……临别，爷爷和兄妹俩合影留念。

自从1923年从英国留学归来，李宗恩前前后后在北京居住了25年。这里有他众多的亲戚和朋友，但因为自己的右派身份，他不便走动，只去拜访了好友孙邦藻[226]，请五弟妹周珊凤[227]和也被打成右派的五弟李宗津[228]到家里来话别。连同妹妹李宗蕖和妹夫程应镠[229]，李家的这一辈几乎全被打成右派，只有在香港《大公报》做英文版主编的李宗瀛得以幸免。临走前一晚，李宗恩与亲友在和平餐厅聚餐道别。[230]

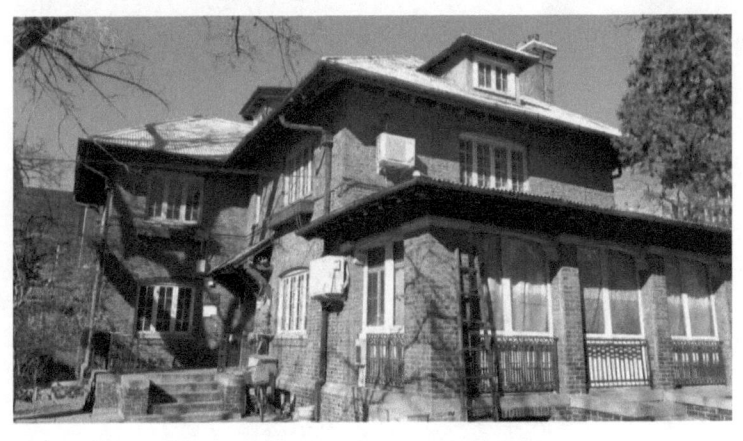

李宗恩故居(1947-1958)，北京外交部街59号院内，41号

第五章 特殊的年代与未竟的事业（1949—1962）

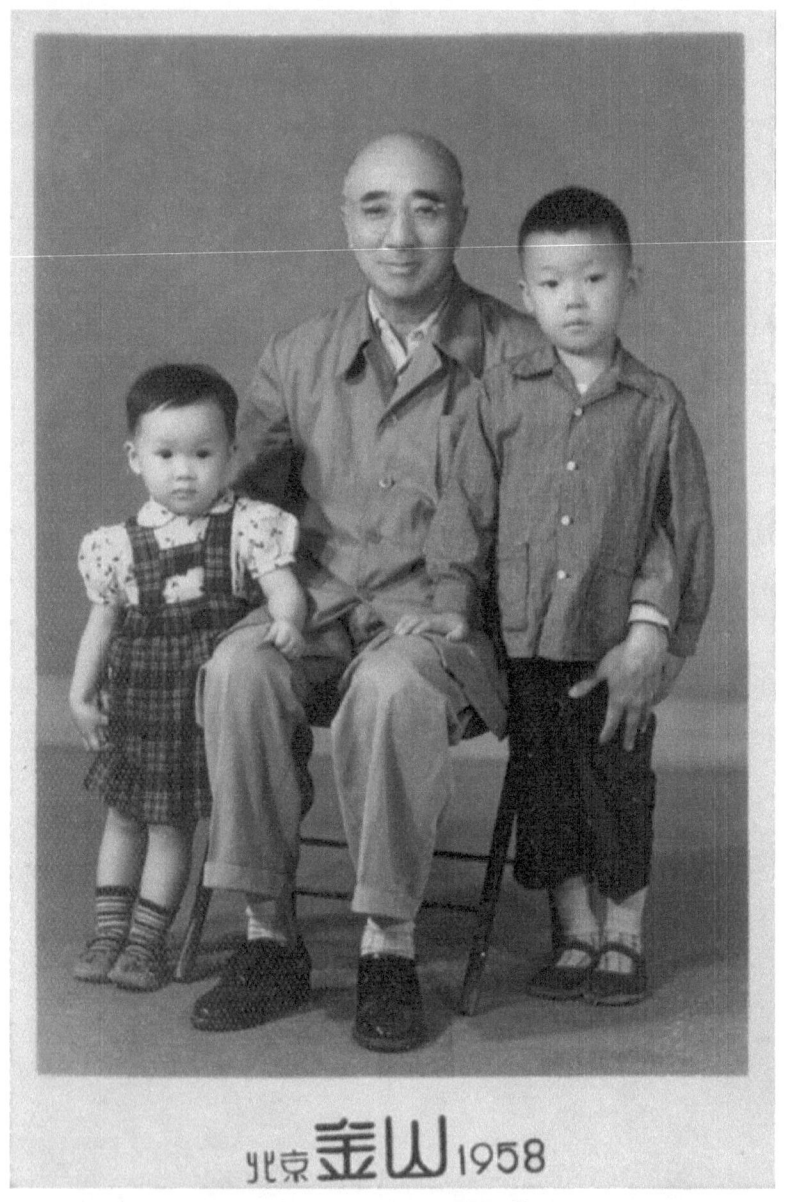

1958年9月15日，李宗恩临行前
与李华（左）、李苏（右）合影

二、无怨无悔

1958年9月15日,李宗恩和何晋乘飞机来到云深之处的春城——昆明。抗战时,昆明是大后方的教育中心,李宗恩的弟弟宗瀛、妹妹宗蘩及妹夫程应镠都毕业于西南联大。昆明也是北上的必经之地,李宗恩几次路经昆明,每次来去匆匆,不曾想到这里将是他渡过生命中最后几年的地方。在昆明旅馆休息了一天后,李宗恩到省委报道,见到昆明医学院党委书记颜义泉,颜书记叫车把李宗恩夫妇从旅馆接到学校。[231]

昆明医学院是云南省最大的医学院校,于1956年成立,其前身是创建于1933年的云南省立东陆大学医学专修科和1937年成立的云南大学医学院。李宗恩到昆医时,校园周围是一片片农田,冬天种小麦,夏天种水稻,一到晚上,稻田里青蛙的"呱呱"叫声此起彼伏。医学院把李宗恩夫妇安顿在校内的教职工宿舍。这是一座两层的L型红砖小楼,老两口住在一层拐角楼梯旁的一个20多平米的套间里,里屋的一张床占了大半间,外屋权当客厅、厨房和饭厅,门窗可朝外打开,路过的人可看到里面的一个方桌和几把椅子。每一层有公共厕所,老人晚上只能用便盆。这对于患高血压多年,且身体虚弱的李宗恩,是一个极大的挑战。无奈,他到医院请陈科长代做了一个大便凳。那时不准雇人帮忙,老两口先在附属医院食堂用膳,安顿下来之后,何晋经常自己买菜、做饭。在接下来几年的"自然灾害"期间,知识分子每人每月粮食20斤,肉半斤、豆腐、鸡蛋、油……,一切都定量供应。[232] 在简陋的新居安顿下来后,李宗恩夫妇在昆明渡过了离京后的第一个阴雨连绵、乌云遮月的中秋节。[233] 这一天,也是他们结婚35周年,李宗恩64岁的生日。

在落难后的垂暮之年,李宗恩携妻离开京城的故土和亲友,在

第五章 特殊的年代与未竟的事业（1949-1962）

西南蛮荒之地重新开始生活，除了物质上贫乏，最难捱的还是精神上的孤寂。一般人不了解情况，只知道他是从北京来的老教授。那些知道他的"右派"身份的人，因为心理上的隔阂，都避免和他们接触。匡铣医生和李宗恩两家人仅一墙之隔，在他的印象里，李宗恩是一个和蔼的老人，从不主动和人打招呼，老两口总是穿得整整齐齐的，互相照顾，平时只呆在家里，极少有客人来访。匡医生是昆医毕业生，是云南的第一位麻醉医师。他在大炼钢铁时治疗了很多被炸伤的病人，在搞清楚原因后，他写信要求省委下发通知，提醒群众给小高炉加料时先检查一下，排除爆炸物。不幸，这封信给他招来了"攻击总路线和三面红旗"的罪名。[234] 因为匡医生自身难保，在隔墙而居的几年中他从没有和李宗恩打招呼闲聊过。在李宗恩夫妇的邻居中，住在楼上的周克敏[235]夫妇是唯一的例外。他们都是从北医毕业后分配到昆医工作的，周医生是肿瘤科医生，也是党员干部，因为和颜书记的关系不错，又敬重李宗恩的学者风范，不怕别人说闲话。他的爱人是台湾学者李敖的大姐李珉，昆医附院的妇产科主任，也不在乎，与何晋很快成了好友。那时周医生患肺病，在营养食堂吃饭，每次家里炖了鸡、烧了肉，都不忘端一碗下楼；何晋做了拿手的江浙菜，也一定端一碗上楼。[236] 李宗恩夫妇十分感激他们的友情，在那个年代，这种邻里间的礼尚往来，看似平常，却需要非常的勇气。

10月4日，李宗恩接到梁院长通知，第二天开始在内科门诊工作，每日暂工作6小时[237]，有时需要在晚间值班[238]。早在格拉斯哥大学医学院毕业后做住院医时，李宗恩就表现出良好的临床医生素质[239]；抗战前他又在协和医院历练了14年，离开前已是内科的顶梁柱[240]。之后，尽管李宗恩改行从事医学教育，但他一直保持着对内科临床医学的关注。在贵医的 8 年中,他一有机会就参加内科查房和临床病理讨论会,还在"总理纪念周"做了"临床医学与教学"[241]的学术报告。现在回到内科门诊看病人,李宗恩有一种久违的感觉,他当即向内科姚主任了解情况,又去市内购买听诊器,还抓紧时间业务学习。他终于又有了工作的权利!

但是,"右派"的帽子始终像一个摆脱不掉的阴影,压得李宗恩喘不过气来。至 1960 年 4 月李宗恩离开内科门诊之前,他前后被要求参加"右派份子"集中学习总结检查共 90 天,其中还参加了一次"秋收劳动"[242]。1959 年 10 月 18 日,天阴下小雨,李宗恩早上 7 点就到门诊部集中,排队步行至大观楼渡口,因为走的慢,他只能徐步跟在后面。人多船小,半小时才过了河,又在泥泞的路上走到稻田。但秋收已经完成,他们的任务不过是把已经捆好的稻束整理好,四周腾出一公尺的空间,以便积肥。[243] 这种象征性的"秋收"消耗了李宗恩一周中唯一的休息日,而且还要像小学生一样写"感想"!

因体力不支,李宗恩于 1960 年 4 月 26 日从内科门诊调到昆医图书馆中西期刊组工作,每月上交书面汇报。[244] 期刊组过去的三个工作人员,在李宗恩来后都陆续调走,所有工作都落到了他身上,[245] 除整理期刊目录之外,他还要结合医学院的教学和科研需要,搜集并提供文献资料。[246] 起初,李宗恩每周还须参加园地劳动一次,后来他的关节常常疼痛,就换作室内清洁工作。政治学习也是他每日少不了的作业,包括图书馆的集体学习和业余时间的阅读、汇报、检查等。

1959 年 9 月 18 日,中共中央、国务院发表《关于确实表现改好了的右派分子的处理问题的决定》[247]。1960年底,10 位"同学"[248]摘去帽子的消息触动了李宗恩。坦白而言,经过几年无所作为的"工

第五章 特殊的年代与未竟的事业（1949–1962）

作"、孤独的生活、无休止的政治学习和自我检讨，李宗恩感到自己的身体越来越虚弱，除了何晋，他对生命早已无可留恋。但这顶莫须有的"右派"帽子，却让他的内心深感不安。为了让在一起近40年的妻子在自己身后过一个体面的生活，让三个儿子的事业不再受他的牵累，李宗恩写下了最后一份检查，仔细修改了三遍后上交。这份检查，耗尽了他最后的一点体能。他一个多月后记录道：

> 1962年1月31日，近一月来总觉容易疲乏，有时早晨头昏，头痛，多活动后气促，两腿稍肿。
> 自2月1日开始休息，至2月16日复查，血压稍降（舒张压120-降至100），小便++蛋白，少许红血球及颗粒管型。周医生建议两星期全休或必要时住院治疗。

李宗恩给自己的诊断是"慢性心力衰竭"。休息了一个月后，他的病情仍不见好转。2月28日，李宗恩给农工民主党中央委员会寄去最近的思想总结，并附上1962年全年党费（17.28元）。他还在同一天分别给好友林宗扬、孙邦藻和胡正详各写了一封内容相似的英文信。其中给孙邦藻的信翻译如下：

> 亲爱的邦藻：
> 我以为一定会很快亲眼见到你，但是已经不可能了。你看到这封信的时候，我应该到了灵魂安息之所。我应该说，有很多事情我不明白，不过我承认新政府做了很多事。我无悔无怨。
> 我走后，我的妻子，Jean，还要活下去。我请求你，胡正详，和林宗扬给她当当顾问。如果什么时候她咨询你们的意见，我相信你们一定会给她明智的建议的。
> 再见了，我的朋友，
> 　　永远是你的，

（CU[249]）

此时，他心静如水，如他在23年前所说：

> 生活应该是有意义的。我们不能够醉生梦死的空活一辈子。我们活一天要有一天的成绩。我们要从自己的志愿由实现的当中取得满足。我们要让自己到了老年没有什么懊悔，临死都一点不觉得遗憾，……[250]

最后，李宗恩用颤抖的手，在日记本上写下：

去北京等地航程。
北京，星期1、4、5、6
南宁， 2、5

北京，曾经是他的家；他的小儿子寿白，15岁就和南下工作团去了南宁，身体和境遇一直不好。几天后，匡医生在开会时听到，"李宗恩没有被抢救过来，去世了"。至今，李宗恩去世的具体日期已无人知晓，他的病历和档案材料早已无踪无影。李宗恩在昆明度过的最后4年，只留存在他的日记里，在周克敏和匡铣两位老医生的记忆中。

第五章 特殊的年代与未竟的事业(1949–1962)

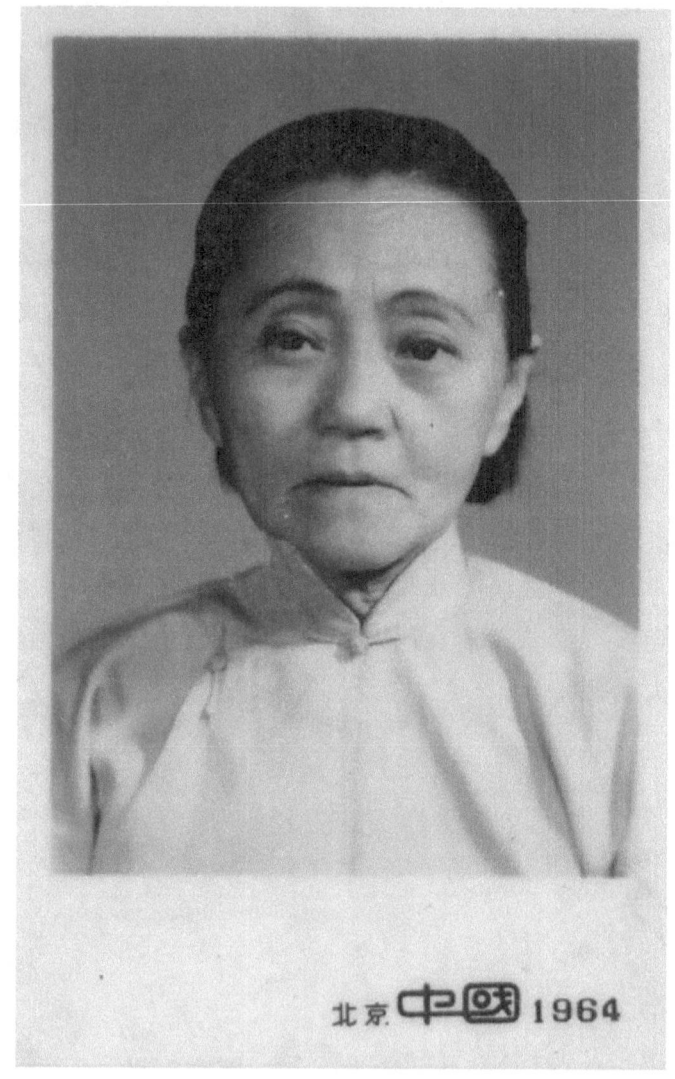

何晋,1964 年

三、百年协和，八旬贵医

1959 年秋，60 名八年制新生到协和医学院注册上课。[251] 协和医学院的第二次复校，归功于老协和人的不懈努力。在 57 年鸣放中，李宗恩在复校时邀请回协和工作的内科主任张孝骞教授，发表了《医学教育中要解决的几个问题》一文[252]，批评当时的速成医学教育，呼吁恢复医预科、延长临床实习，把学制改为 7 年。这篇文章和李宗恩的鸣放言论异曲同工，如果不是毛泽东的保护，[253] 张孝骞的命运会发生怎样的转弯，可想而知。1959 年春，协和老教授们在中宣部部长陆定一住院期间，向他要求恢复协和医学院。[254] 经陆定一直接与卫生部党组以及中国医学科学院党委商讨决定，以原协和医学院为基础，恢复八年制的医学教育，命名为"中国医科大学"，校长由上海医学院院长、协和 1933 年毕业生黄家驷医生担任。[255]

此时，李宗恩离开协和已整整一年了。但，老协和的生命力犹存。

不幸的是，1959 年及其后入学的学生都没有完成八年教学计划，1966 年无产阶级文化大革命开始后，他们就"停课闹革命"了。[256] 协和医学院就像一叶小舟，在阶级斗争的狂风暴雨中又一次下沉，第三次被关闭。但，金子总是要发光的。1979 年 3 月 1 日，协和医学院第三次复校，31 名新生走进了被关闭 13 年的协和医学院。[257] 4 月 9 日，卫生部发文，"原协和医学院李宗恩院长的右派属于错划，给予改正，恢复政治名誉"[258]。

"昔人已乘黄鹤去，此地空余黄鹤楼"。在协和医学院庆祝百年诞辰之际，第一代的老协和人早已相继辞世，曾经做过 10 年院长的李宗恩的遗迹只有协和网站上的寥寥数语和校、院史馆里的几张照片。但这又有什么关系呢！经历了后来的改革开放以及教育大改

第五章 特殊的年代与未竟的事业（1949-1962）

革，历史风云变迁，协和在中国医学院的排名榜上一直稳居榜首。一批又一批、一代又一代的协和人，在这一座灰墙绿瓦、中西合璧的协和医学院里辛勤耕耘，传承着老协和的精神——"科学济人道"。

2015年1月30日，李宗恩于1938年创立的贵阳医学院更名为"贵州医科大学"，在其花溪新校区里有两面文化墙，一面是李宗恩等数十位贵医创始人的头像，另一面是贵医创立时由校长李宗恩提出的校训："诚于己，忠于群，敬往思来"。

诚于己，忠于群——这也是李宗恩一生的写照。

---

[1] 王台《协和医学院的灰暗年代》，44页。
[2] 邹德馨《北平解放前后地下党组织在协和》，《话说老协和》。第456-7页。
[3] 台湾，国史馆，总统档案，A2768，四类人士为(一)在平教育行政负责人如梅贻琦、李书华、袁同礼⋯(二)因政治关系必须离平者如朱光潜、毛子水⋯(三)在平之中央研究院院士如许宝騄、张景钺、陈达、戴芳澜、余大绂、李宗恩等(四)学术上有地位，自愿南来者，杨振声、罗常培、钱思量、马祖胜、赵乃波、钱三强、严济慈、张正良、沈从文⋯
[4] 《申报》驻北平记者电，1948年12月22日。
[5] 李宗瀛《回忆李宗恩》，附录二。
[6] 李宗恩致施正信信，1949年8月2日，协和医学院档案室。
[7] 李宗恩致施正信信，1949年3月22日，协和医学院档案室。
[8] Letter Ferguson to Pearce, March 11, 1949, RAC, CMB Inc. Box 125, folder 910.
[9] Introductory remarks by Dr. C.U. Lee at Medical Faculty Luncheon Conference on the subject "Aims of Medical Education in China in General and of PUMC in Particular", Feb. 1, 1949, RAC, CMB Inc. Box 48, folder 335
[10] C. U. Lee, Recapitulation of Informal Medical Faculty Conference, Jan.– May, 1949, PUMC Archive
[11] 《中国学术界举行盛会 周恩来同志讲话》，《人民日报》1949年5月6日第2版。

12 《统一实施高等教育方针 华北高等教育委员会成立》,《人民日报》1949年6月3日,第二版。
13 《全国首次科学界会议筹委会明成立》,《人民日报》6月18日,第一版。
14 Letter Lee to Pearce, P331, Aug. 5, 1949, RAC, CMB Inc. Box 48, folder 335.
15 Letter Lee to Loucks, July 8, 1949, RAC, CMB, Inc. Box 48, folder 334.
16 孙玉珊《人民政府接管协和医学院的前前后后》,《话说老协和》。第463-4页。
17 邹德馨,1924年出生,1945—1948年肄业于北京医学院医疗系,1948年由地下党遣派到协和医学院病理科学习技术员,后担任协和医学院工会主席。
18 Letter Lee to Pearce, P331, Aug. 5, 1949, RAC, CMB Inc. Box 48, folder 335.
19 Letter Bowen to Wilson, July 1, 1949, RAC, CMB Inc. Box 47, folder 334.
20 Letter Lee to Pearce, July 8, 1949, RAC, CMB Inc. Box 47, folder 334.
21 Letter Lee to Loucks, July 8, 1949, RAC, CMB Inc. Box 48, folder 334.
22 "中国人民政治协商会议第一届全体会议代表名单",《人民日报》1949年9月22日第二版。
23 《中国人民政治协商会议第一届全体会议纪念刊》,第198-199页。
24 《协医周刊》1949年10月8日(三十八年十月八日),第16页。
25 栅《新中国诞生中的协和》,《协和周刊》第六十二卷第九期,1949年10月26日。
26 邹德馨《北平解放前后地下党组织在协和》,《话说老协和》,第458页。
27 祝海如是李宗恩的大姑姑的儿子,祝寿河是祝海如的长子。
28 邹德馨《北平解放前后地下党组织在协和》,《话说老协和》,第458页。
29 孙玉珊《人民政府接管协和医学院的前前后后》,《话说老协和》,462页。
30 《协医周刊》1949年9月21日(三十八年九月廿一日),第3页。
31 《当代北京大事记 1949-1989》,第23页。
32 《协医周刊》1949年10月19日,第1页。
33 《协医周刊》1949年10月8日(三十八年十月八日),第2页。
34 《协医周刊》1949年10月19日,第4页。
35 《协医周刊》1949年10月26日,第1页。
36 《协医周刊》1949年11月23日,第4页。
37 《协医周刊》1949年11月23日,第6-9页。
38 《协医半月刊》1950年10月5日,第5-10页,暑期工作报告。
39 《协医半月刊》1949年12月7日,第4-5页。
40 《协医半月刊》1950年1月25日,第1页。
41 《协医周刊》1949年11月16日,第2页。
42 1950年协和医学院的负责人:院长李宗恩、教务长张鋆、总务长陈剑星、护校校长聂毓禅、第一卫生事务所所长何观清、协和医院院长李克鸿。

第五章 特殊的年代与未竟的事业（1949–1962）

[43] Minutes of the PUMC Board of Trustees Executive Committee, July 20, 1950, RAC, CMB Inc. Box 154, folder 1126.

[44] Sun Pang-tsao to Pearce, Oct. 18, 1950, RAC, CMB Inc. Box 136, folder 980.

[45] Maurice Isserman, *Korean War (America at War)*.

[46] 联合国安理会第82号决议，1950年6月25日，要求朝鲜民主主义人民共和国立即停止侵略大韩民国以避免战争全面爆发。9票赞成，一票弃权。联合国安理会第83号决议，在第474次会议以7票对一票通过。

[47] 周恩来总理讲话，《为巩固和发展人民的胜利而奋斗》，1950年9月30日。

[48] https://zh.wikipedia.org/wiki/朝鲜战争

[49] Parker to Lee, Sep. 1, 1950, RAC, CMBInc. Box 48, folder 336

[50] 福美龄女士、内务长海丝典、生学主任寅威廉，William H. Adolph 回美度暑假。中华医学基金会驻协和代表娄克斯医生于1950年6月28日回美述职。

[51] Ferguson to Lee, July 18, 1950, RAC, CMB Inc. Box 57, folder 400.

[52] Loucks to Lee, Dec. 1, 1950, RAC, CMB Inc. Box 48, folder 336

[53] 《中国协和医科大学校史(1917–1987)》第45页。

[54] Sun, Pang-tsao to Pearce, Sep. 12, 1950, RAC, CMB Inc. Box 136, folder 980

[55] Sun, Pang-tsao to Pearce, Nov. 24, 1950, RAC, CMB Inc. Box 136, folder 980

[56] Sun, Pang-tsao to Pearce, Nov. 16, 1950, RAC, CMB Inc. Box 136, folder 980

[57] 《爱国主义的热潮在协和》，《人民日报》1950年12月17日，第三版。

[58] 吴光祥《中国在联合国控诉"美国侵略台湾案"始末(4)》，2010年4月21日，中国共产党新闻网

[59] 《北京协和医学院九百余师生员工签名拥护伍修权正义发言》，《人民日报》1950年12月17日，第三版

[60] 《爱国主义的热潮在协和》，《人民日报》1950年12月17日，第三版。

[61] Peking Union Medical College Celebrates 90th Anniversary, Oct. 15, 2007, Beijingreview.com.cn

[62] Cable Lee and Chen to CMB, Dec. 20, 1950, RAC, CMB Inc. Box 136, folder 980

[63] Cable Loucks to Lee, Dec. 21 & 29, 1950, RAC, CMB Inc. Box 136, folder 980

[64] Pearce to Sun, NY433, Jan. 11, 1951, RAC, CMB Inc. Box 136, folder 980

[65] 《人民日报》1950年12月30日，第一版。

[66] 《中央人民政府卫生部正式接收北京协和医学院》，《人民日报》1950年1月21日，第一版。

[67] Cable from Lee to CMB, Jan. 20, 1951, PUMC Archive.

[68] Behind the Bamboo Curtain in Peking, Excerpt from Trustees Confidential Monthly Report, March, 1953. RAC, CMB Inc. Box 3, Folder 24. $27,038,310 for building, equipment, and operation, $22,000,000 to China Medical Board for endowment.

69 John D. Rockefeller, Jr. to Ferguson, April 4, 1951, RAC, CMB Inc, Box 57, Folder 400.
70 Strengthening Medical Education in Asia, Jan. 1, 1955, RAC, CMB Inc, Box 3, Folder 24, Country receive support: Burma, Ceylon, Thailand, Vietnam, Malaya, Indonesia, Formosa, Hong Kong, Korea, Japan, the Philippines, and other Pacific Islands.
71 《中国协和医科大学校史（1917–1987）》，第 44 页。
72 《中卫接收北京协和医学院—该院师生员工千人集会欢欣庆祝》，《康健》1951 年 1 月 25 日。
73 《中国协和医科大学校史(1917–1987)》第 44 页。接收小组成员：贺诚、军委卫生部副部长傅连暲、教育部张宗麟司长、 中国医院院长张庆松、政委陈协、协和医学院李宗恩院长、协和医院李克鸿院长、工会代表邹德馨、学生代表谷木兰。
74 《中国协和医科大学校史(1917–1987)》，第 45—6 页。
75 张之强《我的一生》，张之强生平大事年表，第 344–8 页。
76 聂荣臻，中国人民解放军代总参谋长、北京市市长、革命军事委员会主任。
77 张之强《我的一生》，第 202–3 页。
78 《中国协和医科大学校史(1917–1987)》，第 46 页。
79 Hoeppli to Loucks, Oct. 3, 1952, RAC, Harold H. Loucks papers (FA050), Box 1, Correspondence, folder 10
80 《中国协和医科大学校史（1917–1987)》，第 47 页
81 协和复校第一班 22 人入学，一年级刘英汉自动退学；第一学年末赵福权退学出国；第二年两名同学成绩欠佳被淘汰；第二年第二学期钱宇年以"反革命"罪被捕。
82 朱贞英《我班同学从入学到分配的追忆》，《情系母校》，第 8 页。
83 叶群《北京协和医学院的新生》，《人民日报》1951 年 1 月 22 日，第三版。
84 《我国科学界三团体举行签名投票大会》，《人民日报》1951 年 4 月 24 日；《北京市各大学教育工作者致函美日两国大学教育工作者》，《人民日报》1951 年 6 月 12 日；《中央人民政府访问团出发赴汉口访问南方各老革命根据地人民》，《人民日报》1951 年 8 月 1 日。
85 张之强《我的一生》，第 207–8 页。
86 Report by Dr. Stephen Chang on PUMC, July, 1943, Chengdu, RAC, Office of the Messrs. RF records, series O, box 13, folder 111, page 10
87 Hoeppli to Loucks, Nov. 22, 1952, RAC, FA050, Box 1, Folder 10
88 王台《协和医学院的灰暗年代(1952–1976)》，第 51–52 页。
89 周恩来《目前的形势和我们的任务》，1951 年 8 月 22 日，《周恩来年谱》(上卷)，第 175 页。
90 马大成《马寅初对建国初期高校知识分子思想改造的理解与把握》，《浙江工商大学学报》第 2 期，总第 113 期，2012 年 3 月。

第五章 特殊的年代与未竟的事业（1949-1962）

---

[91] 朱地《对建国初期知识分子思想改造学习运动的历史考察》，《中共党史研究》1998 年第 5 期。
[92] 《北京天津两市高等学校教师开展学习运动改造思想》，《人民日报》1951 年 10 月 23 日，第一版。
[93] 周恩来《关于知识分子的改造问题》，在京津高等学校教师学习会上的讲话，1951 年 9 月 29 日。
[94] 《人民日报》1952 年 1 月 9 日第三版。
[95] 《当代北京大事记 (1949-1989)》。
[96] 《中共中央关于在高等学校中批判资产阶级思想和清理"中层"的指示》，1952 年 5 月 2 日。
[97] 上文中指出"让百分之六十到七十多教师，是要经过适当批评以后再行过关；百分之十三左右多教师，是要经过反复的批评检查以后始予过关；只有百分之二是不能过关，需要作适当处理。这样的比例大体上是合适的。"
[98] 张之强《我的一生》，第 207-8 页。
[99] 《协医周刊 返校节特刊》，1949 年 10 月 8 日，第 1—4 页。
[100] 王台 《协和医学院的灰暗年代(1952-1976)》，第 57-58 页。
[101] 1933 年 7 月北京平均零售物价：猪肉 0.2 银元／斤；面 0.05 银元/斤；房屋月租 1.26 银元／一间，资料来源：北平生活费指数月报，民国二十二年七月，第五卷第七号，RAC, China Medical Board, Inc. (FA065), Box 118, Folder 853
[102] 祝寿嵩《和张大中同志通信谈协和思想改造运动》，《燕大校友通讯》2008 年 9 月，第 53 期第 31 页 O.S.S. 定义 ①Office of Strategic Services; ②Overseas Service
[103] 祝寿嵩《历史回顾，无限遗憾 — 对李宗恩院长对批判是不公正的》，与作者通信，2010 年 8 月 25 日。
[104] News Items from Red China, Nov. 18, 1952, by Red Cross Society of China, Taiwan.
[105] 王台 《协和医学院的灰暗年代(1952-1976)》，第 65-67 页。
[106] Hoeppli to Pearce, Oct. 26, 1952, RAC, FA050 Series 1, Box 1, Folder 10.
[107] Interview of Professor R. J. C. Hoeppli by Dr. Harold H. Loucks, Jan. 28, 1953, RAC, CMB Inc., RG1, Series 100, Box 3, Folder 27.
[108] Hoeppli to Loucks, Dec. 10, 1952, RAC, (FA050) Series 1, Box 1, Folder 10.
[109] 在思想改造期间，几位协和教师离开了协和，如生理系助教林丛敏赴美进修，后在礼来公司工作。
[110] Sheila Miyoshi Jager, in *Brothers at War*, pp242-257.
[111] 《愤怒抗议美军散布细菌的罪行 —北京细菌专家和医药卫生科学工作者集会》，《人民日报》1952 年 2 月 23 日，第三版。
[112] 《我保卫和平反美侵略委员会决议组织调查团前往东北和朝鲜调查美帝国主义细菌战罪行》，《人民日报》1952 年 3 月 13 日，第一版。

[113] 《美帝国主义细菌战罪行调查团关于美帝国主义在朝鲜散布细菌罪行调查团报告书》,《康健》1952年5月8日,第一、五版。
[114] Hoeppli to Loucks, Jan. 11, 1953, RAC, (FA050) Series 1, Box 1, Folder 10.
[115] Hoeppli to Lao Ku, Jan. 8, 1953, RAC, (FA050) Series 1, Box 1, Folder 10.
[116] Kathryn Weathersby, Deceiving the Deceivers: Moscow, Beijing, Pyongyang, and the Allegations of Bacteriological Weapons Use in Korea. In New Evidence on the Korean War. Published on Cold War International History Project Bulletin 11.
[117] 吴之理《周恩来为何不让再批美军细菌战:志司承认做了手脚》,《炎黄春秋》2013年,第11期。
[118] 张之强《我的一生》,第211页。
[119] 《中国协和医科大学校史(1917-1987)》,第47-48页。
[120] 《中国协和医科大学校史(1917-1987)》,第49-50页。
[121] 《中国协和医科大学校史(1917-1987)》,第47-48页。
[122] 《中国协和医科大学校史(1917-1987)》,第48-49页。
[123] Hoeppli to Loucks, Jan. 17, 1953, RAC (FA050) Series 1, Box 1, Folder 10.
[124] 张之强《我的一生》,212页。
[125] 《林巧稚传记》;《张孝骞》;《邓家栋画传》。
[126] Hoeppli to Loucks, Jan. 17, 1953, RAC, (FA050) Series 1, Box 1, Folder 10.
[127] 小慰乐《纪念父亲赵绵教授——从美归国64年》,《华夏文摘》,2015年9月22日。
[128] 张之强《我的一生》,第213-4页。
[129] 《林巧稚传记》。
[130] 张之强《我的一生》,第214页。
[131] 《林巧稚传记》。
[132] 《中国协和医科大学校史(1917-1987)》,第52页。
[133] 《中华人民共和国国务院命令》,《人民日报》1955年6月4日,第一版。
[134] "国立中央研究院组织法及筹备经过"刘桂云、孙承蕊编选,国家图书馆藏国立中央研究院史料从编(第一册)。北京:国家图书馆出版社,2008:43
[135] 国立中央研究院公告(中华民国三十六年十一月十五日),中央研究院院士候选人名单及选举票,南京:中国第二档案馆,全宗号393,案卷号1620。
[136] 中央研究院院士选举候选人名单及选举票。南京:中国第二历史档案馆,全宗号393,案卷号1620。
[137] 与会院士共48位,普选票数超过半数者当选。胡适得46票,竺可桢得42票,秉志得41票,名列前三。李宗恩名列第四。
[138] 《学部委员人选参考资料》中科院有关对学部委员工作的意见及学部委员名单、专长简历和对名单的意见。北京:中国科学院档案,1955-2-36。
[139] 《国立中央研究院首次评议会第一次报告》,刘桂云、孙承蕊选编,国家图

第五章 特殊的年代与未竟的事业（1949-1962）

书馆藏国立中央研究院史料丛编(第七册)北京：国家图书馆出版社，2008:120。
[140] 第八次处务会议纪要，中科院学术秘书处一九五四年处务会议纪要、工作计划(一至二十九次)。北京：中国科学院档案，1954-2-22。
[141]《全国首次科学界会议筹委会明成立》，《人民日报》1949年6月18日，第一版。
[142]《全国自然科学工作者代表大会筹委会闭幕》，《人民日报》，1949年7月19日，第一版。
[143] 宋振能《中国科学院建立专门委员制度的回顾》，《中国科学院院史拾零》第3页。
[144]《竺可桢全集》第11卷，第557-558页。
[145] 宋振能《中国科学院建立专门委员制度的回顾》，《中国科学院院史拾零》第4页。
[146] 郭金海《院士制度在中国的创立与重建》，第302-303页
[147]《竺可桢全集》等12卷，第3页，1950年1月1日。
[148]《竺可桢全集》第12卷，第46页，1950年3月7日。
[149]《首届全国高等教育会议闭幕》，《人民日报》1950年6月14日，第一版。
[150] 王扬宗《落聘学部委员的原中研院院士》，《中国科学报》2015年6月16日，第6版。
[151]《政协全国委员会常委会举行会议 通过组织民主人士和工商业者进行学习的决定》，《人民日报》，1956年3月28日。
[152]《人民日报》社论，1956年5月4日，第一版。
[153]《科学规划委员会委员名单》，《人民日报》1957年6月13日，第一版。
[154] 李宗恩1998年记述。
[155]《有计划有组织地向科学进军 —李宗恩谈医学界向科学进军中的几个问题》，《人民日报》1957年3月23日，第14版。
[156]《李宗恩委员的发言》，《人民日报》1954年12月25日，第二版。
[157] 李宗恩记述，1998，美国。
[158]《中国共产党中央委员会关于整风运动的指示》，1957年4月27日。共产党新闻网。
[159] 三和：和平共处，和平竞赛，和平过渡。
[160] 云南省档案馆，7-1-804，第1-4页。
[161]《内部参考》1956年9月24日，第621-622页。
[162] 国家农业委员会办公室编《农业集体化重要文件汇编(1949-1957)》。
[163]《内部参考》1956年9月24日，第615-616页；10月26日，第1258页；10月31日，第1547-1549页；11月15日，第367-368页；12月17日，342-343页。

164 《内部参考》1956 年 10 月 30 日,第 1328-1331 页;12 月 26 日,561-564 页。
165 《非党院长有职无权 — 王世贵等在农工民主党北京市委座谈会上谈党群关系》,《健康报》1957 年,5 月 17 日。
166 王台《协和医学院的灰暗年代(1952~1976)》,78 页。
167 《协和医学院教授们积极帮助整风》,《健康报》,1957 年 5 月。
168 括弧中的内容为后来反右运动中的罪状。
169 尹戌《协和岁月》,《华夏快递》2011 年 11 月 11 日。
170 王台《协和医学院的灰暗年代(1952~1976)》,第 77 页。
171 李苏,作者采访,2013 年 11 月,北京。
172 张之强《我的一生》,第 216-9 页。
173 李志绥《第二篇 一九五七年 — 一九六五年》22 页,《毛泽东私人医生回忆录》。
174 王台《协和医学院的灰暗年代(1952~1976)》,第 84-6 页。
175 尹戌《协和岁月》,《华夏快递》2011 年 11 月 11 日。
176 全如瑊,协和医学院 57 届学生,作者 2017 年 9 月 29 日录音采访。
177 张之强《我的一生》,第 213-4 页。
178 《美帝国主义的奴才、李宗恩的帮凶李克鸿气焰嚣张反动透顶》,《健康报》1957 年 8 月 23 日,第一版。
179 王台《协和医学院的灰暗年代(1952~1976)》,第 82-3 页。
180 张之强《我的一生》,第 217 页。
181 李志绥《第二篇 一九五七年 — 一九六五年》22,《毛泽东私人医生回忆录》。
182 小慰乐《纪念父亲赵绵教授——从美归国 64 年》,《华夏文摘》,2015 年 9 月 22 日。
183 1957 年 7 月 25 日《人民日报》第三版。
184 李宗恩《我的检讨》,《健康报》1957 年 8 月 13 日,第三版。
185 《中国协和医学院教职员工继续追问右派分子李宗恩》,《健康报》1957 年 8 月 9 日,第一版。
186 《李寿复撕下父亲的画皮 李宗恩反党言行进一步败露 协和教师们开始全面批判右派谬论》,《健康报》1957 年 9 月 10 日,第一版。
187 李宗蘪 1998 年记述。
188 李寿复,1925 年—1988 年,流行病学家,去世前任北京防疫站站长。
189 《李宗恩与章伯钧狼狈为奸 篡夺医药界领导权的阴谋大暴露》,《健康报》1957 年 7 月 26 日,第一版;《协和教授员工深入开展反右派斗争 绝不容许右派分子李宗恩蒙混过关》,《健康报》1957 年 7 月 30 日,第一版;《中国协和医学院教职员工继续追问右派分子李宗恩》,《健康报》1957 年 8 月 9 日,第一版。

第五章 特殊的年代与未竟的事业（1949–1962）

[190] 《两个月的说理斗争 十几次大小辩论会 协和医学院专家教授驳倒李宗恩》，《人民日报》1957年10月6日。
[191] 《中国协和医学院大论战 彻底驳倒右派分子李宗恩》，《健康报》1957年9月24日，第一版。
[192] 徐运北《深入地开展医药卫生界的反右派斗争——9月21日在中国医学科学院批判右派分子李宗恩大会上的发言》，《健康报》1957年9月24日。
[193] 李志绥《第二篇 一九五七年——一九六五年》22，《毛泽东私人医生回忆录》。
[194] 《毕业致辞》，1940年2月7日，贵州档案馆，卷号542。
[195] 《国庆日讲演》，1938年10月10日，贵州档案馆，卷号534。
[196] 《当代北京大事记，1949–1989》，第118页。
[197] 根据中共十一届三中全会后复查统计，全国共划分右派分子552,877人。复查核实改正错划右派533,222人，占总人数97%。
[198] 《中央转发"对一部分右派分子处理的初步意见"的通知》1958年1月31日；中发[58]66号。
[199] 李宗恩日记，1958年2月7日。
[200] 李宗恩日记，1958年2月1日至2月24日，《一个正在消亡的文化》Studies in a Dying Culture, by Caudwell, 李宗恩日记1958, 年2月21日&23日。
[201] 李宗恩日记，1958年2月18日。
[202] 《促进科学研究工作大跃进 科学规划委员会举行会议安排今年度计划》，1958年3月6日《人民日报》第7版。8个右派分子：曾绍伦、钱伟长、钱瑞生、陈达、费孝通、李宗恩、袁翰青、周X明。
[203] 李宗恩日记，1958年3月21日。
[204] 李宗恩日记，1958年2月26日。
[205] 李宗恩日记，1958年3月19–20日。
[206] 李宗恩日记，1958年3月27日。
[207] 李宗恩日记，1958年4月21–23日。
[208] 李宗恩日记，1958年7月16–17日。
[209] 张作干《李宗恩要'三权'的实质是要协和倒退》，《健康报》，1957年8月6日，第三版。
[210] 李宗恩日记，1958年6月19，20日。
[211] 《和李宗恩反党反社会主义言行斗争到底》，《健康报》，1957年8月13日第三版。
[212] 李宗恩日记，1958年7月7，7月10日。
[213] 李宗恩日记，1958年4月28日。
[214] 李宗恩日记，1958年3月23日。
[215] 李宗恩日记，1958年4月19–21日。
[216] 李宗恩日记，1958年5月28日。

[217] 李宗恩日记,1958年2月15日180/110;3月24低压110,开始服用利血平;4月1日190/96;5月26日,高血压门诊,利血平每日一粒0.25;6月30日,服一片利血平;7月28日,高血压门诊,血压仍高;7月4日,根据黄宛教授建议利血平开始每日两片。
[218] 李宗恩日记,1958年8月2日。
[219] 李宗恩日记,1958年8月5日至9月13日。
[220] 李宗恩日记,1958年8月17日。
[221] 李宗恩日记,1958年8月30日。
[222] 李宗恩日记,1958年9月5,7,9日。
[223] 后更名为李维华。
[224] 李苏,作者采访,2013年9月10日,北京。
[225] 欧阳宗仁在协和完成住院医训练之后,在儿科任主治医生。因协和取消儿科,她就和周华康医生一起到儿科研究所工作。
[226] 李宗恩日记,1958年9月5日。
[227] 李宗恩日记,1958年8月25日。
[228] 李宗恩日记,1958年8月11日。
[229] 程应镠,历史学家,上海师范学院第一任历史系主任。
[230] 李宗恩日记,1958年9月14日。
[231] 李宗恩日记,1958年9月15日。
[232] 周克敏采访,昆明,2013年6月。
[233] 李宗恩日记,1958年9月27日。
[234] 匡铣采访,昆明,2013年6月。
[235] 周克敏,1982-1986年任昆明医学院院长。
[236] 周克敏采访,昆明,2012年9月17日。
[237] 李宗恩日记,1958年10月4日。
[238] 李宗恩日记,1958年10月10-17日。
[239] Pearce to Greene, March 2, 1923. RAC. CMB Inc., Box 89, Folder 635.
[240] Letter Robert K.S. Lin to Dr. J. Heng Liu, July 13, 1935, PUMC Archive.
[241] 《请校内外各科专家讲医学文化史课》,《院刊》第11期,1939年6月15日。
[242] 李宗恩日记,1959年1月28日至3月26日(共48天);1959年9月24日至10月7日,10月18日参加秋收,11月27日集中学习,1960年1月7日交总结(共42天)。
[243] 李宗恩日记,1959年10月18日。
[244] 李宗恩日记,1960年4月26日。
[245] 李宗恩日记,1961年5月8日,农工党汇报草稿。
[246] 李宗恩日记,1962年2月28日,农工党汇报草稿。
[247] 《人民日报》1959年9月18日.

第五章 特殊的年代与未竟的事业（1949–1962）

[248] 李宗恩日记，1961年11月15日写到"11月15日七位同学摘去帽子"。
[249] CU是李宗恩的英文签名，日记中的草稿中略去了。
[250] 《为什么要提倡健全生活》，《国立贵阳医学院院刊》第12期，1939年7月1日，附录二。
[251] 《中国协和医科大学校史(1917–1987)》，第57页。
[252] 张孝骞《医学教育中要解决的几个问题》，《健康报》1957年5月14日。
[253] 李志绥《毛泽东私人医生回忆录》。
[254] 张之强《我的一生》，第224–6页。
[255] 《中国协和医科大学校史(1917–1987)》第57页。
[256] 同上，第67页。
[257] 同上，第87页。
[258] 卫生部(79)工党字第42号。

附录一 李宗恩编年

附录一 李宗恩编年

1894.9.26	生于江苏常州青果巷
1896	随父母迁居山东文登、宁海、利津、历城、泰安(现青州)。1902年，入父亲办的新式小学并同时上私塾
1908—1910	震旦大学(Arora Universit)预科学习法语
1911	赴英国留学
1912—1915	格拉斯哥大学预科
1915—1920	格拉斯哥大学医学院(University of Glasgow)获内科和外科医学学士学位, M.B., Ch.B
1920	伦敦热带病学院(London School of Hygiene and Tropical Medicine, University of London)，蠕虫学助理研究员
1921	英国皇家西印度丝虫病考察团 Member of the Royal British Filariasis Commission the West Indies
1922	格拉斯哥西城医院(Western Infirmary, Glasgow)住院医师
1923	启程回国，同年中秋与何晋女士于天津成婚
1923—1926	北平协和医学院内科助教 Assistant in Medicine, Peiping Union Medical College
1926—1931	北平协和医学院讲师 Associate in Medicine, Peiping Union Medical College
1931—1935	北平协和医学院付教授 Assistant Professor of Medicine, Peiping Union Medical College
1935—1937	北平协和医学院襄教授 Associate Professor in Medicine, Peiping Union Medical College
1934	卫生部黑热病委员会委员

1937	武昌医学院筹建委员会主席
1937 — 1947.5	国立贵阳医学院院长兼热带病教授
1947.6 — 1958.9	北京协和医学院院长
1958.10 — 1962	昆明医学院
1962.3	病逝于昆明

附录二 回忆李宗恩

1、回忆李宗恩

◎李宗瀛

大哥李宗恩去世 25 年了。对他的思念，渐渐淡化，却难以磨灭。

作为中国热带病学研究的创始人，他对热带病学的研究，随着芦沟桥事变而结束。他在北起河北南苑，南至江苏清江浦设立的血吸虫病及其他多发性热带病的病情观察站，都毁于炮火，积累了多年的数据也随之散失。医学科学不断前进，他早期的科研成果就象登山石级最低处的那一磴，在整整半个世纪中，被后来者的脚步磨去，是很自然的事；而他对于医学教育的设想与实践，也在 1957 年以后被迫结束。同辈大都凋零，学生辈尚健在者亦屈指可数，在我写这篇回忆的时候，我们最小的妹妹都已七十岁了。古人说："七十而传"，年逾古稀的我，却非常想写写我的大哥，写他一生中的几个大波折，写他在决定性时刻作出的令人深思的选择。

李宗恩生于 1894 年的中秋节，正值甲午战争爆发。西太后为了庆祝自己的六十寿辰，特开甲午恩科，我们的父亲就在这一科中进士，入翰林，所以祖父就给刚出生的长房长孙起名"宗恩"。父亲和他的几个兄弟在当时都受到维新派的影响。父亲在山东作知县时，就办了当地的第一所新式小学，并带头把自己的儿子宗恩送入新学校。当然，宗恩回家还是要读"旧书"的。据说父亲自己在家还念英文、学数学呢！随着父亲的调任，宗恩也多次转学，后来，他被送进洋学堂——上海震旦学校——开始学习法文。

七叔(李毅士，早期的油画家)官费留英，省吃俭用，攒了一笔钱，写信给家里说只要略贴一点，就可以再送一人去英国读书。那时，宗恩的母亲才去世，宗恩虚岁 18。家里决定送他去英国。只读过一点法文对英文一窍不通的他，就剪了辫子，踏上洋船，去了异国他乡。那是 1911 年夏。

回国已经是 1923 年，辛亥革命后建立的多灾多难的中华民国业已 12 岁了。这期间，增加了好几个家族成员。宗恩出国后一年多，父亲才"续弦"同我的母亲结婚。我的母亲和她的四个孩子都只见过这位"大少爷"的照片。照片上的宗恩刚从格拉斯哥医学院毕业，穿着古怪的宽袖黑袍，戴一顶前面垂着缨络的方帽子，人很瘦，已开始谢顶。我和宗津感兴趣的是他那副夹在鼻梁上的眼镜。去车站接大哥的时候，我们只是端详那副眼镜，它没有脚，没有框，两片镜片果然是靠夹子夹在鼻梁上的。他的口音很古怪，家里人都不懂，后来才知道在英国和他用中文交谈的人，都是些重庆籍的留学生。六叔把贺知章的诗改了几个字来调侃大哥："十八离家三十回，乡音已改顶毛摧，儿童相见不相识，笑问洋人何处来？"八岁的我和七岁的弟弟宗津马上记住了六叔的调侃，我们当然不会知道这个在异国生活了 13 个年头的人正在想些什么……

后来大哥告诉我，他刚去英国的时候很不习惯，想家，语言不通，曾经多次写信要求回家，父亲很严格，一定要他学有所成才能回国。辛亥革命爆发，他迫切想知道国内的情况，就带着字典去图书馆找报纸看，好不容易才找到几条有关中国革命的消息，却语焉不详。乡思苦人，但他还是遵从父亲的叮嘱，安下心来读书了。

读完预备学校，他就进了格拉斯哥医学院。中国士人有"不为良相，则为良医"的传统，而大哥当时选择这个学校，多半是因为七叔在格拉斯哥。1920年大哥从格拉斯哥医学院毕业后，就去伦敦大学卫生与热带病学院担任蠕虫病助理研究员，22年1月，获得伦敦热带病学院卫生及热带病学文凭。对英国的医学生来说，考一个热带病学的文凭是为了多一条出路，因为英国在热带和亚热带有着大片的殖民地，而宗恩的目的却是回国后参加防治和消灭华南的热带病。他埋首医学研究，却从来不是一个不关心祖国命运和生民疾苦的人。从那时起，一直到抗日战争开始，他把主要精力都投入了热带病学的研究。

我们从小就听说宗恩参加过英国皇家医学会，去西印度作过热带病的调查研究。为写这篇回忆，我找过一位英国医生，请他帮着了解一下事情的经过。他说他对此表示怀疑，因为在英国的中国留学生，很少可能获得这类机会。后来，我们搜集到的资料却证明，在1921年的4月至9月，宗恩确实参加了英国皇家丝虫病委员会赴西印度的热带病考察。(注：1921年7月8日，李宗恩曾代表伦敦热带学院丝虫委员会在西印度医学会上宣读《血吸虫病在新世界》一文。见协和医学院保存的档案"著作编年部分"。) 他之所以能获得这个机会是因为在第一次世界大战以后，英国缺少青年医生。尽管如此，他的"幸运"显然还是个例外。

在英国的最后几年，父子在回不回国的问题上，态度调了个个儿。父亲一封封家书催宗恩归国完婚(他出国时已经同表妹何晋订婚)；宗恩却一再推托，在生活了十三年的异国，他已经有了难以割舍的东西：一是对于热带病学的兴趣，他想利用英国的条件多学一点，但这也正是他后来决定回国的主要原因；另一个原因是感情上的。表妹何晋比他小一岁，漂亮并进过洋学堂。宗恩出国前求祖母为他定下了与何晋的婚约。13年在异国，从青年进入中年，当初那种孩子气的朦胧的爱，自然会被现实淡化。他曾写信给家里要求解除婚约，艺术家气质的祖父把信随手塞进抽屉，仿佛他不承认，事情就不会发生一样。宗恩当时爱上了一位英国女同学，他很矛盾，自觉对于一直在等待他的未婚妻负有责任；同时，也考虑到自己这个封建大家庭的长子若娶回一位外国女子，就很难承担起于这个家庭的义务。而他所爱的异国女子在中国的大家庭里，必定会为寂寞所苦。考虑再三，他向这位女友坦诚地表白了自己的处境，取得了她的谅解。他们的友谊一直没有中断。40年代初，我从西南联大毕业，回到贵阳为贵阳医学院工作两年(这是我对大哥的承诺)，担任大哥的行政管理方面的助手。有一次大哥去重庆开会，怕路上不安全，就将一包私人文件交给我保管，其中除了人寿保险单什么的，还有这位异国女友的旧信以及当时写给大哥的信。

　　大哥回国了。把学到的东西用于扑灭中国南方热带病的蔓延，是他不移的意愿。他抛下在格拉斯哥西部医院中的一个不错的位置，回到了自己的祖国。在协和医学院的实验室和课堂上兢兢业业地工作到日军入侵北平。他从不考虑私人开业，却不畏酷暑和艰难，在燠热、潮湿的南方疫区，度过了一个又一个暑假，建立了一个又一个疫病观察站。

　　等待了他多年、对他的韵事早已有所风闻的未婚妻何晋，一听说他回来就赌气去了天津。大哥决定北上，父亲同意他的抉择。在取得何晋的谅解后，他们在这一年的中秋节结婚了。大嫂愉快、乐观的性格，丰富了大哥的生活，虽然在事业上，她不可能成为他的伙伴，但对大哥的研究工作，她从来都只有支持，没有干扰。

大哥携归的书籍中，除了医、理方面的典籍、文献外，还有很多肖伯纳高尔斯华绥等英国作家的作品，还有一些探讨社会问题的人文著作。在英国，他这位医学生还受到了当时英国知识分子中的社会主义学派——费边社——的影响，和一些中国留学生一起创建了留英同学会，结识了后来香港著名的特许会计师陈乙明和眼科专家黄雯。他们都有强烈的民族自尊。黄雯在当时已被视为左翼人士。回国以后，大哥经常流览刚刚兴起的新文艺理论及其创作，对鲁迅的杂文小说最感兴趣，高度评价鲁迅反封建的彻底性。他的兴趣广泛，在他从事医学教育后，在课程设置上，在对人对事的评论中，早年所受的西方教育的影响是显而易见的。

我们的父亲在大哥回国时，已经退隐了，但还不得不负担着一个大家庭的大部分开支，他却从未要求过长子分担自己肩上的重负。不久，大家庭解体，我们从苏州迁到上海，赁屋居住，父亲还常常凭借着翰林的头衔卖字收"笔润"，以补贴家用。父亲60寿辰，大哥因学校有课不能回来，汇了60大洋为父亲做寿。父亲第一次用儿子的钱请客，非常高兴。父亲和大哥这样的父子关系，在那个时代是相当"洋派"的了。

1927年初夏，父亲突然去世了。没有来得及对妻子及三个幼小的儿女说一句话。大哥从北方赶回来办丧事：成箱成箱的书籍和手稿存进了当时的东方图书馆，后来都毁于日军的轰炸。大哥将苏州的老宅变卖后，给了二哥一份，剩下的全都归在我母亲和我们三个弟妹名下。征得我母亲的同意之后，他把这笔钱分别存进四家他认为可靠的银行，每月可得利息60元，用来支付生活所需。

我母亲只比大哥大十岁。大哥曾经对小妹宗蕖说："你母亲是个了不起的女人，你能象她一半就很好了。"办完父亲的丧事之后，他建议母亲带着我们三个小孩去北京与他同住，因为他觉得这个大家族中的种种人际关系与瓜葛都不利于小弟妹们的成长。我母亲毅然决定带着我们随大哥北行。母亲的生日是阴历八月初八，和大哥的生日相距一周，大哥就建议取其中，在阴历十二，母子同过生日。大哥对继母和我们，真正承担了父亲的长子的责任，这给予我们新寡的母亲很大的安慰。

从1923年归国到1937年芦沟桥事变，大哥在协和工作了14年。当时协和有一个制度，每隔四年，教师和学生可以出国一年，进修或是从事科研，多数是去美国。1929年大哥轮休去欧洲，次年回国就搬家，记得新居是在西库司胡同的一座旧王府，那是一座破败的大宅院，有两个完全荒芜了的园子。地段特别荒凉。围墙外面有一个在孩子们眼中像是座山的大土堆，那是早年烧毁了的铸造局。大哥带着全家人修理这个园子，栽花，植树，建微型的高尔夫球场，把个荒废的园子收拾得象模象样。我珍视那几年在大哥家所受到的教育，彼此尊重，平等待人，注重动手能力的培养，这在我们以后的生活中成为做人的准则。

在协和，大哥有一个很大的实验室，饲养着各类蚊子的玻璃器皿，各种供实验用的小老鼠、显微镜……，在我们眼里，那是个神奇的地方，大哥穿着白大褂，很象是个将军。在最初的十年里，大哥每年暑假几乎都要去江南考察热带病疫情，进行防治和研究。水乡痢疾、丝虫病、黑热病猖獗，大哥整天都在这些又湿又热的地方钻芦苇塘。白天穿着厚帆布的衬衣和马裤，带着有纱罩的铜盆帽，在密不透风的苇丛中采集蚊子标本；晚上，不浸在澡盆里，根本难以入睡。路过我们在苏州的外婆家稍事休息的一天半宿，他也不忘采集标本，外婆家的园子和暗巷、几十只接"天落水"的大缸，都成了他捉蚊虫的地方。难得在家的假期，他就教我们识别疟蚊和非疟蚊。有时候他还责备自己"离乡土太远了，吃不了苦，影响了研究工作的深入。"

曾在他指导下进行热带病研究，后来成绩斐然的钟惠澜博士在他的近作《李宗恩传》中写道："李宗恩在20年代、30年代所进行的科研工作，主要是研究寄生虫病，尤其是丝虫病、血吸虫病、疟疾和黑热病。先后在国内外医学杂志上发表论文18篇。当时李宗恩和梅勒尼(H E Meleney)所领导的热带病研究所发表的有关疟疾、丝虫病和其他流行病的论文，科学性强，都有新的观察，在国内外颇有影响。"(注：李宗恩和他的学生们共发表文章29篇，还有一篇因抗日战争未能发表)钟惠澜还特别提到在北京发现的第一例犬黑热病是宗恩带着他去经利彬先生家一起诊断的。年事较轻的王季午教授(战后任浙江医科大学校长，已退休)说："李宗恩在热带病学方面做出了成绩，特别是在中国发现犬利什曼原虫病是人类黑热病的贮存宿主。"

宗恩的工作并不局限于热带病的科研。由于他对内科病有广泛深入的知识，这14年中，他的教学和临床工作，亦为同辈和学生称道。中国协和医科大学的邓家栋教授说他"对内科的知识面广，固不限于热带病学，……在那个时期，他在学校中是一位很有威信的中国教师。"这14年中，宗恩从助教、讲师、副教授擢升至襄教授。他以他深广的内科学识、丰富的临床经验和诲人不倦的教师的责任感，赢得了学生们的敬佩。

他的英文说得很流利。著名胸科及泌尿科专家、毕业于协和的卢观全先生和我谈起作学生时大哥留给他的印象，他说很多同学听宗恩上课时说一口流利的英语，都以为他是自小生活在英国的归国华侨。30年代,国内一些知名大学,对科学方面的课程,无不以英语授课。协和的教师大部分是外国人,连课后也都说英文。宗恩留英13载,新知识都是以英文为媒介学得的。用英语来表达当时尚未适当翻译的科学与人文的新术语、新概念、新名词,对他来说,当然是驾轻就熟。但他却很早就向学生提出,在学好英文的同时必须学好中文。1936年前后,他曾和几位同事在协和小礼堂数次座谈,提倡用中文教学,受到师生的欢迎。宗恩认为,在中国办医学教育,如果忽视熟练地掌握祖国语言,就无法完成普及的任务。由此可见他对祖国医学教育与实践的重视。

重视社会实践的医学教育思想也体现在1931年的长江救灾工作中。那一年大水,针对灾后必然出现疫病传播的问题,协和派出了由师生组成的两批医疗队,宗恩是第二批的带队人,也是整个工作的组织者。当时是协和住院实习医生的严镜清教授回忆说:"李处事不苟,坚持高质量、高标准,深得在他手下工作的青年医师和学生的钦佩、赞扬。……在他的领导下,这个临时医院建立了正规制度,有住院医师,主任医师,层层负责。"上海医科大学的范日新教授回忆说:"宗恩出色的组织工作在防治疫病中起了很大的作用。宗恩的组织能力,在战争期间贵医的创建中,再一次充分展示。"

"九一八"事变后,北平的学生救亡运动一浪高似一浪。只有协和学生还保持着平静。大多数教师关心时局,同情学生,但自觉无能为力,就选择了尽责任、教好书的态度。宗恩也是这样。不同的是他已意识到国内出现了新的形势,常常向我问起新崛起的政治力量的种种。1935年冬爆发的"一二九"运动,口号虽然仍是反对"冀察政务委员",实际上却是响应中共的"团结一切爱国力量共同抗日"的号召,欢迎中共北上抗日的宣言。我当时在燕大医预读书,参加了这次救亡运动。医预的功课繁重，在哀鸿遍野的战乱中的祖国，我觉得，医学不能救国，就决定转读历史系，修欧洲现代史。医预当时有七个学生要求转系，我是其中之一。大哥正在美国考察，我也不可能征得他的同意。36年上半年他回到北平，为此大为遗憾，因为在他看来，医学是至高的。这一天他一见到我，就用英语问我："你现在高兴吗？"我的回答是肯定的，大哥也就一点没流露出他的失望。尊重个人自由选择，在大哥看来比医学更重要。我们很小的时候，大哥就为我们的今后作了规划，宗津喜欢绘画，应该去学建筑。宗蕖最好学护理。我应该成为他的同行。结果宗津成了相当有名的油画家，宗蕖学了心理学，当了教师，我改学历史，后来又当了记者。虽然都算"有用之人"，但都使大哥失望了。

宗恩坚信医学应该以造福人群为宗旨。北方时局不稳的时候，不少亲朋劝宗恩去上海开业，他常常用一个笑话把话题岔开。他说："来了个伤风的病人，我会告诉他，如果我开药给你，你按方服用两个星期，一定会好；如果我不开药方，要你多喝白开水，半个月也会好。这样，找我的病人大概不会多的。"在开业的厚利和协和为他提供的研究条件这二者中，他选择的是后者。他说："只有在协和挂上日本旗的时候，我才会离开协和，离开我的实验室。"

战争爆发的时候，宗恩正在南方。"八一三"前后，他到了上海，被迫留在了上海。他没有把时间白白消耗在等待之中。应中华医学会之邀，他在上海筹办了一个临时的难民医院。院址设在中西女中（现在的第三女中）内。这是一所战火西移之前不可能开学的教会学校，日本军方对这类学校毕竟还是有所顾忌的，不至于大肆骚扰。选择了合适的地点之后，宗恩很快就在当时在上海的同辈和学生之间，搭起了一个医疗班子。非专业的人手更是召之即来：弟弟、堂弟参加了膳食与器材、敷料的供应和消毒工作；宗蘷那样未受专门护理训练的女孩子，就进入病房，为伤病的难民擦洗、铺床、喂水喂饭、代写家信。对所有专业或非专业的义务人员，宗恩的要求同样严格，一切医疗、护理工作都必须按正规医院的秩序进行。大场撤退以后，办了三个月的这所难民医院停办了。

宗恩在医院初具规模时回北平去了。他面对着一个重要的选择。协和在 1937 年上半年开始它的"本地化"方案。成立了一个计划委员会。芦沟桥事变以后，宗恩升为襄教授并成为这个计划委员会的委员之一。院方的意思是要他留在北平，象燕京大学那样，在美国国旗的荫庇之下，继续把协和办下去。尽管那里有着宗恩视为生命的实验室，有着他尚未完成的课题研究，有着他胜任的职务与熟悉的环境，但他说过他决不能在日军的铁蹄下工作。他把妻子和三个孩子托给朋友，只身南下，在深秋季节到达武汉，准备筹办武汉医学院。南京政府的教育部长王世杰是宗恩留英时的同学。战前，王曾提出要宗恩去武汉办医学院，宗恩未答应。而等他到武汉时，南京早已沦陷，武汉也岌岌可危。教育部又紧急决定让宗恩去贵阳筹备创建贵阳医学院，原来给武医的拨款，转给贵医筹委会。宗恩毫不踌躇地接受了这一千头万绪正无从着手的任务。

我也在那时到达了武汉。假期开始我就住在大哥家，把大嫂和孩子们护送至天津安顿好，我就决定南下，经青岛、济南到南京，找了一份战时的工作，随工作组辗转到了武汉。一天，大哥出现在我面前，说是急需我这个帮手，助他应急应变。教育部筹办贵医，为的是接受从战区来的医学生，使他们不至辍学。五个年级，九个班级，课程照旧，要同时开课，按时毕业。从作出决定之日到招收新生，筹建时间只有五个月，其艰巨与困难可以想见。宗恩接受了这一挑战。

搭一个教学班子，对在协和任教 14 年，桃李满门的大哥来说，相对容易。医科、药科以及某些前期或后期临床的课程，都聘请 1926—1934 年间各级毕业生担任。他还请到了自北方南撤的几位名教授担任前期的基础课。宗恩的一个好办法就是放权，聘请了各科系的主任后，就由他们自己去物色适当的人选。很快基本就绪。

物色行政人员，遇到的困难就多了。从卫生部调来一些人，数量不足，搭配不齐全。大哥要我当他的"突击队"，哪里有事就上哪里，哪里缺人就去哪里。他还坦率地告诉我，因为是他的弟弟，所以在创业中，要做得多拿得少。我同意了，他就把我从原单位调出，并立即为我配备了一名下手，派我去押运第一批物资。这批物资走水路由汉口到重庆，再由公路运抵贵阳。

年初，在汉口成立筹委会之后，3 月 1 日，各科系、各部门的教职工就大致到齐了。其中更有不少心急如火，早早赶到贵阳的。阳明路上的一处会馆和一座名为"三圣宫"的破庙，成了贵医的教学基地：所有教学设备，包括课桌椅，因陋就简的实验仪器、图书等等都要定制、调拨和采购。学生则要去武汉、重庆、西安、长沙等地招收。有些地方靠近战线，工作非常艰难。但，一个医学院就这样迅速诞生了。1938 年 6 月 1 日，贵阳医学院如期开学。

贵医初具规模，宗恩去教育部述职，在重庆遇到了新的麻烦。按照当时的规定，学校的校长、教务主任和训导主任都必须是国民党员。王世杰早就向宗恩提出过参加国民党的要求，但王毕竟是学者出身，且正卸任，宗恩不干，他也不勉强。接任的朱家骅则是 CC 系统的党官，态度就不同了。宗恩一回到贵阳，就收到朱、王的联名信，说他们已经以介绍人的身份为宗恩办理了入党手续并寄来党证一张。20 年后，在对他的政治历史审查中，此事使他陷入屈辱。

贵医的教授大多是毕业于协和的一时之选：教务主任贾魁，内科主任杨济时，神经科教授程玉麐、生理学教授柳安昌，妇产科教授李瑞麟，药理系主任周金黄，内科教授王季午。当然还有其他学校的杰出人选，如齐鲁大学来的病理学教授侯宝璋，港大毕业留英的公共卫生系教授施正信教授（现任中央卫生部顾问），著名的皮肤科专家秦作梁教授等等。

基础课的教授阵容也很可观。担任生理化学的是来自清华的汤佩松教授和来自燕京的林绍文教授。除了教育部规定的课程设置，贵医还办了个"人文科"（Humanities），开设语言、文学、哲学、逻辑等课程。为的是扩大医学生的视野。当时主持这一科的是留德专攻康德哲学的洪士希（洪谦）教授。在宗恩自己撰写的贵医院史中，洪谦博士名列教授名单之首位。这是因为贵医的科目是按人文科、基础学科、临床前学科和临床学科的次序排列的。在宗恩的心目中，人文科目绝非可有可无，它应该居于先行的位置。他煞费苦心地把具有国际水平的科学方面的权威汤佩松教授从清华大学借来，要他担任化学系主任兼训导主任。教书和育人，在宗恩的教育思想中永远是一体的。

战时的物资供应极为困难。等米下锅以致揭不开锅是家常便饭。化学系教授汤佩松和严仁荫在离开武汉时定购了一批盐酸。临近开学，托运的盐酸却杳无音讯，真是急死人了，没有盐酸，化学实验就没法进行。于是我就天天翻报纸，有一天突然看到一则"盐酸"广告，马上叫了汤、严两位教授兴冲冲赶去，店主慢吞吞抱出一个大玻璃缸，什么盐酸呀！原来是贵州人腌制的一种泡菜。我顿时傻眼了。好在开学前定购的盐酸运到。我闹的这一笑话，直到 1986

年我重访贵医，还有些老朋友记得。

医学院还有一个教学医院的问题。自己办既无可能，宗恩就找省政府商量借用省立医院，由贵医派教学医生去充实那儿的力量。省立医院的院长是1932年毕业于协和的朱懋根，一切都好商量。但是省立医院经费不多，当地人文化落后，认为新医学就是"开肚子"，没有什么人敢以身试"刀"，所以省医的外科既无器材，也缺少训练有素的外科医生和护士，甚至连切除盲肠那样的小手术都没有做过。为解决这一类必须解决的问题，宗恩耗去了大量时间和精力。半年后，贵医又加办了医士职业科，分别办起了三年制护士班和助产士班，三年后，有了这批专业人才就办起了门诊部，而后，将之扩充为附属医院，并在其后办起了卫生工程专业科。

大量的行政事务、调节各科系部门与政府部门的大量关系，占用了他大量的时间，再加上实验条件的落后，宗恩完全放下了热带病学的研究。1938年去河内出席热带病学会恐怕是他最后一次涉足该领域了吧！热带病学的研究中止了，对教学和医疗工作却不能忘情。他和张孝骞"易子而教"，去湘雅兼过课，对一些临床疾病的诊断和传播情况，也忍不住要过问。

为推广新医学，反对落后与愚昧，宗恩要我帮他写个宣传新医学的话剧。我对他的新医学的理解是：人是一个整体，在战胜疾病的过程中，心理因素起着不小的作用。头痛医头脚痛医脚，完全依靠药物来对付某些症状，是等而下之的方法；细心的护理应该包括帮助病人建立信心，有了战胜疾病的信心，药物就能起更好的作用。我打好一个框子，拟出情节，宗蘡就往里填塞细节、编好对话，就这么搞出了一个话剧。演员都是医学与护士班的学生。演出那天，当宗恩作为群众演员——贺客之一——走上舞台时，气氛真是热烈。戏本身的粗糙全被大哥的人格魅力遮住了。该戏后来经过专业人员的修改，假期里还去重庆演出过。宗恩认为，贵医要让医学科学在西南扎根，关键在于赢得那个贫困落后的社会对它的了解、信赖和接受。

"一个好汉三个帮"。宗恩在办学中得到了知名教育家周诒春博士的支持。周是清华学堂的第一任校长，清华大学的第一任校长，同时，还兼任协和医学院的董事长。战时，重庆政府委派吴鼎昌为贵州省主席，吴为了树立自己的形象，就把以清廉著称、桃李满天下的周诒春硬拉去当财政厅长。宗恩早在北平就与周有交往。周一生重视教育，并给予宗恩很多帮助。

迁来贵州的医疗单位渐渐多起来，中央医院在贵阳成立了分院。国际红十字会也有了贵阳分会，原先在协和医学院任教的林可胜教授领导的中国红十字医疗队在贵阳郊区的图云关落了脚。这时，经周诒春推荐，宗恩接替周担任了国际红十字会中国分会的会长。这些机构彼此协作，互通有无，取长补短，关系密切。贵医因此获得的帮助是很大的。进口的药物可以通过红十字会得到补给，他们还为贵医输送了一部分师资（严镜清教授必须回原单位时，红十字会就同意借用施正信教授接替严的公共卫生的教学工作，此其一例）。

和北平的生活相比，宗恩在贵医的生活简直是一落千丈。先是一人在小旅馆租了一间旧式客房，采光很差。39年大嫂带着三个孩子绕道安南(越南)抵达昆明，又搭乘红十字会的卡车走了七天才到贵阳。他们到了以后，周诒春先生把他自己的住房让出来给大哥住。房子很旧，潮湿，拥挤，耗子很多。施正信调来贵医时没有房子，就和太太(著名网球运动员王箐箐)一起，分住了周先生这处房子中的两间。我去清华中学教书后，周末回大哥家，不是住在施家的起居室，就是和侄儿们挤在一起。

房子住得紧，生活也过得紧巴巴的。餐桌上一般是两个菜，一个有一些肉或蛋，算是荤菜，另一个就是素菜，对三个正拔节往上长的侄儿来说，饭菜的量也不够。44年初大哥日渐消瘦。医生说他的营养太差，要他一天加两个鸡蛋，他没有接受这一建议，因为难以为继。但对生活上的这些困难，他都处之泰然。并且总是保持着一种幽默。他很年轻就开始谢顶，这时就更显得秃了。一天他去理髪，走进店门就问："怎么样，不摘围巾行吗？"那位熟悉他的理髪师笑着说："行啊，您不摘帽子也行！"

贵医在相当长的一段时间内，人际关系比较好。宗恩从清华借来的汤佩松教授在西南联大成立以后回清华研究院去了，这位得人心的训导主任一离开，教育部就派来了新的训导主任。这个在贵医师生中受"冷遇"的政治官员一次次找宗恩，宗恩客客气气地暗示，不能指望科学家、医生和医学生会驯顺地接受他的"训导"。这位专职"政训"，给宗恩带来不少麻烦。

美国著名女记者斯沫特莱到贵阳为八路军宣传募捐。林可胜教授和斯沫特莱交谈时深受感动，就约她去红十字会本部演讲，请了贵医的杨济时教授任口译。杨在知识界被认为是很开明的。他的口译非常传神，使斯沫特莱的演讲获得了很大的成功。这就惊动了"特"字号的训导，要调查杨的"背景"，大哥显然会有麻烦。幸亏林可胜是受蒋介石重视的人物（后来他还为蒋介石办起了国防医学院），由他出面调停，才得大事化小。

这段时间还有一件事，引起了一场虚惊。

一天早晨，一辆车开到阳明路本部，跳下两个大汉，要求立刻见李院长，一听说院长还未来上班，就要了地址飞驰而去，宗恩的人力车正好与他们错过，他一到贵医，听说有这样的人找他，心中十分狐疑。等那两个不速之客再次折回贵医，才知道他们是来求援的。原来当时关押在修文县的张学良患急性盲肠炎，要宗恩派人去作手术。在东北军的余部中，少帅的威信很高，东北军当时军心不稳，抢救张学良就成了当务之急。宗恩当即向红十字会借了一辆救护车，配备了必要的器械药品，派贵医的外科主任杨静波率一医疗小组前往修文，就地手术还是带回贵医手术全由杨视病情定夺。他事先与中央医院联系，安排了"保密"病区——非医护人员，不得进入该病区。手术后来由杨静波在中央医院完成。张住进病房以后，消息层层封锁。病区有人把守，赵四小姐是当时唯一准许留在张身边的非医护人员。这些都是特方提出的要求，非接受不可。宗恩在紧急时刻作了周密安排之后，就再也不过问此事了，有人对这样兴师动众颇有非议，宗恩说："医生要创造条件，尽力抢救病人，其他的事就不是医生能够过问的了。"

1944年冬，美军切断了日军在东南亚与日本本土之间的通道。为了打开一条陆上通道，日军的一支骑兵北上进入贵州境内。居然长驱直入到了独山。紧急时刻重庆当局一面派杨森接替吴鼎昌任省主席，一面派蒋介石的嫡系汤恩伯部南下增援。同时下令所有与战事无关的直属机关和学校疏散。贵医才撤了一部分到重庆，战局就有了转机，日军的一旅之众在独山受阻。于是，贵医的另一部分就留在了原处。

日军很快投降了，贵医的去向就变成一个有争议的问题。撤至重庆的那部分，借用的是上医在重庆的校舍，复员在望，上医在教育部的支持下，提出了接管贵医的要求。这样，战争一结束，上医迁回上海，贵医就名实两亡了。当初创建贵医时有两个明确的目的：第一是收容来自战区的医学生，为他们创造条件，完成学业，成为国家急需的医务人员；第二是建立一个地区性的医学院，为发展这一地区的医药卫生事业培养人才。到40年代初，第一个任务已接近完成。而第二个任务上升为首位。如果把贵医并入上医，迁往上海，贵医多年为提高落后地区医疗水平所作的努力就落空了。为此，宗恩力主将贵医留在贵阳。他的主张得到了不少师生的拥护；但反对者也大有人在，并入上医就能去上海，对很多人说来，是不小的诱惑。这样，交锋就不能避免了。朱家骅为首的教育部，大概是不满宗恩独立不羁的作风吧，居然怂恿一些学生出来要求并校，并且空穴来风，对宗恩进行诽谤。在重庆护校的那部分学生则出于义愤，在上医校址歌乐山组织了请愿活动；留在贵阳护校的学生也开会声援，反对合并。最后，又是通过在重庆的周诒春先生，凭着他在教育界的声望，在教育部提出了他的看法，才平定了这一场风波。贵医又在贵阳重振旗鼓了。

在护校运动中得到了锻炼的学生，认识到自己的力量与使命，就组织起来，成立了一个"阳明学社"。明代哲学家王阳明因反对当时大搞特务活动的太监刘瑾而被贬至贵州修文县任尤场驿丞。习惯于对号入座的特务们自然要怀疑学生的用心，他们虎视眈眈地盯住了"阳明学社"。学社成立之初，两位领头的医学生——林敦英和卢亮曾去宗恩家谈过两三次。他们倡议结社的宗旨是：联络感情，建立良好学风，使频于崩溃的贵医复兴。得到宗恩的理解和支持。他们联络了二三十位同学和贵阳师范学院的部分学生一起开了一次座谈会。讨论的题目为：什么是最完美的大学训育方针？主张国民党应退出大学的人，占绝大多数。据与会者说，那次讨论，以林敦英的发言为最激进。作为学社,他们还搞了一些学术活动,请了王季午、周裕德等教授作学术报告。这一学社,团结了不少同学。成了有进步倾向的学生的核心组织。当时,大后方学生的民主运动正风起云涌,特务组织对于阳明学社当然不会等闲视之。

1946年1月,林敦英被捕了。在这之前,阳明学社的壁报被撕毁。据卢亮说,林的被捕是因为有人告密。训导主任当然不会出面营救。宗恩只得亲自出马。他多方活动,"以身家性命,力保敦英",才使林获释。但这种自由是有限的。担保人必须保证把林羁留在学院内,不准外出活动。宗恩把林安排在生物教研室当实验员,为林创造了完成医科学业的条件。林后来从事生化研究,成为一名药学家。在文革中,林投水自尽。看来他当年被捕而又获释的历史,给他带来了无法承受的灾难和打击。

在贵医的9年,宗恩作出了很大的牺牲,但也为中国的医学事业,作出了很大的贡献,作为一个医学教育的拓荒者,他不该被人遗忘。宗蘷告诉过我一件事,那是一个令人感动的片断:那次贵阳上演一部美国电影《万世师表》,片子的原名是《再见吧,契普先生!》契普先生一生没有什么惊人之举,有的只是献身教育的决心和关心学生的诚挚之情。散场时,贵医的学生把他们的校长围在影院前的广场上,迟迟不肯散去,"再见吧,契普先生"的呼声此起彼伏。平时很冷静的宗恩,此时却很难平静,他轻轻地重复说:"谢谢!谢谢!"

我1944年离开贵阳,45年日本投降后不久,我就回到上海。年底经友人介绍入大公报社工作。在这一年多时间里,我很少和大哥通信,对他的情况了解得不多。好象是在1946年秋天,宗恩突然出现在我的采访室里,神情很严肃。他告诉我,香港的医学界朋友间他能否考虑去香港主持医务卫生署的工作，他想听听我的意见。我把自己对形势的看法对他讲了一讲，我认为战争最多不会再超过三年，到时候取胜的将是共产党。"您如果一如既往，想对国家对同胞继续有所贡献，可以留下来，共产党是重视知识分子的(我那时还没有'接受党的领导'的概念)。否则，您就此去香港做事也好。"大哥走时没有再提去留，只是谢谢我给他提供了这些情况。后来我才知道，1947年3月，他接受了北平协和医院董事会的邀请，于5月底到达北平，就任协和医学院的院长了。就在这年下半年，接任的香港医务卫生署署长到任了。从时间上看，宗恩略经考虑就决定留在国内了。1948年底中共进入北平之前，胡适之先生曾动员在北平的著名教授、学者去台湾。不少人拒绝了，宗恩也是其中之一。他决心留在国内办医学教育。

宗恩重建协和医学院的工作，洛氏基金会属下的中华医学基金会（China Medical Board）的秘书福美龄女士著有《中华医学基金会和北京协和医学院》一书，提供了不少有关史料。下面这一部分的主要根据就是该书所提供的材料：

> 珍珠港事变，美国对日宣战后，在北平的日军就封闭了美国的全部资产，并接管了协和。战后，在中国的协和医学院董事会于46年2月召开工作会议。聘任胡适、巴乐和威尔逊组成三人委员会，负责探讨新院长的人选并提名推荐。一个月后，胡适接替施肇基任协和医学院董事会主席。47年3月12日，董事会接受了三人小组的建议，聘任李宗恩为协和医学院院长。

这是协和历史上第一位有实权的中国籍院长。"虽然董事会本来还希望在复校的关键时刻，仍由一位美国人来担任副院长"，执掌大权，但"由于当时的政治局势"，物色不到合适的人选，于是宗恩掌了实权。

宗恩47年5月回北平,三个月后的秋季就要开学。搭行政机构,作人事安排;制定编写近期和长期的规划(中华医学会要求定一个五年规划);根据设计完成第一步校舍的修缮;尽早开始招生;整理日本人留下的设备;向中国善后救济总署(下属联合国同一机构)申请分配物资和器材。将纽约基金会战时所订的医学刊物妥善分编入库。复校工作又是快节奏、高难度的。值得庆幸的是图书和病历保存完好,没有缺损,减少了大量的工作。

第一期招生于9月完成,录取新生19名,其中12名具有科学学士的学位。保持了学院的学术水准。9月27日正式上课。从上海东南医学院、北大医学院和清华大学借来了五位交换教授。从北大借来两具乾尸,不久增加到八具,供解剖之用。组织学课程则依靠从旧校舍各处搜集来的还可以用的显微镜片。因陋就简,师生都很快适应了这个临时拼凑起来的教学环境。战时迁往成都的协和护校校长聂毓禅,率领了50名教师和学生,于4月24日启程赶回北平,跋涉近二千公里,有时步行,有时搭卡车或是货运火车,历时两个月,才到达北平。6月中旬,护校在北平筹备开学。10月1日,16名学生开始了一年级的课程。因附属医院尚未建立,二、三年级的护校学生就只能借中央医院、美国卫理医院和儿童医院上课。公共卫生系的实地训练在北平第一卫生事务所进行。培训公共卫生督导员和肺结核督察员的高级课程,则远在南京开课。

复校工作告一段落,李宗恩应纽约中华医学基金会的邀请,赴美访问,12月28日抵纽约。在美国的这两个月,与美方建立了良好的关系。基金会中不少人初次见到宗恩,就深庆得人。同时宗恩还走访了在美进修的协和旧人,争取他们归国返校。为写这一回忆,我曾发信给几位协和的毕业生。他们都回信说宗恩的诚恳热情是他的邀请能得到热烈反应的原因之一。在宗恩访美期间，协和收到了中华医学基金会的第一笔拨款。宗恩和负责行政的人员一起，经过精打细算，定出了大大低于原来估计的业务经费预算。协和医院就在1948年5月1日开放接受病人了。

全国性的通货急剧膨胀，给医学院的教职员工带来了很大的生活上的困难。但复校的决心并未因之动摇。直至48年12月12日中共进入北平，协和的教职员工，包括美籍人士在内，没有一个在复校中途离去。在北平的三位校董，也只有胡适一人飞离。中共进入北平后，协和的复校工作并没有中断。新的当局北京市的军官会，还在了解情况，对协和这样的特殊教育机构，没有做过明确的表态。但在非正式的接触中，宗恩受到了鼓舞，他认为当局对协和继续培养医学教育家和其他卫生领导人才的方针很感兴趣，也很关心协和校舍及设备的安全问题。3月7日，一位教职人员在一份电讯中告诉纽约的有关方面说："一切正常，我们中间没有人受到过骚扰。财政情况一如既往，由当地帐户支付。前景令人鼓舞——这不是'门面话'——如果你们今天能来访，我相信你们会感到惊讶：为什么一切都能如此有条不紊？各部门照常在工作，会议是这么多，这么长；门诊部还是那么多病人，其中包括守秩序、有礼貌的解放军人员；病房住得满满的。医生护士和其他工作人员都在忙自己份内的工作。学生们早起晚睡，正忙于自上星期如期开始的第二学期考试（协和採用美国的三学期制，有两个假期）……"与此同时，外科主任娄克斯获得了"出入境证"，这是出乎他的意料的。他（注：娄克斯）于4月24日赴美参加中华医学基金会的会议。会议决定继续支持协和，经费按季预付而不是象以前那样按年预付。9月5日，娄克斯回到北京。就在这个月，宗恩受全国科协推举，参加了全国政协。

10月1日，参加开国大典的时候，宗恩十分兴奋。当选为政协委员时，他却有些犹豫。他一向避免参加政治活动。而政协委员却是要参政的。他的很多老朋友都和他一样入选政协。不久，他觉得去政协开会倒给了他一个解释协和办学宗旨的机会，有助于加强它的自主地位。他这样总结说："过去的一年发生了极为巨大的转变，但我真诚地相信，在中国的医学教育和医疗工作的范围内，协和仍然占有一个重要地位，可以符合创办者的崇高的期望。"

1949年12月召开的医学院执行委员会通过了恢复"北京协和医学院"的校名。南京政府成立以后，北京和该地的一般机构，都必须称"北平"某某处，只有北京大学，因胡适的坚持，成为例外。现在北京又是首都了，协和恢复最初的名称，不但顺理成章，也是在美的基金会求之不得的。

1950年，朝鲜战争爆发。当时，协和最后的四名美籍教职员，有三位正回国度假，另一位去了纽约的董事会。随着战事的扩大，协和的基金被美方冻结。那几位美籍教职员只能写信给宗恩提出辞呈。从此，协和的教职员就全都是中国人了。1950年7月20日，协和向卫生部登记，并归教育部领导。协和执委会已收到纽约理事会所拨的60万美元，作为1950—1951年间的经费。该年中华医学会、中国护士学会、公共卫生学会和另一个科学会议在京召开，会场都设在协和。协和同仁为会场增添了浓郁的学术气氛。同年暑假，卫生部建议由协和医学院的病理科教授胡正详主持临床病理讨论周会。一共举行了11次，每周到会者都不下于500人。协和礼堂爆满。卫生部对此十分重视，胡正详最高兴的是供解剖用的尸体从此增加了。

协和的一切都继续正常进行。宗恩的社会活动也相应增加。他说："这些活动增加了我同外界的接触，……我感到在这个时期里，中国人民最需要的也许是严格的社会纪律，愿意作出更大的牺牲，更艰苦地去工作。"10月7日，协和举行了返校日，返校的有医科和护校毕业的学生百余人，许多过去和在职的教职员也出席了。教育部长和高教司长也出席并讲话，他们希望协和以它高质量的教学与医疗服务规则造福人民。

不幸的是，这样的情况没能持续多久。

1950年10月，美军过了三八线，战火向鸭绿江边蔓延。从此协和的处境就变得复杂了。1951年1月18日，美国财政部宣布终止美、中间的一切银钱往来；冻结了中国人在美国的所有财产，包括已拨给协和的洛氏基金在内；冻结一切与中国有关的银行帐户；禁运所有准备运往中国的物资。1月20日，宗恩电告美国基金会，医学院已改国立。

我于1948年去香港大公报任职。最后一次见到大哥是1955年。这期间国内知识分子经历了思想改造和多次政治思想教育，大哥会发生怎样的变化呢？到北京的当天下午我就去看望他，当时他正患高血压，半休在家。见了我，他很高兴。因为他晚上有个会，就留我在家吃了晚饭再搭接他开会的车一起走。匆匆忙忙，竟没有来得及和大哥好好聊聊。58年我再次去北京时，他已被打成"右派"放逐昆明了。那年，他已经六十四岁，所以大嫂被特准陪同他去昆明。

宗蘷告诉我，1956年早春，她去北京进修，和大哥一家有过4个月的相聚。

那时，大哥住在协和的宿舍院里，一座宽敞的两层欧式小楼，周围绿树草坪，显得非常安静。长子夫妇带着小孙子和他们同住，全家人正在等待另一个孩子的出生。大哥对宗蕖说，他希望有一个孙女，等她长大了，就能挽着爷爷的胳臂一起上街。"会有很多小伙子回头看我的孙女，那时候我会很得意。"不久，大哥真的得到了一个可爱的孙女。

和大哥大嫂同住的还有他们南下去了广西的小儿子，他回家养病，正在等待手术。在贵州和大哥一家共过患难的保姆"郝奶奶"，这时已经"上升"为"郝太"了，还是在大哥家里。而大哥本人当时正在住院，好象得了一次"小中风"，正在慢慢儿康复。大约是4月中旬，大哥才出院。

那是49年后政治最宽松的时候。宗蕖去看他，他问得最多的是宗蕖出来进修家务是否已妥贴安排。不久妹夫应镠进京开高教会议，他们谈的最多的就是当前教育的一些问题了。一次，他约应镠吃晚饭。很晚都不见人来，他极为生气。听应镠解释以后，他说："在学术会议上安排这么多与议题无关的发言，真是极大的浪费。"遇会动不动就来个"请某某首长指示"的风气，与他的"洋脾气"真是格格不入。

对于派来协和的进修人员，他总要强调标准。他认为一些初级的培训班之类，用不着交给协和，以免分散科研人员的精力。来协和进修的人，要有扎实的自然科学基础知识和医疗卫生实践经验。对把因军功而获得较高军衔的解放军卫生员送来协和进修的做法，他持保留态度，他认为至少应该只培养那些可能成材的人，军衔在这一点上不该起作用。

他说得最多的是要把个别有基础的医学院恢复为八年学制，他认为没有质就没有数量，只有在提高的基础上才能搞好普及。有限的经费如果不用在刀刃上，只可能是浪费。这个想法早在抗战时期他就在重庆教育部的会议上提出，没有什么反应。协和原来是八年制，前三年的基础课与人文科列为医预。在医学院本身不具备教学条件时，这三年的课程就分配给燕京之类的私立大学和教会大学去上。医学院具备上基础课的条件以后，医预一度回到协和医学院。国民政府坚持全国大学一体，统统五年一贯制。协和因为是美国人办的，只能通融，再把前三年的课程分配到几个私立大学，教师也跟过去。条件是不许叫"医预"而叫做"特别生物系"。但校内仍称之为"医预"。宗恩说旧式官僚也罢，留过洋的官僚也罢，都迷信所谓的"数字标准化"，医学院必须是五年制，那就多一年都不行。宗恩再次提出恢复八年制，引起了许多非议。他的想法在三十多年后的今天付诸实践，真令人感慨万分，这期间多少人为之吃了大苦头啊！包括宗恩在内。

同时他还提出了培养高级护理人员的问题，协和复校后，恢复了护理科预科二年、护士科三年的学制。但不久，这个学制就被"切除"了。现在，高级的护士科又在几个医科大学成立，虽说晚了三十多年，但总比不做好。

当时在政府领导人的倡导下，提出了西医向中医学习，中西医结合的中国医学发展的既定走向。原贵医教务主任贾魁对此有看法，就写文章、办副刊，坦陈自己的观点，结果惹恼了不少人，于是认识问题就被硬拉到政治立场上来，说是国民党就反对中医，言下之意无非是贾魁和国民党一鼻孔出气。其实，陈立夫、陈果夫、朱家骅不都是提倡中医的吗？宗恩对传统医学的态度是比较客观的，对于中药麻黄素提炼的成功，他赞不绝口。对于针灸的效果，他从不轻视。但从他的科学主义原则出发，他认为传统医学缺乏检测手段，缺少科学的数据，应用时没有太大的把握，所以对于西医疗效已经肯定的疾病，他就反对中医介入。他的观点虽不同于贾魁，但他认为谁要批评贾魁都可以，但不能不让贾魁讲话。这些在他看来是纯粹业务讨论或表达学术观点的意见，在"反右"时，都成为他的"错误"和"罪证"。因为这些所谓的反党言行，他被迫退出了医学教育，并被逐出了他工作了大半辈子的协和。

56年5月，英国的一个医学代表团访问北京，其中有不少宗恩的故知，他们希望与宗恩重聚。政府要求宗恩在家接待他们，对于外国人来说，这是友好和尊重的表示。为了一个多小时的午宴，整个协和大院都作了一番修整，宗蘷在院子里遇到林巧稚教授，她调侃说："就差没把房顶也洗一遍了，大家都沾了外国人的光！"大哥原来想让大嫂做些江南的菜和点心来款待旧友，结果当局非但派了专门厨师，还派了接待员，一顿午宴，弄得人困马乏，大哥的"洋脾气"，终于在自己家中受挫。

也是在1956年，他参加了农工民主党，医学界人士参加农工的很多。宗恩的朋友、同事、学生不少人在他以前加入该民主党派。那时候，"长期共存，互相监督，肝胆相照，荣辱与共"的十六字方针，对希望中国富强的爱国知识分子而言，还是很有吸引力。宗恩并未意识到乌云此时已在他的头上集结。

宗恩划为"右派"，并在1957年7月末见报。《人民日报》的一条新闻"指实"他是"章伯钧在医学界的'统帅'，和党争夺医学界的领导权。""大鸣大放"开始的时候，人民日报在6月4日发表了署名为《中国协和医学院教授张鋆》的文章，题为《帮助党办好医学教育》，和宗恩的办学思想很近似，我可以通过该文了解大哥那一时期的一些想法。但不能理解大哥会因为这些想法被划为反党反社会主义的右派分子。

昆明医学院皮肤科教授秦作梁告诉我，宗恩去昆医后曾经对秦说，自己之所以被划为"右派"，是因为坚持协和医学院的八年制。其实坚持办高级护校和坚持进修生、研究生的水准，坚持医学教育中的"质"的领先地位，都和当时的教育方针有悖。但怎么扯得上反党反社会主义呢！

近几年我接触到的协和毕业生或教师，大多认为大哥被划为"右派"，很大程度上是由于中美关系的恶化。他与在美国的中华医学基金会的关系，很难取得国内一些人的理解。或许正因为这一缘故，划为"右派"后，宗恩受到的处理，较之一般知名科学家严重得多。已逾花甲的人，还被发配到万里之外的云南去。1959年起，一批又一批"右派"摘帽，虽说摘与不摘差别不大，但宗恩的右派帽子却一直未摘，直到改正。

1979年，中共中国医学科学委员会发了这样一个批件：

> 1958年1月，将原协和医学院院长李宗恩同志划为右派分子，属于错划。本人于1959年调昆明医学院，1962年病故。1979年4月9日经卫生部(79.2党字第42号文)批复，已给予改正，恢复政治名誉，消除其影响。

类似的文件，那年发出了几十万份，像李宗恩这样已经离开人世不复哀乐者，亦不在少数。作为他的亲人，不会不去回顾那漫长的22年，不会忘记他们因此而受到的屈辱和流过的血泪。

1984年，我带着全家去贵阳、昆明，重游青年时代生活过的地方。在昆明，了解到一些大哥暮年的生活情况。

秦作梁教授告诉我，宗恩到昆明后，昆医安排他在门诊部看病。不久，中央有人来视察，认为李宗恩年老体弱，不宜看门诊，让昆医安排他去图书馆整理外文期刊中的资料。宗恩做这类工作当然是驾轻就熟的，但不久他又提出回门诊部工作的要求。（当时的日记上并未提及此事，至少这一要求是未被接受的。）昆医的副院长蓝瑚是法国留学生，是大哥"被贬"以后结识的。他对"李院长整理门诊部秩序的成绩"估价很高。大哥把高效率的医疗工作看得很重，即使受到不公正的待遇，但只要一投入工作，他总会认真负责，一如既往。这倒象是宗恩的作风。但事实上他最后的时日都耗费在写批判、写检查和于事无补的"劳动"中了。在最后一次的检查被否决后，他就躺倒了。（注：蓝院长说李院长为门诊部建立了一个秩序。但从大哥最后的日记看来他并没有机会坚持高效率高质量的监督门诊部的工作。蓝院长的话姑且作为对死者家属的安慰吧!）

1962 年，宗恩病危，昆医向北京打了报告。中央（据说是周恩来）让宗恩的长子寿复飞往昆明，说有可能的话，将宗恩接回北京救治。但寿复接回来的，是悲痛欲绝的老母亲和父亲的骨灰盒。

经历了一次又一次灾难，特别是十年动乱之后，我们都垂垂老矣，"向前看"对于我们这一代人而言，多少感到无奈。我们不能不回顾这一生经历的人与事。我写下以上文字，为的是给已故的大哥和其他屈死者一个公正的评价，也为了那些并不了解中国老一代知识分子的后来者，让他们对先人有一个公正的评价。

2、李宗恩的最后四年

◎李宗蕖

《日记》是宗恩的孙女李维华两年前交给我的,距宗恩去世已四十多年了。大概因为我是兄妹中仅存的一人,又曾为《回忆李宗恩》一文(1988年刊于《贵州文史资料》)做过一些增删、整理和誊写吧,要我为这本日记写些什么。面对这本很难称为日记的《日记》,我茫然了。在写《回忆李宗恩》一文时,我和宗瀛就明白还记得他的人已经不多了,只希望留下些文字,让他的形象"在想认真总结过去,为未来奉献些什么的人心中还在发光"。读了《日记》后我明白的却是一个残酷的现实:和宗恩有类似经历的人,只能在忘却和被忘却中找到安宁。

在誊写《回忆李宗恩》一文时,我曾在文章结尾处加了一段话,大意是:十年动乱后,常挂在人嘴边的一句宽慰人的话:向前看吧!对那些在屈辱中老去的人,向前看,能看到什么?为什么不提醒一下带来这场灾祸的人们多回顾一下,悟出些酿成这一悲剧的原因?只有这样,或许可以让悲剧不再发生,至少不一次又一次的重演。这段话在发表时当然被删去了,和他同时被删去的还有宗恩被打成右派,接受三降处理,远戍云南的经过。留下的只是一则"改正"的官样文书,那也是在事发二十多年后了。

在协和医学院建校75周年纪念刊中,有一个《群星灿烂》的栏目,李宗恩是其中灿灿的一颗明星。文章肯定了他前半生从事热带病学研究的业绩,为扑灭"影响广大人民健康是致我国人民死亡的主要原因之一"的病种所作的卓越贡献；也肯定了他在艰苦的条件下创建贵阳医学院，在战后资源不足、百事待兴中重建贵阳医学院的功绩。但对反右后远戍昆明一事只含含糊糊的一语带过"1957年协和医学院与中央卫生试验所合并为中国医学科学院。同年(他)调至昆明医学院。"协和创办于1914年，75周年当在1989。是时距离改革开放已经十多年了，为什么实话还不能实说呢？再含糊也无法掩盖事实呀！

去昆明那年，宗恩是64岁，允许陪同前往的妻子是63岁。有人说："这已经是对他的照顾了。"四年后宗恩病故，妻子带着骨灰回到北京，神志一直不太清醒，于十年动乱中去世，晚景凄凉。

维华交给我的这本《日记》是宗恩去昆明的前后四年中陆续写下的：用来写日记的本子原是小儿子的，扉页上有兄嫂寿复、宗仁写的"赠三弟"等字样。小儿子寿白十六岁时参加南下服务团去了广西。56年因肺部疾病回北京就医，作了部分肺切除后在北京休养。本子大半空白，除了宗恩的日记外，还有一些人像速写、公式演算等，估计是寿白准备应试就学时写下和画下的。父亲陷于绝境后，他就回广西去了。宗恩大概是随手拾来用于记事的。绛色的布面已呈灰褐色。封面上留有一抹抹的水痕。烫金的《美术日记》四字，已模糊难辨。在日记的主人去世后，它不知经历过多少"劫难"，也不知怎么会被有心人拾得，交给了维华。维华转交我后，它就一直沉甸甸的压在我心上。

《日记》第一页的书眉上，宗恩用红墨水笔写下了"1958.2.1"一行字。在离开北京前，日记是按日记的，很简单，但几乎没有脱漏。"阅读"、"学哲学"等是每日必做的，中间夹杂着当时为大家熟悉的事：大扫除、打麻雀、除四害等等。与运动有关的则是：看大字报、听某人做检查、做自我批判和检查、读与运动有关的文件、写体会等。日子就这样有秩序但沉重地过去了。从2月1日到这年的9月上旬。他无日不在等待所谓的最后的结论。

有过和宗恩类似经验的人，都尝到过等待结论的滋味：被震吓得懵懵懂懂的时候，为了打发日子，"学习"是最能为人接受的办法了：学习或能让自己明白一些实在难以明白的事理；或可以自宽自解，用这些"事理"向自己证明绝无反党的思想，更不用说是行动；或渴盼那日益逼近难以躲过的"定性"能与自己擦肩而过。

其实，他的命运早已就决定了，他也意识到在劫难逃了：早在2月10日的日记上，他已不得不直面现实，以调侃的语气来谈自己的处境了。

> 2月10日 农工(民主)党北京市委组委的话……在全国民主党派人士中有96名"标兵"，经过详细讨论后，包括本人在内。
>
> 3月6日 科学规划委员会委员兼职被撤销。(注：宗恩担任委员是前一年6月13日在人民日报上公示的，撤销的理由是"委员名额增加是章伯钧的阴谋"，也在人民日报上公示了。)
>
> 3月21日 政委谈话，宣布关于我的处理：降职，降薪。
>
> 3月28日 电话拆走。
>
> 3月31日 将本院传呼电话号码告知农工民主党，请以后将通知等直接寄往家中。
>
> 4月2日 去办公室整理书籍、文件。
>
> 4月17日 到办公室整理档案、宗卷。

此后的"负罪之身"，进入了一个大漩涡的中心：外出或在校内看大字报；读文件和大字报汇编；去医学院各学习小组参加学习，接受批判；听同事的交心和检查；自己交代问题，接受检查和做自我批判。与此同时投入大量的超过自己体力能承担的活动：除四害、打麻雀、熏鼠、大扫除……运动的节奏很快，心理的压力又大，"日记"反映出当时宗恩的血压经常在110/220。

同时，业务也没有完全停下来：常常有人把英文讲稿、发言稿和讲义拿来让他修改、定稿。对这类工作他干得很积极，一接手就日以继夜地干，无一字怨言。他认为这是对他业务水平的肯定，情况或许会有转机。虽已定性，留在北京做他力所能及的工作还是有可能的，同事和家人也有这个看法，以他的年龄、职称、过去的贡献，留在北京难道不是理所当然的吗？

而此时宗恩对下面这件事的反应令我深思，令我心痛。一位旧日的朋友、同行来北京访问。知道这个消息后，宗恩在日记中写道：

> 7月15日，到政委办公室与兰同志谈。施正信即将来北京，他如要访我，我应该采取什么态度，请党委指示。

施正信曾是宗恩的同事。贵阳医学院初建，人才奇缺，各院校复校后，常有把自己教学骨干调回去工作的，如清华的汤佩松教授，湘雅的严镜清教授等。严教授离去时，宗恩已继周诒春担任国际红十字会贵阳分会的会长，就聘请红十字会的施正信来贵医担任公共卫生的教学工作。红十字会在图云关，离贵阳有一段路程，又没有公共交通设施。在施正信没有找到住处时，就暂时和夫人王菁菁（当时著名的网球运动员）住了宗恩家的两间屋子，挤是挤了些，两家的关系却十分融洽。抗战结束后，施去联合国卫生组织工作。中国代表团出席日内瓦会议，施为中国代表团做了很多工作，为代表团安排住处，邀请杨武之与杨振宁父子在他家话家常……这次他是以国宾身份来北京的。宗恩以待罪之身请求会见老友都不得不谨慎从事。或许这就是再三研读《两类不同性质矛盾》的原因吧！终于得到了允许，7月19日会到了老朋友。

在等待"指示"下达的时间里，《日记》记的是下面这些：

7月16日 草拟红专规划。

7月17日 读毛主席《两类不同性质的矛盾》。

7月18、19两日，同上。

7月19日，上午，读《人民内部矛盾》。下午，同上。晚：同叔昭（宗恩的妻子）去国货公司购物。访施正信于和平饭店。

施正信7月27日回访了宗恩。《日记》中没有留下这两次老友交谈的只言片语。

此后的十天，宗恩一再和有关方面联系，但可能是冷处理吧，一连几次碰壁：

7月21日 访李子和处长联系，李不在。

7月22日 李处长去了天津，约明日与蓝助理联系。

7月23日 打电话与党委办公室联系，问今后工作安排问题。蓝说：李去阜城门外有事明日回来再谈。

7月31日 去干部处访李处长，不在，将信留交。

8月2日 与李处长谈话，决定去昆明。

远成昆明已成定局。宗恩没有与厄运抗争。他冷静下来，独自料理行前的繁杂事务：此去昆明，再回北京工作的可能不大了，他把不会再去使用的银餐具兑给了中国银行。父亲留下的古董、字画，分别去留，有的找琉璃厂的古董商人，议价出售，有的寄存于协和医学院的地下室，通过五弟妹（宗津的妻子）约宗津来道个别。房子要立即收回供新院长使用，寿复必须迁入新居。他亲自去看了房子，还帮他们安顿下来，把他认为到昆明后还要用的书籍打成二十三件付邮。总之，大至购飞机票，小至修理变压器、皮箱都得他亲自去做，连捆行李的绳子都是他上街购置的。

临行前，政委找他谈了一次。谈了些什么，《日记》上没有记，也无从知晓了。

9月14晚，在和平餐厅聚餐。
9月15日飞往昆明，住昆明旅社。

比1938年去贵阳办学时，行程中的困难要少多了，但心情就完全不一样了，当年那种不畏艰险，赴西南创业的豪气已荡然无存了。

9月17日，上午到省委报到，并见到颜院长。下午医学院派车来接。到附属医院后指定在教工宿舍住宿，但只能在附属医院食堂用膳。

幸运的是9月20日宗恩夫妇在街上遇见了秦作樑医生。秦是宗恩贵医的同事。从"日记"上看来，他对宗恩的处境是很同情的。他陪宗恩夫妇去了位于市内的圆通公园；代他开了不可或缺的安眠药。宗恩也通过他了解了一些学校的情况：工作似乎还未能正常开展；图书馆的工作人员正在积肥；每日开馆仅2小时，12:00—2:00。宗恩的工作安排还没有决定。

10月4日 上午见梁院长，嘱明日开始在内科门诊工作，每日6小时。由姚主任介绍各方面情况。

对这一安排，看来宗恩是满意的。被定为右派分子，当教师的允许去教书，当医生的能面对病人的是极少数。这个安排也许可以理解为对自己业务和政治上的部分肯定。他心态平衡地投入了工作。

10月10日至10月17日：这一期间在门诊部工作，有时晚间亦值班。无特殊情况可记录。

《日记》至此中断。

将近 20 年后,宗瀛带着妻女去昆明医学院时,当时的院长蓝湖(音)曾对他们说:"直到今天,我们门诊部的秩序还是最好的。这个秩序是当年李院长在这儿建立起来的。"(见《回忆李宗恩》一文)但从《日记》中看,他在门诊部没有工作多久,更不是门诊部的骨干。据说,他在门诊工作不久,中央就派了人下来说,李年事已高,不宜在门诊工作,决定把他派往图书馆去整理外文杂志。59 年 1 月起《日记》上写明(共四十八天)右派分子集中学习、检查。他在门诊部工作不会超过三个月。在三个月中就建立起一个历久弥新的秩序,似乎是不可能的。我和宗瀛从蓝院长那句话中得到过很大的安慰。现在却不得不撕破那句旨在安慰活着的人的谎言了。

1959 年的日记中"暑假自 9 月 24 日至 10 月 7 日""18 日后参加秋收。"秋收后他写了一篇介于日记和感慨之间的检查。

> 1959 年(星期日)集体参加秋收工作。7 时集合。天阴有小雨。排队后步行至大观楼。因走不快,只能跟在队伍后面。渡河人多船小,行半小时方竣。……过河后又走了一段路才到达稻田。道路泥泞,时有滑跌之虞。
>
> 分配给我们的工作是将稻田里的稻束排齐,束与束之间要有一定距离。稻束四周要空出一公尺,以便积肥。其实收割工作已完,我们的工作是把稻束运往打谷场。但天雨,稻谷未干,只好做些整理工作。
>
> 从工作量来看,谈不上是什么劳动,但对我们来说,教育意义是很大的。对此,我有一些浮(肤)浅的体会:参加这项工作,不是为了哪一个人的吃饭问题,而是为了大家的福利,为了社会主义的建设事业……它的意义何等伟大!是新社会的新事物、新风尚、新道德。从中我体会到人人为我、我为人人的

精神。

很难想象这个检查是出自一位科学工作者、一位长期从事医学教育工作者之手——尽是些不得要领的废话！但在那个年月里，为了过关，出于无奈写些空洞无物甚至不知所云的检查的人，比比皆是。

4月，据说是为了照顾他年老体弱，为了发挥他熟悉多种外语的长处，宗恩调往图书馆工作了。应该说这是个合理的安排，但宗恩的平静心情早被打破，自此《日记》上只剩下东一段、西一段的所谓读书笔记，大都抄自必须阅读的文件，心得、内容就很少见了。

这时，小儿子寿白从广西南宁寄来了自己患黄疸的检查报告。这封向父亲求救的信，是《日记》中留下（或者说是提到的）唯一的一封家书。父亲的回信写得非常专业，非常慎重：他镇定地批评了儿子惊慌失措的情绪，从遗传基因上分析了儿子长期表现的黄疸病史。告诉他"临床表现的慢性波动性的轻度黄疸，常因疲劳或偶发感染而加深。……根据医学方面的实际经验……它对患者的一般健康与寿命无影响。文献中有此症状的患者，活到七八十高龄是常见的。""不要把轻度黄疸当作包袱而影响工作。"我不知道他儿子读到这封信时的心情。我能肯定的是，宗恩这时是很清醒的。正因如此，痛苦一定是深重的。

1961年10月，又一次宣布要摘去部分"改造得好些的右派"的帽子。这已经是第三次这类的"大举措"了。前两次已经摘了帽子的人，无论在政治上还是经济上，待遇并没有多少改善。但它确实起了"分化作用"，让一些感恩戴德的人，成为更驯服的工具。同时也能压一压那些不听话、不就范的人的"气焰"。即便是已悟出这个道理的人，也很难超然事外，不去"认认真真地"写检查——检查的内容大都是"认罪服罪""从此洗面革心"。因此，以摘帽右派自嘲的大有人在。

10月15日，宗恩在日记本上草拟了争取摘帽的自我检查，一共写了三遍，内容基本相同。只有在最后一遍中删去了把自己和一个摘了帽子的人相比较的不服气的想法。大概觉得这样写对自己是一种屈辱吧。压力再大，对做人的尊严他还是珍惜的。

三篇自我检查写得同样凌乱，同样让人怀疑他是否还清醒。内容都是三点：（一）"自幼养尊处优，呼奴喝婢。""去英国后又沾上了绅士派头，"……"自视清高，自以为搞医学教育有自己的一套，"……"于是犯下了反抗党的领导的罪行。"（二）"向党靠拢不够"。（三次重复都只有这一句话，没有具体内容。）（三）对祖国的语言文字，只有阅读的能力，过去写文章、写总结都要别人代笔"……"如果要从书面检查来判断我改造得如何，我摘帽的可能就不大了"。几乎所有的右派分子在书面检查中，都有类似的自责，有的表达得委婉动听些，有的就显得词不达意。宗恩的检查，特别是第三点，直让人看了有些哭笑不得。这位一直被视为处事冷静、头脑清醒的医学教育工作者，竟连几句让人听了能入耳的客套话都不会说了？可能他对摘帽是既渴盼又轻蔑的，摘了又能有什么改变？无非让陪伴在自己身边的老妻过得略为舒心一些，在与自己已没有联系的儿子们心中，重新获得作父亲的应有的尊严。这些期盼过分吗？

戴着这顶看不见触不到的沉重的帽子，宗恩终于倒下了。

长期以来，宗恩患有心血管病，时重时轻，至此，他挺不住了。62年1月31日，在一遍遍写了检查后，《日记》中出现了关于自己病情的记录：

近一个月来，总觉得容易疲乏，有时早晨头昏头痛，多活动就气促、腿肿。2月1日开始病休。医嘱2月16日再去复查。

复查的结果是让他继续休息二周。他在《日记》中记下了病情和用药。以后又检查了两次，是在2月23、27日。没有在日记中留下病情和用药的记录。

28日，他给在北京的农工民主党中央委员会写了一个报告，交了全年的党费，并表示对昆医的照顾十分感谢。

同一天，他用英文写了三封短信，收信人是胡正详(协和医学院病理学教授，于十年动乱中自杀)、孙邦藻(P.S.Seng)和林宗扬(C.E.Lin 注2)。内容大致相同。大意是：相见不可期。右派帽子还戴着。近日病体奄奄，自知即将去往灵魂安息之所(Limbo)，看到国家正在大踏步前进，我也没有什么遗憾了。只是妻子还要活下去，请在她需帮助和劝慰时，尽量给她一些安慰。在给孙邦藻的信中加上了这样一句："我将无怨无悔地平静离去。"

《日记》至此全部结束了。在下一页上，他写了这样几个字：

北京航班
星期1、4、5、6
南宁　2、5

北京是他工作、生活了大半辈子的地方。在南宁有一个还未成家的小儿子，处境大不如两个哥哥。这都是难以割舍的。

维华交给我这本《日记》时，写了一篇清新的短文。她设想自己挽着祖父的臂膀从协和医学院巍峨的厅堂里走出来，在那里，她才作完回到生养她的故土上的第一次学术报告。怀念亲人，向两岁时就离开的亲人汇报自己的成就，诉说自己对逝者的思念。一片纯情。我对《日记》的解读，将带给她什么？有必要让她去理解吗？我陷入了更深的迷茫。

2006 年 7 月 27 日 上海 留夷（李宗蕖）

注 1：在宗恩的档案中，我们找到了一封 1949 年宗恩给施正信教授的信(英文，译文见《李宗恩文存》)。信中宗恩叙说了他对今后医学教育的信心，并寄语施大夫两年后回来务必去北京看一看新政权下卫生事业的发展，信心十分坚定。和其他信件，如致协和董事会的信一样，尽管困难重重，他决心全身心地投入新中国的医学教育事业。(致董事会的信亦见《李宗恩文存》)。

注 2：林宗杨：1881 年出生于马来西亚。1916 年毕业于香港大学医学院，获医学学士学位。1918 年回国后历任北京中央医学院细菌室主任，北京协和医学院细菌诊断室主任、教授兼教务长，北京大学医学院细菌学和公共卫生学教授。曾赴美国进修。于 1922 年获公共卫生学博士学位。1949 年后继续在北京医学院任教。1956 年起任《中华医学杂志》(英语版)专职名誉顾问。1988 年被聘请为中华国际医学交流基金会第一届理事和第十八届名誉顾问。1988 年 2 月他决定将多年积蓄的十三多万美元国外存款捐献给中华国际医学交流基金会设立"林宗扬医学教育奖"。1988 年月 10 月 5 日去世。

附录三 国立贵阳医学院毕业生名单

1938 年—1949 年

医科第一届，1938 年 6 月入学，1940 年 2 月毕业	
朱祖焜	北京市结核病院主任医师
王焕斗	贵阳医学院教授
李克温	南京国立中央大学医学院公共卫生医师 (46)
李迎汉	广州市东山医院院长
李耕田	北京解放军 301 医院教授
季业睿	
侯仲康（女）	重庆第四人民医院主任医师
张士英	贵阳医学院教授
陈先迷	南京黄浦路卫生署 (46)
陈宗贤	南京黄浦路卫生署医疗防疫总队部 (46)
黄天赐	上海瞿立浦医院
彭大椿	安徽医学院教授
杨　瑛（女）	
杨玉如（女）	河北医科大学教授
杨洁泉	贵阳医学院教授
刘式曾（女）	南京妇产医院主任医师
刘廷杰	重庆第三军医大学教授
刘震华	河北医科大学教授
霍蕴新（女）	贵阳市妇产医院主任医师
郑从周	煲城军医院医师 (46)
韩誓生	兰州医学院神经病学研究所教授
韩业传	河北省卫生防疫站主任医师
谭蕴涛（女）	北京市妇产医院主任医师
罗锦霞（女）	上海市杨树浦卫生局
张莲池	四川省自贡市卫生所所长

安作揖	贵阳医学院教授
医科第二届，1938年6月入学，1940年10月毕业	
于本崇	贵阳医学院教授
江又盐（女）	河南开封人民医院
李本慧（女）	重庆市妇幼保健医院
孟庆麒	
徐永英（女）	济南市山东医学院
医科第三届，1938年6月入学，1941年2月毕业	
王炜华（女）	原重庆武汉疗养院
何志贞（女）	
李嘉玉	天津市工人医院主任医师
谷逸民	贵阳中医学院
宓锡裕	广东省人民医院耳鼻喉科主任医师
陈瑞昭（女）	上海第二军医大学教授
姜蓝章	美国芝加哥
章学溥	安徽医学院
张文溶（女）	四川自贡市如如医院
程本礼	贵阳市第一人民医院主任医师
冯水连	北京西四牌楼中和医院
彭清超	贵州省卫生防疫站
刘仁麟	上海杨浦区中心医院主任医师
刘秀景	台湾
刘梦珩	昆明军区43医院主任医师
钱允中	贵州省人大常委会副主任教授
缪永富	四川自贡市如如医院
谢强哉	北京铁路总医院科主任
第四届，1938年6月入学，1941年7月毕业	
丁吟野	南京铁路医院科主任
尤素真（女）	云南省立卫生院（46）
朱赓尧	重庆磁器口四一医院
李士俊	四川双流卫生院
李传敬	成都空军士官学校医务处（46）
俞尔闻	云南下关新市场惠兰诊所（46）
查树兰	广东省人民医院主任医师

附录三 国立贵阳医学院毕业生名单（1938-1949）

高芝峰	重庆鹅公岩第二十一兵工厂医院
孙明璐	贵州威宁卫生院（46）
梁树今（女）	河北医科大学教授
郭寿钰	南京下关海军医院
杨集祥	河北医科大学教授
赵易	浙江医科大学教授
刘伦善	武汉市第一医院放射科
腾绍英	上海北新泾卫生所
医科第五届，1938年6月入学，1942年2月毕业	
曹定一	
王梅斋（女）	
孙丕贞（女）	天津市立医院
吕少仪（女）	重庆南岸仁济医院
李伯睿（女）	美国纽约
李剑清（女）	
李韵菊（女）	河北医科大学四院主任医师
孟昭极	贵阳市铁路五局医院
张文杰（女）	重庆相国寺陆军医院
张若麟（女）	河北医科大学教授
张毓德	河北医科大学教授
杨荣勋	贵阳医学院教授
赵东海	北京解放军301医院主任医师
唐尚凯（女）	福建建瓯基督教医院
医科第六届，1938年6月入学，1942年8月毕业	
方克祥	
王光华	南京军部医务科（46）
王诗恒	湖南长沙省立医院内科医师（46）
史忠贤	长沙省立医院
朱养元	贵阳市交通医院
李如兰（女）	浙江福音医院
李志彬	杭州浙江大学医院主任医师
李勤举	昆明军区43医院主任医师
张骏灏	
陈学诗	北京安定医院主任医师

杨士瑛	武汉市儿童医院医院
蔡醒华	北京解放军总医院主任医师
顾亚夫	江苏省中医研究所教授
医科第七届，1938年6月入学，1943年2月毕业	
尹　超	成都省立医院
王　珵（女）	广西沙田省立医院（46）
王　瀛	汉口市铁路医院主任医师
王伯欧	开封救济分署南区医院
王汉卿	河北医科大学
何一维	广东新会江门县立第四医院
吕家裕	重庆第五人民医院主任医师
周士仁	贵州解放军44医院主任医师
洪素娴（女）	广州医学院教授
高风翰	兰州军区医院
孙世镛	贵阳医学院教授
夏彭春	武汉军区总医院主任医师
徐　德（女）	武汉市第一医院主任医师
张长民	北京铁路总医院主任医师
张葆琛	北京市回民医院
陈叔骐	山东医学院生化教研室教授
程世荣	淮南矿务局
郭毓清（女）	贵州省人民医院
董华参	武汉二汽职工医院主任医师
邹桂月（女）	武汉市汉口铁路医院主任医师
魏桂庭	河北医科大学教授
谢先英（女）	广州中央医院
樊毓麟	兰州军区总医院副院长
医科第八届，1938年6月入学，1943年8月毕业	
窦光龄	贵阳医学院教授
文　震	湖南零陵省立医院
包启瑷（女）	
王季鸿	原武昌省立医院
马旋锦	上海空军第二区司令部（46）
袁佳琴（女）	天津医学院教授

附录三 国立贵阳医学院毕业生名单（1938-1949）

卢国桢	成都市卫生干部管理学院主任医师
肖斯瑜（女）	天津中央医院（46）
郑爱民	原南京鼓楼医院
隋汝河	贵州清镇卫生院院长（46）
梁德明	
曹鸿缙	河北医科大学
张玉峰	原江苏苏海州新浦协和医院
陈 酥（女）	
医科第九届，1938年6月入学，1944年1月毕业	
王钦明（女）	沈阳市中国医科大学第二附属医院
江孝达	重庆医科大学第二附属医院主任医师
朱明华	香港
李尚能	昆明第一人民医院主任医师
步丰驹	天津医学院教授
张念安	贵阳医学院教授
荣鉴古	贵阳医学院副教授
刘美潮（女）	原南京中央助产医院
阎林肯	南京铁道医学院
王世埨（女）	
医科第十届，1938年6月入学，1944年8月毕业	
王积惇	安徽淮南矿务局技术委员会
白金铭	天津第二中心医院主任医师
任守中	北京市儿童医院主任医师
宋汝良	原天津中央医院
成淑棠（女）	银川宁夏医学院教授
李 刚	四川铜梁空军入伍生总队医务组（46）
林淑贞（女）	北京市宣武区防疫站
殷慧生（女）	安徽淮南矿务局技术委员会
张钜清	大连医学院教授
张鸿典	浙江医科大学
张宝珍	贵阳医学院附院副教授
陈诚献	北京人民卫生出版社
杨松森	浙江医科大学附属医院主任医师
管必强	河南安阳市人民医院主任医师

刘慕虞	湖南长沙解放军 163 医院
潘友信	江苏扬州医学院教授
郑玲才	云南省卫生防疫站主任医师
庞学俭（女）	原北京定阜大街空军医务科
罗克聪（女）	贵州省中医研究所
燕淑昭（女）	浙江医科大学
医科第十一届，1938 年 6 月入学，1945 年 2 月毕业	
何宗禹	
医科第十二届，1939 年 9 月入学，1945 年 8 月毕业	
顾毓珍（女）	福建省泉州市第一人民医院主任医师
江导群（女）	武汉市第三医院主任医师
马逢顺（女）	杭州市浙江省中医院主任医师
李百亭	上海市瑞金医院七舍外科门诊部
田保梁	武汉市第三医院主任医师
于世英	贵阳医学院教授
薛中孚	上海淮阴路二十号肺病医院
汪云南（女）	原上海杨树浦中纺第二医院
孙纪彰	兰州军区军事医学研究所所长
张蕴荪（女）	河北医科大学教授
黄绛珠（女）	贵阳医学院教授
程竹仙（女）	昆明军区 80 医院
刘建斗（女）	兰州军区军事医学研究所
蔡戌候	浙江杭州市人民医院主任医师
谌贻鹓（女）	贵阳医学院附院
章文澜	原上海杨树浦中纺第二医院
医科第十三届，1940 年 9 月入学，1946 年 7 月毕业	
王爱慈（女）	北京丰台铁路医院主任医师
方景灿	浙江杭州市西湖凤林医院
李中簋	贵州省人民医院心血管研究所主任医师
李希唐	贵阳市解放军 44 医院
李瑞骢	广西博济医院外科（46）
李鸿汉（女）	广州中山医科大学孙逸仙纪念医院教授
吴明权（女）	上海杨浦区中心医院主任医师
徐天华（女）	贵州省人民医院主任医师

附录三 国立贵阳医学院毕业生名单（1938-1949）

姚友新	贵阳医学院（46）
高鸿程	南京市第一医院主任医师
徐世熙	贵阳医学院副主任医师
陈信宝（女）	浙江医科大学妇产科医院教授
张泰仑	原杭州浙大医学院
杨盖民	原汉口武汉总医院
熊旭林	武汉医学院第一附属医院教授
廖成群	
虞惠容	原贵阳铁路医院
刘荣桂	贵州省人民医院
刘瑞琼（女）	贵阳医学院附院角色
刘兰芳（女）	原青岛山东大学医学院
韩坤光（女）	原天津中央医院
第十四届，1941年9月入学，1947年7月毕业	
胡瑞本（女）	
孙　焘	昆明解放军医院
孙继武	贵州省人民医院主任医师
秦万凰（女）	
许寿松	南京军区医院专家组主任医师
张美祥	贵阳医学院教授
张国天	原广州两广浸会医院
张漱芳（女）	美国
陈建民	美国
路文博（女）	杭州市浙江妇产医院
郑冬青（女）	遵义市地区人民医院
黎兰芳（女）	美国
骆炳煌	原武汉大学医学院
瞿溥年	贵阳医学院教授
第十五届，1942年9月入学，1948年8月毕业	
周荣春	遵义市地区人民医院主任医师
刘伍生	贵阳医学院教授
张国培	贵阳医学院教授
雷崇熙	云南流行病防治研究所主任医师
欧阳纯美（女）	香港

郑毓秀（女）	湖南医学院第二附院教授
方　明（女）	湖南长沙解放军 163 医院
吕学正	浙南医科大学教授
时钟孚	贵阳医学院教授
马勇海	贵阳市结核病防治医院主任医师
姬子卿	沈阳军区总医院专家组主任医师
王就真	美国
陈光汉	
第十六届，1943 年 9 月入学，1949 年 7 月毕业	
余汉民	贵阳市第一人民医院主任医师
朱日华	
金锡礼	成都陆军总医院
崔绍雯	贵阳市第二人民医院
叶文源	南京市儿童医院主任医师
杨国范	贵阳医学院附属
刘崇文	贵阳市第一人民医院主任医师
潘承俭	江苏无锡第二人民医院主任医师
刘卓佑	贵阳医学院附属医院教授
尹昭炎	北京市首都医院主任医师
时光达	贵阳中医学院教授
王　楫	贵州省人民医院主任医师
鲍镇美	北京中日友好医院主任医师
周光远	贵阳医学院副教授
杨世光	昆明市昆明军区总医院主任医师
罗忠悃	杭州市省精神病研究所主任医师
杨诚章	

本名单根据贵阳医学院李贵真、金大雄教授收藏的《贵医同学录（1940—1946 年 9 月）》和贵州医科大学宣传部提供的《毕业生名单（1940—2017 年 4 月）》整理。为衡量贵医毕业生从业概况，本名单首选 2017 年信息（包括职务），次选 1946 年信息（注 46），两处无记录者留空白。

参考文献

一、档案文献

格拉斯哥大学档案馆 University of Glasgow Archive

伦敦热带病卫生学院档案馆 London School of Hygiene & Tropical Medicine Archive

洛氏基金会档案馆 Rockefeller Archive Center (RAC)

中央研究院近代史所档案馆

国史馆

协和医学院档案室（PUMA Archive）全宗号，1-ZGR-1983

贵阳市档案馆

贵州省档案馆，全宗号 99，目录 1

云南省档案馆

二、中文书刊（按文中顺序）

车国进编：《文登进士》，天津古籍出版社 2007 年版。

初钊兴：《文登市志》，中国城市出版社 1996 年版。

李祖年修，于霖逢纂：《文登县志》成文出版社有限公司清光绪廿三年版。

初钊兴：光绪本《文登县志》点注，天津古籍出 2010 年版。

《剑桥中华民国史（1912—1949）》，中国社会科学出版社 1998 年版。

李宗瀛：《回忆李宗恩》（未删节版），《贵州文史资料选辑》第二十九辑，贵州政协文史资料委员会 1990 年 1 月版。

李宗瀛：《回忆李宗恩》，《百年》1999 年 9 月号。

王吉民、伍连德：《中国医史》，The Mercury Press, 1936 年版。

李向明编：《中国现代医学家传略》，科学技术文献出版社 1984 版。

钱信忠主编：《中国卫生事业发展与政策》，中国科技出版社 1992 年版。

《话说老协和》，中国文史出版社 1987 年版。

王哲：《国士无双伍连德》，福建教育出版社 2007 年版。

李宗蘷：《留夷集》，亚美导报 2016 年版。

尹在邰翔编：《国防医学院院史》，台湾五南出版社 2014 年 12 月版。

韩存志主编：《资深院士回忆录》（第一卷），上海科技教育出版社 2003 年版。

周文斌：《张孝骞》，中国协和医科大学出版社 2007 年版。

朱文员等编：《中华民国建国百年大事记》，国使馆 2012 年版。

李勇、张仲田编：《蒋介石年谱》，中共党史出版社 1995 年出版。

张美祥主编：《贵阳医学院院史（1938—1984）》，1987 年版。

钱理群等编：《贵州读本》，贵州教育出版社 2003 年版。

杨开宇、廖惟一：《贵州资本主义的产生和发展》，贵州人民出版社1982年版。

唐建民、袁家福：《抗战时期内迁的工商业》，云南人民出版社1989年版。

《竺可桢全集》第七至十二卷，上海科技教育出版社，2005年版。

《贵阳市地方志-卫生志》，贵州人民出版社1992年版。

《邓家栋画传》，中国协和医科大学出版社2007年版。

张清平：《林巧稚传》，百花文艺出版社2012年版。

《中国人民政治协商会议第一届全体会议纪念刊》人民出版社，1999年版。

《中国协和医科大学校史（1917-1987）》，北京科学技术出版社1987年版。

《当代北京大事记（1949-1989）》，北京出版社1992年版。

中共中央文献研究室编：《周恩来年谱》（上卷），中央文献出版社1997年版。

北京协和医院编：《张孝骞》，中国协和医科大学出版社2007年版。

郭金海：《院士制度在中国的创立与重建》，上海交通大学出版社2014年版。

宋振能编：《中国科学院院史拾零》，科学出版社2011年版。

李志绥：《毛泽东私人医生回忆录》，时报文化1994年版。

三、英文书刊

Addresses and Papers, Dedication Ceremonies and Medical Conference, Peking Union Medical College, September 15-22, 1921. Concord, N.H.: Rumford Press, 1922.

Andrews, Roy Chapman, *Meet your Ancestors*, Viking Adult, 1961.

Bowers, John Z. *Western Medicine in a Chinese Palace, Peking Union Medical College, 1917-1951.* New York: Macy Foundation, 1971.

Braddon, W. Leonard, *The Cause and Prevention of Beri-Beri*, Andesite Press, 2017.

Bullock, Mary Brown, *An American Transplant – The Rockefeller Foundation & Peking Union Medical College*, University of California Press, 1980.

Chen C. C. (陈志潜), *Medicine in Rural China, A personal account*, in collaboration with Frederica M. Bunge, University of California Press, 1989.

Colledge, *Employing Medical Practitioners as Missionaries to China*, Macao: impreso for F. F. Da Cruz, Typographia Feliciana, & Chinese Repos., Vol. IV, 1836.

Cadbury and Jones, At the Point of a Lancet: One Hundred Years of the Canton Hospital, Shanghai: Kelly & Walsh, p.29, 1935.

Crow, Carl, *Foreign Devils in the Flowery Kingdom*, Hong Kong: Earnshaw Books, 2007

Du Halde, Jean-Baptiste, *The General History of China: Containing a Geographical, Historical, Chronological, Political and Physical Description of the Empire of China, ... Account of Their Customs, Manners, Ceremon*, London: J. Watts. 1741.

Engineering the State, The Huai River and Reconstruction in Nationalist China, 1927-37 (East Asia: History, Politics, Sociology and Culture), Routledge, 2017.

Ferguson, Mary E. *China Medical Board and Peking Union Medical College, A Chronical of Fruitful Collaboration, 1914-1951.* China Medical Board of New York, Inc. 1970.

Flexner, *Abraham Medical Education in the United States and Canada*, New York: Carnegie Foundation, 1910.

Glantz, Mickey. Glantz, Michael H. *Climate Affairs: A Primer*. Island Press. 2003.

Grant, John B. *Principles for medicine and public health in the China Experiment, in Health Care for the Community*, selected papers *of Dr. John B. Grant*, Edited by Conrad Seipp. The John Hopkins

University Press. 1963.
Isserman, Maurice, *Korean War (America at War)*, Facts On File, 2003.
Jager, Sheila Miyoshi, *Brothers at War – The understanding Conflict in Korea*, Published by W.W. Norton & Company Ltd. 2013.
Keefer, Frank R. *A Text-Book of Elementary Military Hygiene and Sanitation*, Philadelphia and London, W.B. Saunders, 1918.
Keen, William W., *The Treatment of War Wounds*, Philadelphia, W.B. Saunders. 1917.
Lawrence, KA, *A Surgeon in Wartime China*, University of Kansas Press, 1946.
Ludmerer, Kenneth M. *Learning to Heal – The Development of American Medical Education*, The Johns Hopkins University Press. 1985.
Manson-Bahr, Philip, *Manson's Tropical Diseases*, 16th edition London: Balliere, Tindall and Cassell. Ltd., 1966.
Medical Transitions in Twentieth-Century China. China Medical Board Centennial Series. Indiana University Press. 2014
Pietz, David. *Engineering the State: The Huai River and Reconstruction in Nationalist China 1927–1937*. Routledge. 2002
Public Health and Medicine, China Handbook, 1937-1943. New York: Macmillan, 1943
Reardon-Anderson, James, *The Study of Change, Chemistry in China, 1840-1949*, Cambridge University Press, 1991
Snapper, I. *Chinese Lessons to Western Medicine – A Contribution to Geographical Medicine from the Clinics of Peiping Union Medical College*, Interscience Publishers, Inc. New York. 1941.
Spence, Jonathan D., *The Memory Palace of Matteo Ricci*, New York, 1984.
Time Runs Out in CBI, Washington, D.C., Department of the Army, 1959, available online
Watt, John R. *Saving Lives in Wartime China. How medical Reformers Built Modern Healthcare Systems amid War and Epidemics*, 1928-1945, Brill, 2014.
Watt, John R. *Nationalization of Medical Colleges, published in Public Medicine in Wartime China – Biomedicine, State Medicine, and the Rise of China's National Medical Colleges, 1931-1945*. Rosenberg Institute for East Asian Studies, Suffolk University, 2012.
Yergin, Daniel, *The Prize – The epic quest for oil, money & Power*, Published by Simon & Schuster, 1991.
Yip, Ka-che, *Health and National Reconstruction in Nationalist China, The development of modern health services, 1928-1937*, Association for Asian Studies, Inc., 1995

四、其他未刊稿

李寿白《郝妈》《父亲》《母亲》，2012年。

李贵真《我的回忆》1991年9月1日。

包怀恩《沙河烟云 — 贵医文革往事》2011年4月。

北京协和医学院52届同学（1947—1952）《情系母校 — 毕业50周年纪念刊》2003年12月。

方圻《忆李宗恩院长》，2008年3月写于北京协和医院。

王台《协和医学院的灰暗年代》，2002年11月。

张之强《我的一生》

祝寿嵩《历史回顾，无限遗憾 — 对李宗恩院长对批判是不公正的》，与作者通信，2010年8月25日。

五、采访

李宗蕖：妹妹

李寿晋：二子

李寿白：三子

李苏：　长孙

包怀恩：贵阳医学院前院长

刘伍生：国立贵阳医学院学生

梁诗标：国立贵阳医学院技术员

金启健：国立贵阳医学院生物系教授李贵真之子

方圻：　协和医学院复校后第一批住院医

马贤凯：协和医学院复校后第一班学生

王宝美：协和医学院复校后第一班学生

郑建中：协和医学院复校后第一班学生

祝寿嵩：协和医学院复校后第一班学生
王容增：国立贵阳医学院学生
彭婉萍：国立贵阳医学院护校学生
许国定：国立贵阳医学院学生
王世真：协和医学院教授
全如珹：协和医学院复校后第五班学生
蒋彦勇：协和医学院复校后第五班学生
陈元方：协和医学院复校后第五班学生
罗慰慈：协和医学院复校后第二班学生
孙念怙：协和医学院复校后第二班学生
郭少军：协和医学院宣传部部长
单成仕：协和医学院党委秘书
周克敏：昆明医学院医生，李宗恩邻居
匡铣： 昆明医学院医生，李宗恩邻居

中文人名索引

说明 凡正文与注释出现的人物，除传主外都编入索引以便检索。本索引以姓氏笔画排序，同一划数者以首笔的横、竖、撇、点、折次序为排列，首字相同者则以次字笔划数与上述笔形依次排列。

二划
丁文江　19, 24, 35, 212, 215
丁德泮　Ting, TP　184
丁瓒　　215, 218

三划
于世英　113, 299
于本崇　145, 295
于光远　193
于学清　128
马大成　243
马文昭　173
马守援　180
马贤凯　171, 307, 331
马相伯　20
马祖胜　1240
马寅初　243
小慰乐　245, 247

四划
王文彬　171
王文瑾　71
王世杰　82, 264, 265
王世真　210, 308, 330
王玉德　77
王乐乐　Wang, Loh-loh　184
王台　　240, 243, 244, 247, 307
王吉民　73, 78, 303
王成椿　123, 238, 141
王志均　145
王伯群　120
王杨宗　246
王宝美　173, 186, 307, 331
王宠惠　213
王季午　Wang, CW　1, 59, 76, 91, 118, 120, 133, 137, 166, 167, 184, 261, 266, 272, 325, 326
王荣增　108, 131, 331
王哲　　77, 78, 303
王积祜　113
王积悼　111, 298
王家烈　98, 99, 129

309

王琇瑛 Wang, Hsir-ying 184
王曼　　　133
王新命　　131
贝时璋　　213
毛子水　　240
毛泽东　　191, 193, 199, 203, 217, 220, 221, 222, 227, 239, 147, 248, 250, 304
方先之　　64
方圻　　　175, 187, 307, 331
邓叔群　　213
邓春膏　　138
邓家栋　　81, 154, 175, 183, 187, 198, 207, 210, 224, 245, 261, 304
尹觉民　　107, 137
尹戌　　　247

五划

艾思奇　　193
叶企孙　　89, 213
叶纪元　　180
叶惠方　　177
叶群　　　243
史继忠　　129
卢亮　　　140, 180, 271, 272
卢致德　　81, 95, 147
乐天宇　　218
白功懋　　171
白郎都　　77
白施恩 Pai, S.E 184
包怀恩　　129, 180, 307, 331

冯友兰　　213
冯兰洲 Feng, LC 58, 76, 208, 327
冯玉祥　　127
冯德培　　181, 213

六划

匡铣　　　234, 237, 249, 308
光绪　　　7, 9, 11, 12, 14, 15, 18, 34, 302
毕西田　　34
毕华序　　13
孙中山　　27
孙玉珊　　241
孙邦藻　　30, 193, 231, 236, 292
孙志戍　　56, 75, 76
孙国贤　　171, 186, 193, 199
孙承蕊　　245, 246
朱庆澜　　65
朱地　　　244
朱光潜　　24, 240
朱贞英　　186, 243
朱志明　　128
朱宪彝　　60, 175
朱恒璧　　138, 162, 182
朱钟琪　　16
朱家骅　　123, 134, 138, 140, 144, 167, 180, 181, 188, 213, 214, 265, 271, 279
朱章赓　　82, 95, 104, 127, 145, 146, 163, 174, 184
朱懋根　　97, 99, 120, 129, 168,

267
关松韬　154
关韬　41
伍连德　66, 67, 68, 73, 78, 303
伍修权　195, 242
伍献文　213
全如珹　222, 247, 308
庄文亚　19, 35
刘士豪　Liu, SH 60, 77, 154, 205
刘占鳌　125, 145
刘多子　13
刘伍生　112, 116, 130, 131, 132, 300, 307, 331
刘纬通　Liu, WT 184
刘素嫦　101
刘桂云　245, 246
刘鼎　218
刘瑞华　74
刘瑞恒　Liu, J. Heng 56, 66, 67, 68, 78, 79, 90, 95, 156, 161, 162, 163, 164, 165, 183, 327
刘慕虞　134, 299
许立群　193
许宝禄　240
江振中　132
庄长恭　213

七划

李子和　230, 287
李世民　8
李文铭　81

李方邑　145
李书华　213, 240
李四光　140, 180, 214
李百亭　133, 299
李先闻　213
李廷安　Li Ting-an 146, 184, 327
李苏(苏苏)　230, 231
李志绥　222, 227, 247, 248, 250, 304
李克鸿　197, 223, 227, 241, 243, 247
李寿白　88, 111, 122, 125, 132, 134, 227, 237, 284, 290, 307
李寿复　47, 48, 53, 54, 87, 88, 122, 125, 207, 225, 226, 227, 230, 247, 282, 284, 287
李寿晋　63, 87, 111, 122, 125, 206, 207, 227, 307
李念仔(李毅清)　7, 8, 9, 11
李华(李维华)　3, 230, 283, 328
李伯元(李宝嘉)　9, 19, 34
李伯球　224
李彤　97, 129, 130, 131, 134
李汭　8
李忱　8
李宗仁　127
李宗京　13, 47, 87
李宗津　15, 31, 47, 48, 231, 256, 263, 287, 325

李宗登	13, 17, 47		131, 132, 135, 179, 180, 301, 308, 332
李宗菓	8, 16, 31, 34, 36, 47, 48, 74, 80, 83, 84, 113, 127, 219, 225, 231, 233, 246, 247, 259, 263, 264, 267, 272, 277, 278, 280, 304, 308, 329, 331	李洪迥	64, 224
		李济	213
		李涛	70
		李鸿章	7, 11, 35
		李鸿儒	130
李宗瀛	9, 11, 15, 16, 22, 31, 34, 36, 47, 48, 56, 76, 80, 84, 87, 88, 100, 111, 113, 127, 128, 130, 131, 132, 134, 179, 180, 189, 231, 233, 240, 255, 283, 289, 304, 327	李遇龙	8
		李铭	155, 162, 163, 183
		李瑞林	99, 129
		李嘉玉	113, 295
		李德全	196
		李寰	180
		李懿征	58
		苏步青	213
李宛曹	13, 87	严仁荫	96, 99, 100, 266
李宝淦	7	严修	89
李宝章	11, 17, 19, 31, 32, 34, 35	严济慈	213, 218, 240
		严镜清	65, 78, 262, 268, 286
李健生	224	吴之理	208, 245
李珉	234	吴执中	120, 136
李敖	234	吴有训	214
李祖年	7, 8, 9, 10, 11, 12, 13, 14, 15, 16, 17, 19, 20, 34, 35, 47, 74, 393	吴光祥	242
		吴阶平	210
		吴英恺	175, 197, 226
李祖绅	9	吴定良	213
李祖佺	19, 35	吴学周	213
李祖植	19	吴俊	128, 131
李祖鸿	19, 22, 34, 35	吴宪	44, 50, 51, 70, 74, 81, 181, 328
李祖虞	19, 83		
李贵真	96, 97, 99, 104, 105, 107, 112, 118, 129, 130,	吴鼎昌	106, 120, 268, 270

吴徽鉴　56
时钟孚　116, 301
邱浩川　40
何玉书　180
何观清　106 120, 268, 270
何志贞　119, 133, 295
何晋 He, Jean　20, 31, 32, 33,
　　　　35, 47, 48, 53, 87, 88,
　　　　91, 92, 102, 106, 111,
　　　　112, 113, 118, 122,
　　　　125, 137, 207, 230,
　　　　233, 234, 236, 238,
　　　　252, 257, 258
何辑武　180
谷木兰　243
谷韫玉 Ku, YY　184
邹德馨　190, 192, 240, 241, 243
余大绂　213, 240
余嘉锡　212, 213
沈士骅　100, 111, 130, 131, 132
沈从文　240
沈同　1723
沈克非　108, 118, 120, 131, 162,
　　　　163, 164
沈其益　218
沈福宗　23, 24
汤飞凡　59, 77
汤用彤　213
汤独新　99, 107, 131
汤佩松　82, 95, 96, 99, 100, 123,
　　　　127, 129, 130, 176, 213,
　　　　266, 269, 286, 327

汪正本　77
宋子文 Soong, TW　65, 150
宋思一　180
宋振能　246, 305
张大中　204, 343
张大酥　186
张之洞　15, 64
张之强　197, 198, 199, 202, 207,
　　　　210, 220, 230, 243,
　　　　244, 245, 247, 250,
　　　　308
张长民　131, 233, 297
张元济　213
张正良　240
张光璧 Chang KP Stephen 181,
　　　　182, 243
张庆松　243
张年春　113
张纪正　64
张羽琼　129
张孝骞 Chang, HC　128, 184, 207,
　　　　209, 210, 226, 239, 245,
　　　　250, 267, 304, 305
张志韩　96
张伯苓　82, 89
张作干　145, 224, 229, 248
张学良　120, 133, 270
张治中　184
张宗麟　243
张承平 Chang, CP Archie　202
张惠阑　224
张景钥　240

张舒麟　97, 99, 130
张锡钧　191, 198
张群　184
张鋆　173, 197, 229, 241, 280
张睿　11, 15
陈立夫　123, 124, 134, 279
陈玉祥　77
陈达　213, 240, 248
陈协　243
陈克恢　51, 176
陈志潜 Chen, C C　70, 71, 72, 79, 145, 146, 155, 162, 163, 179, 183, 184, 306, 327
陈迎汉　120, 133
陈国桢　64
陈诚献　131, 298
陈胜崑　75
陈恒　213
陈省身　213
陈恒义 Chen, Heng-I　184
陈剑星 James, Chen　202, 241
陈桢　213
陈寅恪　213
陈毓崧　12
陆征宪　77
陆定一　217, 221, 239
陆维善　193

八划

林文庆　81, 127
林可胜 Robert K.S. Lim　30, 67, 70, 74, 80, 81, 86, 90, 93, 94, 95, 118, 146, 162, 163, 176, 214, 268, 269, 327
林巧稚 Lim, Kha-ti　154, 171, 175, 183, 209, 210, 211, 226, 245, 280, 305
林宗扬 Lim, Chong-eang　59, 74, 236, 292, 293
林绍文　58, 73, 235, 291, 292
林敦英　140, 141, 271, 272
杨公达　180
杨文杰　128
杨怀德 Young, Charles W.　44, 55, 76
杨松森　113, 132, 298
杨树达　213
杨钟健　213
杨济时　99, 118, 119, 120, 129, 133, 266, 269
杨洁泉　120, 130, 132, 133, 294
杨振声　240
杨崇瑞 Yang, Marion　76, 82, 95, 127
杨集祥　133, 135, 296
杨静波　59, 76, 99, 118, 120, 129, 270
范长江　229
范日新　78, 127, 262
范存俊　77
杭立武　96

柳安昌　99, 130, 266
柳诒徵　213
欧阳宗仁　207, 230, 249
茅以升　213, 218
罗克聪　123, 135, 179, 299
罗忠恫　135, 139, 301
罗常培　240
尚传道　180
经历斌　30, 57
经永春　76
经贞璠　57
经志远　76
周之凤　134
周仁　213
周文斌　128, 304
周达时　180
周华康　175, 198, 249, 331
周寿恺　64
周克敏　234, 237, 249, 309
周诒春　Tsur, YT　122, 134, 140, 156, 162, 163, 164, 165, 167, 175, 185, 268, 271, 286
周金黄　Chou, CH　184, 266, 325
周珊凤　231
周恩来　184, 190, 194, 203, 211, 240, 242, 243, 244, 245, 282, 305
周裕德　140, 141, 180, 272
周鲠生　213
金大雄　104, 105, 107, 112, 118, 125, 131, 138, 139, 145, 301
金汝煌　186
金宝善　67, 68, 79, 104, 162, 181, 184, 228, 326
孟庭秀　99
孟继懋　154, 226
郑建中　171, 307, 330
郑玲才　113, 134, 299
竺可桢　142, 167, 180, 185, 213, 216, 245, 246, 304, 329
秉志　213, 214, 245

九划

胡正详　Hu, CH　55, 120, 168, 171, 195, 197, 226, 236, 276, 292
胡先骕　213
胡连坕　120, 131, 132, 133
胡传揆　226
胡适　Hu, Shih　70, 82, 162, 163, 164, 165, 166, 167, 168, 176, 177, 184, 188, 213, 214, 245, 273, 275, 276
胡懋华　197, 224
姚永政　56, 75, 76
姚克方　182, 218
赵乃波　240
赵元任　214
赵以炳　173
赵连福　180

315

赵叔玉　　109
赵祖德　　128
赵绵　　　210, 223, 247
赵福权　　186, 243
郝妈（郝奶奶、郝婆婆）111, 112, 132, 230, 278, 307
娄瘦平　　120
钟惠澜　　Chung, HL 1, 58, 76, 91, 153, 205, 208, 261, 326
俞焕文　　Yu, Huan-wen 81, 184
侯宝璋　　99, 104, 129, 266
侯德榜　　218
恽子强　　218
施元芳　　96
施正信　　30, 76, 167, 185, 189, 240, 266, 268, 286, 287, 293, 325
施润之（继母）17, 31, 47, 53, 83, 260
施肇基　　Sze, S. Alfred 156, 162, 183, 273
祝寿河　　192, 206, 241
祝寿嵩　　205, 244, 307, 308, 340
祝海如　　56, 192, 241
容启荣　　Yung, Winston W. 81
洪士元　　134
洪士希　　99, 103, 266
姜立夫　　213
贺龙　　　221
贺鸣罂　　180
贺诚　　　197, 218, 243

骆炳煌　　124, 131 132, 135, 139, 180, 300

十划

顾谦吉　　70
贾魁　　　99, 107, 108, 109, 129, 131, 266, 279, 280
姬子卿　　116, 301
袁印光　　120, 133
袁同礼　　240
袁杰三　　128
袁佳琴　　130, 131, 298
袁贻谨　　Yuan, IC 59, 76, 91, 128, 176
聂荣臻　　197, 243
聂毓禅　　153, 162, 178, 191, 193, 199, 223, 241, 274
顾景范　　186
索太太　　231
勒树梁　　218
晏阳初　　James Yan 68, 71, 79
徐运北　　221, 226, 248
徐国定　　130, 150, 179, 330
殷宏章　　213
殷叙彝　　140, 180
钱三强　　240
钱宇年　　205, 206, 243
钱思量　　240
钱俊瑞　　196
钱崇澍　　213
诸福棠　　Chu, FT 59, 76, 91, 128, 154, 187, 226

唐惠珊	77	彭达谋	81
梁思永	212	彭婉萍	130, 398, 330
梁思成	213	梅贻林	147, 182
梁植权	210	梅贻琦	182, 188
凌鸿勋	213	黑子	132
郭金海	246, 304	傅连璋	243
涂长望	218	傅作义	177, 188
翁文灏	213	傅启学	180
饶毓泰	213	傅斯年	213
陶孟和	213	程应镠	231, 233, 249

十一划

谢少文 Zia, Samuel H. 59, 77, 208
谢耿氏 180
谢家荣 213
谢敏秘 Sia, Ming-be 184
谢蒨茂 77
曾昭伦 218

黄宛	229, 249
黄宽	24, 35, 42
黄梦花	130, 131
黄翩翩	131
曹克襄	87
曹禺	206
曹绪长	87
萨本栋	108, 213
萧公权	213
阎锡山	16, 17, 127
章伯钧	217, 223, 224, 247, 280, 285

十三划

慈禧	7, 18
蒲南谷	75, 76
雷崇熙	116, 300
詹天佑	8
鲍镇美	116, 301
窦光龄	132, 135, 297

十二划

裘祖源	64, 198, 223
蒋介石	62, 80, 82, 83, 93, 127, 128, 188, 269, 270, 303
蒋梦麟	79, 162, 163
覃正宣	131

十四划

蔡元培	212
蔡邦华	218
蔡钺侯	140
蔡堡	180
廖成群	113, 300

廖伯梅　113
谭克敏　180
熊大缜　89
熊秉清　131

十五划
樊毓麟　110, 132, 297
毓贤　15
管必强　134, 299
颜义泉　233
颜惠庆　162
颜福庆　67, 326
潘友信　134, 299
潘铭紫　Pan, MT　184
臧玉诠　173

十六划
薛岳　110
薛愚　228

十七划
戴天佑　Tai, TY　154, 184
戴光远　132
戴博元　34
戴芳润　240
戴方澜　213
戴绍墀　111

十八划
瞿乘方　64
瞿敬贤　171, 186, 199

外文人名索引

Adolph, William H.	窦维廉	242
Anderson, H. H.		183
Anderson, J		36
Andrews, Roy Chapman		74, 305
Ballou, Earle M.	鲍鲁	183, 184
Barnes, Nicole Elizabeth		182
Bennet, Charles R.	本尼特	155, 156
Black, Davidson	步达生	51, 74
Boots, J. L.		183
Borcic, Berrislav	鲍谦熙	72
Bowen, Trever	鲍恩	153, 154, 156, 190, 191
Bowers, John Z.		73, 183, 305

Braddon, W. Leonard		75, 305
Bullock, Mary Brown		74, 79, 182, 305, 330
Burwell, Sidney	布尔维尔	136, 157
Cash, James R.	卡什	55, 76
Cathcart, Edward	卡斯卡特	24, 35
Cochrane, Samuel	塞缪尔•科克仁	55, 75
Cochrane, Thomas	托马斯•d科克仁	39
Colledge, Thomas R.	哥利支	40, 73, 305
Corner, George W.		73
Crow, Carl		73
Curran, Jean A		182
Dieuaide, Francis R.	狄维德	52, 74, 79, 90, 127, 128
Dunlap, Albert M.	邓勒普	46, 74, 162, 163, 183
Edsall, David Linn	埃兹尔	46, 74
Ewing-Chow, David		28
Ferguson, Mary E.	福美龄	79, 155, 162, 163, 164, 171, 180, 182, 183, 184, 185, 186, 187, 194, 196, 240, 242, 273, 305
Fischer, Albert		54
Flexner, Abraham	弗莱克斯纳	42, 73, 305
Folin, O		51, 74
Fordyce, C. J.		87
Forkner, Claude E	福克纳	76, 135, 154, 158, 163, 179, 181, 182, 183, 184, 185
Fosdick, Raymond B.	弗斯蒂克	150, 174, 182, 183
Gates, Frederick T.	盖茨	38
Glantz, Michael H.		77, 305
Glantz, Mickey		77, 305
Grant, John B.	兰安生	67, 70, 71, 73, 79, 127, 132, 3045
Greene II, Roger	顾临	30, 35, 36, 63, 64, 67, 70, 76, 77, 78, 79, 128, 129, 161, 184, 197, 249
Gregg, Alan	格雷格	35, 75, 136, 152, 157, 159,

		160, 164, 167, 168, 179, 181, 182, 183, 184, 187
Isserman, Maurice		242, 306
Halde, Du		73, 305
Hastings, Alert B.	黑斯廷斯	168
Hethmington, Hector		187
Hirst, Betty	海丝典	183, 242
Hoeppli, Reinhard J.C.	何博礼	56, 63, 76, 206, 208, 210, 243, 244, 245
Hopkins, John	霍普金斯	40, 43, 44, 69, 70, 73, 75, 78, 127, 182, 185, 305, 306
Houghton, Henry S.	胡恒德	1, 46, 74, 90, 128, 150, 151, 152, 153, 154, 155, 156, 160, 161, 162, 182, 183, 184, 197
Hertig, M		75
Hudson, Robert P.		73
Hull, Andrew		35, 74
Jager, Sheila Miyoshi		244, 306
Lambert, Robert A.		183
Ledingham, J.C.G		55, 75
Leiper, Robert	利珀	27, 28, 30, 39, 40, 46
Leishman, William B.	利氏曼	55
Lobenstine, Edwin C		128, 135, 183, 185
Loucks, Harold H.	娄克斯	128, 136, 145, 155, 157, 168, 169, 178, 183, 186, 187, 194, 200, 201, 241, 242, 243, 244, 245, 275, 276
Ludmerer, Kenneth M.		73, 74, 306
Keefer, Frank R.		86, 128, 306
Keefer, Chester S.		183
Keen, William W.		86, 128, 306
Khrouchtehev	赫鲁晓夫	219
MacDonald, Claude M.	窦纳乐	15
MacGregor, Malcolm E.		54, 75
Manson, Sir Patrick	万巴德	27, 35, 53, 75, 306
Manson-Bahr, Philip		75, 306
Marchand, F.		55, 76

Marshall, George Catlett	马歇尔	148, 156, 184
McLean, Franklin C.	麦克林	43, 44, 51, 73, 74, 160, 184
McMillan, M.		183
Megaw, John W. D. Sir	梅高	53
Meleney, Frank L.	梅莱尼	52, 56, 74, 76, 205, 261
Martini		54
Needham, Joseph T.M.	李约瑟	208
Parker, Peter	博驾	41
Parker, Philo, W.	帕克	169, 174, 185, 186, 187, 242
Pasha, Ali El Shamsi		75
Pearce, Agnes M.	皮尔斯	139, 183, 185, 186, 187, 240, 241, 242, 244, 249
Pearce, Richard M.	皮尔斯	30, 35, 36, 160
Pearson, Alexander	皮尔森	40
Pietz, David		77, 78, 306
Pepper, Suzanne	佩珀	179
Powell, Lyle Stephenson		182
Pratt, U. I.		183
Rajchman, Ludwik	斯坦帕	72
Ray, CF		75
Reardon-Anderson, James		49, 74, 306
Robertson, Oswald	罗伯逊	44, 46, 52, 74
Robinson, E. E.		183
Rockefeller, Sr. John D.	老洛克菲勒	37, 38, 195, 199, 204
Rockefeller, Jr. John D.	小洛克菲勒	37, 38, 39, 40, 42, 46, 158, 159, 173, 182, 186, 188, 195, 196, 204, 242
Rockefeller, III. John D.	洛克菲勒三世	174
Romanus, Charles		182
Roosevelt, Franklin D.	罗斯福	153
Schmidt, C.F		74
Schneider, William H.		36, 73, 184
Simpson, Sir. John Hope	辛普森爵士	65
Snapper, I		75, 77, 306
Smedley, Agnes	史沫特莱	85, 128

Smith, Adam	亚当·史密斯	26, 35
Smith, Bruce		186
Spence, JD		73, 306
Stalin	斯大林	219, 229
Stroebe, George. G.		77, 78, 79
Stuart, John Leighton	司徒雷登	120
Sutherland, Riley		182
Van Dyke, Harry B.	范代克	174, 183
Van Slyke, Donald	范斯莱克	44, 51, 73, 74
Watt, James	詹姆·瓦特	26, 35
Watt, John R.		127, 128, 129, 179, 181, 182, 305, 306
Weathersby, Kathryn		245
Whiteside, F.		183
Wilson, Stanley D.	威尔逊	183, 241
Wright, Hamilton	莱特	53
Wyne, M.		183
Yergin, Daniel		306
Yan, CP		76
Yip, Ka-che		79, 306
Zia, L.S		76

后 记

我两岁的时候,爷爷就到很远的地方去了。四年后早春的一个夜晚,妈妈带我和哥哥去北京机场接奶奶。那时还没有航站楼,飞机降落后就停在水泥广场上,升降梯在黑暗中凑向机身,几束微弱的探照灯缓缓地射向刚刚打开的机舱门。羸弱的奶奶由爸爸搀扶出来,颤颤巍巍地走下扶梯。我看不清奶奶的脸,只注意到她紧抱着一个用黑绒布裹着的匣子。后来爸爸告诉我,那里面有爷爷的骨灰。

在我小小的头脑里,爷爷仍在那个很远的地方。爷爷走之前特地跟我和哥哥合影留念,在后来的那些不期而至的梦境里,他总是笑眯眯地看着我,拉着我的手和我说话,就像在那张照片里一样。每次醒来,我都能感觉到爷爷手上的余温,心中懊悔莫及,希望爷爷在我的世界里多呆一会儿。

又过了 4 年,文化大革命了。红卫兵来抄家,把一切和爷爷有关的东西都抄去了,又在我家门上贴了封条,勒令我们"在24小时内滚出去"。那个炎夏之夜,爸爸妈妈挤在我和哥哥的房间里度过了一个不眠之夜,一家人再次相聚是 10 年之后了。次日清早,爸爸到单位接受审查,妈妈把一些换洗衣服放到两个包里,带我们从西城的月坛坐车到东城南小街的大姑姑家。敲开门,我们马上被大姑姑脸上的惊恐吓住了,原来顾懋祥姑公(哈军工海军工程系主任)被红

后记

卫兵暴打，正在她家避难。无奈，妈妈又带着我和哥哥，坐公共汽车穿过骚动的北京城，到了城南右安门外。我们提着行李走了两里路才到妈妈工作的第二传染病医院，沿途想着哪里可以作为当晚的栖身之处，唯一的选择就是猪圈外的那堵矮墙下。妈妈去病房上班，传达室的大爷让哭成泪人似的我和哥哥呆在那儿等候。天快黑了，终于看到了妈妈的身影，革命群众开了会，决定给我们一间宿舍。

没有学上，没有书看，我们戴着"右派"后代的标签，在文革的混乱中战战兢兢地渡过了少年时代。学工、学农、拉练，是必不可少的功课；参加红卫兵、当班干部、入团、甚至参加国庆游行，自然没我们的份儿。我们从不敢在任何场合里提起爷爷的名字，只是在要求入团的时候我才知道，只要我是爷爷的孙女，就不能成为"共产主义青年"。后来哥哥去了内蒙生产建设兵团戍边屯垦，我作为身边唯一子女，高中毕业后被分配到北京玛钢厂当了一名钳工。在文革时代的中国底层社会，我们以这样的身份生存，从事重体力劳动，体验人情冷暖，世态炎凉，别有一番滋味。而在那个人性泯灭的疯狂年代里，我们的境遇和千百万"右派"后代相比，只能说是平平常常。

七十年代初，几件抄家的东西被还回来，其中有一本是很讲究的"美术日记"，里面有包括五爷爷李宗津的油画在内的很多插图，布面烫金，制作精良。最重要的是，这里面有爷爷亲笔记下的，他一生中最后4年生活的简短记录。我抚摸着日记本，想象它如何跟随爷爷到那个很远的地方，又陪着奶奶回北京，伴随她渡过了最后的时日，并辗转于红卫兵和好心人之手……睹物思人，我的心里沉甸甸的，感叹我对这些故事无从而知。

文革结束，我有幸在1977年考入北京第二医学院，毕业后又到美国继续读书。临走前，爸爸带我去看望爷爷的老同事和学生，汤佩松、施正信、王志君、周金黄、王季午等。从他们的言谈中，我第一次了解到爷爷在抗战初期创建了贵阳医学院，又在战后重建了协和医学院。四爷爷李宗瀛是和爷爷最亲近的弟弟，他在去世前几年写下了《回忆李宗恩》，栩栩如生地再现了爷爷早年在协和从事医学研究的情景。这是多么神奇的一生！我越发好奇。

五年寒窗，我获得药理学博士学位，经过博士后训练，又有了自己的实验室和给学生讲课的机会。在从中国到美国后的30多年中，我沿着爷爷的事业轨迹，学医、做研究、教学，体验到做一个医生的艰辛和沉重的责任感，以及医学研究所必须的认真严谨的治学态度、独立思考的能力和百折不挠的韧性，同时领悟到作为一个医学教育者，必须有的更高的理想和事业心。爷爷1923年回到中国，他在顺境和逆境中所获得的成就，使我深感自己的渺小和微不足道。10年前，我因心脏疾患，与死亡擦肩而过。在冥冥中，我感到自己的天命愈见清晰，决定追寻爷爷的足迹，还原那段尘封的历史。

过去10年的生活紧张而愉快，有流不尽的汗水，也有不时的惊喜。从古运河边的江苏常州青果巷，到渤海湾的山东文登，从上海震旦大学（现复旦大学），到苏格兰古堡式的格拉斯哥大学，从北京东单三条九号中西合璧的协和医学院，到西南边陲的贵阳医学院，再到云深之处的昆明医学院，我想象着在风云变幻的中国近代史进程中，爷爷大起大落的生命轨迹。在洛氏基金会档案馆、协和档案室、贵州档案馆，翻阅那些爷爷的亲笔书信、报告和讲演稿，使我看到他在硝烟弥漫的大后方如何为了保存中国医学教育的种子

后记

而殚精竭虑。徜徉于爷爷在伦敦住的公寓外、贵阳团结巷住所的断壁前和北京外交部街 59 号爬满青藤的小楼旁，翻开昆明医学院图书馆外文期刊的目录卡片，我想象着爷爷在这些地方度过的峥嵘岁月。一位民国医学教育家的形象，在我的脑海里渐渐丰满高大起来。

动笔以后，我的思绪随着爷爷的足迹起伏。他生于甲午中秋，长于内忧外患的清末山东。17 岁丧母，他辞别父亲和未婚妻，远航英国学医，经历了文化再启蒙。30 岁，他学成后回国受聘于协和医学院，在 14 年中历练成为一位医学科学家。抗战军兴，爷爷放弃了这一切，到艰苦的抗战大后方，改行从事医学教育，在贵医培养为中国大众服务的医生。10 年后他被协和董事会任命为第一任有实权的中国院长，回京重建协和。1949 年后，爷爷坚守在协和，为了他的医学教育理想，忍受不白之冤，最后成为中国医学界头号右派。爷爷的一生，可以用他 1938 年给贵阳医学院写的校训来概括，"诚于己，忠于群"。

在两年的写作中，我有幸熟悉了中国第一代医学教育家：颜福庆、金宝善、刘瑞恒、林可胜、朱章赓、吴宪……若不是他们把西方医学科学带回中国，培养一批批的医学生，又在 8 年艰苦卓绝的抗战中保住了中国医学发展的命脉，今日中国医疗事业的蓬勃发展从何谈起？若不是兰安生、陈志潜、李廷安等在 30 年代从事乡村医疗建设，在战时的四川和贵州坚持不懈，怎能有 49 年后公共卫生事业的迅速展开？若不是李宗恩、钟惠澜、王季午、冯兰洲等从 20 年代起走遍大江南北，搜集黑热病、血吸虫病等寄生虫病的标本资料，摸清其传播途径，50 年代各种寄生虫病在中国的根除会延迟多少年？现代人也许从未听过他们的名字，但历史是永远不会忘记他们的。两年来，一个问题始终缠绕着我：如果把生长在和平时期的我们，放到那个国弱民贫、兵荒马乱的时代中，会是一种什么样的结果呢？

姑婆李宗蕖是爷爷最小的妹妹，从她那里我知道了最多有关爷爷的事情。十八岁的我初次到上海去看姑婆时，她告诉我："你知道爷爷当年看到你出生有多高兴吗？他说，将来我老了就挽着小妹的手到街上去散步，一定会有许多人回头看我们的。"这么多年以来，我才第一次知道在我出生后和爷爷住在一起的短短两年中，在受到极不公平待遇而心情抑郁的两年中，爷爷对我的钟爱。

今年是协和百年，"反右"运动60周年，也是爷爷去世55周年。我从10年前开始搜集材料，两年前动笔写的这本书，也在4月21日完成初稿。此时此刻，我最大的愿望就是，挽着爷爷的手，去看看他工作了24年的协和，当代中国最好的医学院；再去看看他创建的贵阳医学院，现在的贵州医科大学。

李维华

2017年5月22日，美国

鸣 谢

下笔写作本书之前，我感到忧虑重重。作为五零后，我在文革中度过了一生中求知欲最旺盛的时期，三年小学、两年高中和五年医学院——这就是我在中国接受的全部"正规"教育。而且，那时书籍和信息资源稀缺，我出国前在医学教育史方面的知识可以说是寥寥无几。1983 年到美国后，我一直学习和生活在英语环境中，就更没有了学习甚至使用中文的机会。知道自己必须做一件事，但又觉得没有能力去做，这就是我忧虑的主要原因。

能完成这本书的写作，我首先要感谢几位贵人。章诒和老师从一开始就鼓励我写，并告诫我要踏踏实实地搜集材料，集思广益，花上十年时间，用全力写一本立得住的书。章老师的话，给我注入了"过了河的卒子"般的勇气。上海华东师大中文系程怡教授是我的小姑姑，也是我的第二位贵人，她说只要我把初稿写出来，她就会帮我修改好的，她的承诺给我吃了颗定心丸。第三位贵人是上海华东师大中文系的李明洁教授，她在我最犹豫的时刻，给我植入了急需的"信心"，并且帮我搭好了框架，把我领上了道。最后一位，也是最年轻的一位，《亚美导报》的黄念主编，她是我所有文字的第一读者。我们是忘年之交，一起办报十年，每出一次报纸，我就得做一次中文作业。别看我和黄念妈妈一般年纪，可她对我没有一点宽容，每用错一个标点符号、措辞、成语，她都当成给我"授课"的机会。老学生学习中文，能遇到这些好老师，让我享受到进步的愉悦，又能完成自己的使命，这真是我人生莫大的幸运。

史海茫茫，一个人的时间和精力毕竟有限。感谢洛氏基金会档案馆提供并资助我去研习极为丰富的档案史料，还安排 Tom Rosenbaum 先生特别帮助。协和档案馆的张霞主任和图书馆的王宗欣老师几次协助我搜集档案材料，尽心尽力；贵阳医学院的付启宏处长、姚思勤老师、龚敏、任真奎、康颖倩、李晓芬、潘丽芬，在我三访贵阳时不厌其烦地满足我的要求；遵义医学院的谭秀荣老师，昆明医学院的刘红、彭文彬、贾礼伟、沈兵、达彦生也对我倾力相助。格拉斯哥大学档案馆的 Emma Wong 女士和伦敦卫生热带病医学院档案馆的 Claire Frankland 女士在百忙之中为我提供了珍贵的史料。清华大学校史馆副馆长金富军博士、贵州档案馆的韩雯处长、何君明老师，贵阳市档案馆的赵岚老师，山东文登县的于文华、张彦波、初钊光、王海滨、张太连先生、常州的曹斌先生、贵阳的戴庆中博士、陈达维博士、郑国和博士、张小都医生、协和医学院的刘静、董炳琨、张正国、张正平、王宗欣、王勇、单成仕、郭少军老师等，都为本书提供了不可或缺的帮助。

还原历史，最怕想当然，这也是我的另一个忧虑。姑婆李宗蕖是爷爷的小妹妹，她在 90 岁高龄，写下了《我的一生》，又到美国和我度过了半年时间，给我留下了极为珍贵的文字。我的小叔叔，上海社科院历史所研究员程念祺和华东师大的虞云国教授，在繁忙的工作之余帮我修改书稿，提出宝贵建议。我的姑姑、周贻春先生的外孙女李之清女士和姑父程序教授，在寒冷的冬天伴我去台湾和贵阳查档，又在炎热的夏天帮我在北京搜集珍贵的史料。虞振镛先生的外孙女汤燕女士，在我回京的短短几天前，借来了厚厚的六卷《竺可桢日记》供我阅览。与我从未谋面的张宗璐先生，尽心尽力

鸣谢

帮我处理图片。我真心感谢协和医学院的王世真教授、方圻院长、张安医生、周华康教授、林丛敏博士和张友会教授，原协和毕业生祝寿嵩、马贤凯、孙念怙、王宝美、郑建中、蒋彦永、王台、罗慰慈、陈元方医生，原贵阳医学院毕业生刘伍生、彭婉萍、徐国定、王荣增医生及梁诗标先生。他们的回忆帮我揭开了那段尘封的历史。另外，贵阳医学院浙江校友会的李小平医生驱车载我去采访上海的贵医校友，林树侯医生为我提供了从 1990 年 3 月 1 日开始出版的 45 期《贵医浙江校友通讯》，让我读到了那些从未谋面的贵医校友的回忆文字。金启健医生送给我他母亲李贵真教授的遗作《我的回忆》，祝寿嵩医生送给我《情系母校－北京协和医学院 PUMC52 界同学（1947-1952）毕业 50 周年纪念刊》，王台医生送给我他撰写的《协和医学院的灰暗年代》，从这些文字中，我了解到那一代人的经历和感受。

我还特别感谢中华医学基金会会长 Mary Brown Bullock 博士、北京分会长徐东先生，协和医学院曾益新校长、曹雪涛院校长、贵阳医学院何志旭院长、林昌虎书记和包怀恩院长对我的鼎力支持。

当然，事情并不是处处完美。但等我把这本书画上句号时，回想一路历程，对于那些在这个过程中对我掣肘的人，我也满是感激，他们的反作用力，更加坚定了我完成本书的决心。

最后，我想要感谢我的先生 Dan Russell。在我十年的努力中，他对我的支持最大。他不懂中文，却深谙此事对我至关重要，对我的需求，无论物质上的帮助还是精神上的慰藉，他从不犹豫，甚至陪伴我远行欧洲去查阅史料，还充当向导和摄影师。

和平年代的人，很难体会生活在战火纷飞、时局动荡中的那一代人的艰辛和不易，写作的过程让我体会到历史的沉重与无情。我觉得自己很幸运，有贵人引路、有老师指教、有精心保存的珍贵史料，还有亲历人的宝贵记忆，这真让我有左右逢源之感。如果没有他们的帮助，这一段不应该被遗忘的历史，也许真的会逝去了。所以我想，这或许也是历史的幸运。

李维华

2017 年 5 月 28 日初稿

2018 年 11 月 21 日又及

美国

封面设计：李维华
封面素描：李宗津
封面题字：钱少敏
责任编辑：黄念

版权所有，违者必究。

民国医学教育家 李宗恩

李维华 编著

亚美出版社　Asian American Publishing
美国●印第安纳●印第安纳波利斯
Indianapolis, Indiana, United States of America
www.yamei-today.com
印刷：IngramSpark
经销：Amazon.com & aatodayin@gmail.com
印张 7 X 10 英寸　字数 183 千字
2022 年 6 月第 3 版　2022 年 7 月第 1 次印刷
ISBN: 978-1-942038-04-7
OCLC: 1109738099

定价：$20 (USA)

www.ingramcontent.com/pod-product-compliance
Lightning Source LLC
Chambersburg PA
CBHW030050100526
44591CB00008B/84